Beziehungsgestaltung in der Pflege von Menschen mit Demenz

Bernhard Langner

Beziehungsgestaltung in der Pflege von Menschen mit Demenz

Praxisleitfaden zum Expertenstandard

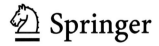

Bernhard Langner
Berlin, Deutschland

ISBN 978-3-662-59688-3   ISBN 978-3-662-59689-0   (eBook)
https://doi.org/10.1007/978-3-662-59689-0

Die Deutsche Nationalbibliothek verzeichnet diese Publikation in der Deutschen Nationalbibliografie; detaillierte bibliografische Daten sind im Internet über http://dnb.d-nb.de abrufbar.

© Springer-Verlag GmbH Deutschland, ein Teil von Springer Nature 2020
Das Werk einschließlich aller seiner Teile ist urheberrechtlich geschützt. Jede Verwertung, die nicht ausdrücklich vom Urheberrechtsgesetz zugelassen ist, bedarf der vorherigen Zustimmung des Verlags. Das gilt insbesondere für Vervielfältigungen, Bearbeitungen, Übersetzungen, Mikroverfilmungen und die Einspeicherung und Verarbeitung in elektronischen Systemen.
Die Wiedergabe von allgemein beschreibenden Bezeichnungen, Marken, Unternehmensnamen etc. in diesem Werk bedeutet nicht, dass diese frei durch jedermann benutzt werden dürfen. Die Berechtigung zur Benutzung unterliegt, auch ohne gesonderten Hinweis hierzu, den Regeln des Markenrechts. Die Rechte des jeweiligen Zeicheninhabers sind zu beachten.
Der Verlag, die Autoren und die Herausgeber gehen davon aus, dass die Angaben und Informationen in diesem Werk zum Zeitpunkt der Veröffentlichung vollständig und korrekt sind. Weder der Verlag, noch die Autoren oder die Herausgeber übernehmen, ausdrücklich oder implizit, Gewähr für den Inhalt des Werkes, etwaige Fehler oder Äußerungen. Der Verlag bleibt im Hinblick auf geografische Zuordnungen und Gebietsbezeichnungen in veröffentlichten Karten und Institutionsadressen neutral.

Fotonachweis Umschlag: © adobe stock/godfather

Springer ist ein Imprint der eingetragenen Gesellschaft Springer-Verlag GmbH, DE und ist ein Teil von Springer Nature.
Die Anschrift der Gesellschaft ist: Heidelberger Platz 3, 14197 Berlin, Germany

Vorwort

Das „Deutsche Netzwerk für Qualitätsentwicklung in der Pflege (DNQP)" fokussiert mit der Herausgabe des Expertenstandards „Beziehungsgestaltung in der Pflege von Menschen mit Demenz" drei wesentliche Aspekte der Arbeit mit Menschen mit Demenz: Beziehung, Beziehungsanbahnung und Beziehungsgestaltung. Im Expertenstandard wird das aktuelle Expertenwissen dargestellt. Damit ist auch eine Messlatte vorhanden, an der sich alle Einrichtungen messen können, wie sie den Umgang mit Menschen mit Demenz gestalten.

Als Projektbeauftragter für das Seniorenheim „Haus Malta" habe ich im Rahmen der modellhaften Implementierung die Hürden und Herausforderungen bei der Umsetzung des Expertenstandards kennengelernt. Es wurde aber auch deutlich, wie viel Potenzial in dem Expertenstandard steckt und dass sich der Umgang mit Menschen mit Demenz kontinuierlich verbessern lässt.

Dieser Praxisleitfaden soll es erleichtern, die Forderungen des Expertenstandards in allen Settings umzusetzen und die gewünschten Ergebnisse zu erzielen. Ideen und Anregungen für die Implementierung werden praxisnah dargestellt. Beispiele gelungener Beziehungsgestaltung und der Möglichkeiten der Integration in den Alltag erleichtern die tägliche Arbeit.

Ausgehend von der momentanen Versorgungslage, gehe ich in Kap. 1 auf das Thema Beziehung im Kontext des Expertenstandards ein. In Kap. 2 werden unterschiedliche Aspekte der zugrunde liegenden Haltung der Einrichtung beleuchtet. Dabei wird auch diskutiert, inwieweit eine einrichtungsinterne Haltung überhaupt entstehen und gelebt werden kann. In diesem Zusammenhang werden Best-Practice-Beispiele unterschiedlicher Settings dargestellt. Diese habe ich überwiegend selbst besucht und dabei die Atmosphäre, unter der die tägliche Begleitung der Menschen mit Demenz erfolgt, erlebt. Wo ein Besuch nicht möglich war, habe ich mit einer verantwortlichen Mitarbeiterin die Facetten der Begleitung besprochen.

In Kap. 3 stelle ich Studien und eigene Erfahrungen mit dem Fragebogen „Approach to Dementia Questionnaire" (ADQ) dar, mit deren Hilfe in Erfahrung gebracht werden kann, welche Haltung die Mitarbeitenden gegenüber Menschen mit Demenz einnehmen. Verschiedene Möglichkeiten der Selbsterfahrung zu den Belastungen und Gefühlen, die Menschen mit Demenz Tag für Tag erleben und bewältigen müssen, werden in Kap. 4 vorgestellt. In Kap. 5, das den Hauptteil des Buches darstellt, werden die

Anforderungen des Expertenstandards „Beziehungsgestaltung in der Pflege von Menschen mit Demenz" erläutert und Umsetzungsideen vorgestellt.

Kap. 6 widmet sich der Frage, wie Wohlbefinden gemessen werden kann. Zwei etablierte Instrumente zur Einschätzung des Wohlbefindens, „Dementia Care Mapping (DCM)" und das „Heidelberger Instrument zur Erfassung der Lebensqualität demenzkranker Menschen (H.I.L.D.E.)" werden näher vorgestellt und auf ihre Praxistauglichkeit im Pflegealltag untersucht.

Viele Faktoren können das Wohlbefinden stören. Einige, die in meinen Augen besondere Aufmerksamkeit verdienen, werden in Kap. 7 dargestellt und erläutert. Insbesondere sind dies Schmerzen, die nicht adäquat geäußert werden können. Assessmentinstrumente zur Fremdeinschätzung von Schmerzen können helfen, das Schmerzmanagement zu verbessern. Drei valide Instrumente werden näher vorgestellt.

Nichts ist schlimmer, als wenn ein gut eingeführtes Projekt im Arbeitsalltag untergeht und keine dauerhafte Veränderung eintritt. Einige Ideen zur Aufrechterhaltung und nachhaltigen Implementierung des Expertenstandards stelle ich in Kap. 8 vor. Die Dokumentation der Beziehungsgestaltung ist notwendig, damit alle an der Versorgung Beteiligten eine Beziehung zum Menschen mit Demenz aufbauen können, die von Wertschätzung und Respekt geprägt ist. Wie die Dokumentation mit unterschiedlichen Dokumentationssystemen gelingen kann, wird in Kap. 9 dargestellt.

Abschließend beschreibe ich in Kap. 10 meinen ganz subjektiven Blick auf den Paradigmenwechsel, den der Expertenstandard auslösen kann und zu dem ich mit diesem Buch anregen möchte. Warten wir nicht auf Veränderungen der Rahmenbedingungen, mehr Pflegekräfte oder andere Wunder! Jetzt besteht die Chance, den Umgang mit Menschen mit Demenz positiv zu verändern und zu einem neuen Miteinander zu gelangen.

Ich habe viele Menschen, die beruflich keine Berührungspunkte mit Menschen mit Demenz haben, danach gefragt, was ihnen spontan zum Thema Demenz einfällt. Jeweils eines dieser Zitate habe ich den Kapiteln als unverblümten Blick von außen vorangestellt.

Viele Menschen haben dazu beigetragen, dass dieses Buch geschrieben werden konnte. Zuerst gilt mein Dank dem Team des DNQP, insbesondere Heiko Stehling, der den Prozess der modellhaften Implementierung intensiv begleitet und mir für das Buch wichtige Rückmeldungen gegeben hat. Ebenso danke ich allen Projektbeauftragten der modellhaften Implementierung, die in Diskussionen und persönlichen Gesprächen eine reiche Quelle an Ideen darstellten und eine inspirierende Zusammenarbeit ermöglichten. Das Projektteam im „Haus Malta" mit insgesamt neun Mitgliedern, bestehend aus Pflegedienstleitung, Wohnbereichsleitungen, Praxisanleitern, Pflege- und Betreuungskräften, hat mich sehr unterstützt und begleitet.

Die vielen Kolleginnen und Kollegen, die mich beraten und mit mir diskutiert haben, kann ich nicht alle einzeln aufzählen, aber allen danke ich herzlich. Bärbel Gelfert danke ich für die akribische Durchsicht des Manuskripts, durch die erst ein lesbares Buch entstanden ist.

Meiner Familie danke ich für die Unterstützung beim Schreiben des Buches und dafür, dass sie immer für mich da ist!

Dieser Praxisleitfaden setzt sich zum Ziel, die Einführung des Expertenstandards „Beziehungsgestaltung in der Pflege von Menschen mit Demenz" in jedem Setting zu ermöglichen. Die Verbesserung der Beziehungen führt automatisch zu einer höheren Lebensqualität der Menschen mit Demenz. Ob eine Heilung einer bestehenden Demenz je möglich sein wird und wie erfolgreich Empfehlungen zur Vorbeugung von Demenz letztlich sind, wird die Zukunft zeigen. Den Umgang mit den Menschen, die bereits eine Demenz entwickelt haben, können wir allerdings immer wieder reflektieren und weiterentwickeln. Dies stärkt auch das Bewusstsein für den Wert der Tätigkeit, die alle Menschen in der Begleitung von Menschen mit Demenz täglich leisten.

Vor vielen Jahren sagte Michael Schmieder, der langjährige Leiter des Heims „Sonnweid" in der Nähe von Zürich in einem persönlichen Gespräch: „Der Mensch mit Demenz ist der Mensch ohne Demenz."

Ein schönes Ziel für jedes Setting lautet: „Gemeinsam das Leben leben!"

Bernhard Langner
E-Mail: langner@hausmalta.de

Inhaltsverzeichnis

1	**Ausgangslage und Blick in die Zukunft**	1
	1.1 Die demografische Entwicklung	1
	1.2 Beziehung	2
	Literatur	5
2	**Die eigene Haltung**	7
	2.1 Welche Haltung nimmt die Pflegeeinrichtung gegenüber Menschen mit Demenz ein?	7
	2.2 Integrativ versus segregativ	8
	2.3 Wie kann eine einrichtungsinterne Haltung gelebt werden?	13
	Literatur	13
3	**Welche Haltung nehmen Mitarbeitende zu Menschen mit Demenz ein?**	15
	3.1 Der Fragebogen „Approach to Dementia Questionnaire" (ADQ)	15
	Literatur	18
4	**Selbsterfahrung zu den Gefühlen eines Menschen mit Demenz**	19
	4.1 Hands-on Dementia	19
	4.2 Instant Aging unter Nutzung eines Alterssimulationsanzugs	25
	4.3 Schattentage	26
	Literatur	28
5	**Der Expertenstandard „Beziehungsgestaltung in der Pflege von Menschen mit Demenz"**	29
	5.1 Voraussetzungen, Zielgruppe, Ziele	30
	5.2 Was ist der personzentrierte Ansatz?	33
	5.3 Identifikation der Menschen mit Unterstützungsbedarf in der Beziehungsgestaltung	35
	5.3.1 Kriterien des DSM-5	35
	5.3.2 Assessmentinstrumente	42
	5.4 Voraussetzungen der Einrichtung für personzentrierte Haltung	44

5.5	Fachkräftewissen		45
	5.5.1	Verbale, paraverbale und nonverbale Interaktion und Kommunikation.	45
	5.5.2	Demenzformen	48
	5.5.3	Wirkungsweise von Medikamenten auf Menschen mit Demenz	50
	5.5.4	Teamarbeit	51
	5.5.5	Aufgaben einer gerontopsychiatrischen Fachkraft/einer Fachkraft für Demenz im Krankenhaus	53
5.6	Das personzentrierte Konzept		55
5.7	Die Verstehenshypothese		55
5.8	Information, Anleitung und Beratung zur Beziehungsförderung und -gestaltung		68
	5.8.1	Information, Schulung, Beratung und Anleitung von Menschen mit Demenz	69
	5.8.2	Erstellung von Informationsmaterial	70
	5.8.3	Information, Schulung und Beratung von Angehörigen	73
5.9	Rahmenbedingung und Wissen für die Umsetzung von Maßnahmen		75
5.10	Maßnahmen zur Beziehungsförderung und -gestaltung		81
	5.10.1	Klassische (Gruppen-)Aktivitäten	81
	5.10.2	Aktuelles genießen	87
	5.10.3	Einbindung in das Gemeinwesen	87
	5.10.4	Den Alltag leben	88
	5.10.5	Muße genießen	90
	5.10.6	Lebensweltorientierung	92
	5.10.7	Wahrnehmungsförderung	92
	5.10.8	Wertschätzung und Zuwendung	93
	5.10.9	Haustiere	94
	5.10.10	Singen, Musik, Tanz	95
	5.10.11	Puppen, Stofftiere	97
	5.10.12	Snoezelen	98
	5.10.13	Basale Stimulation	98
	5.10.14	Validation	99
	5.10.15	Realitätsorientierungstraining (ROT)	101
	5.10.16	Therapeutische Lüge	102
	5.10.17	Duzen oder Siezen	103
5.11	Evaluation der Maßnahmen		104
	5.11.1	Bedürfnisse und Vorlieben	104
	5.11.2	Stimmung und Affekt	105
	5.11.3	Beziehung und Interaktion	106
	5.11.4	Betätigung und Eingebunden-Sein	109
	5.11.5	Gefühl von Sicherheit und Geborgenheit	110
	5.11.6	Reflexion der Tätigkeit	111
Literatur			111

6	**Kann ich Wohlbefinden messen?**	115
	6.1 Was ich sehen und erleben kann	115
	6.2 Heidelberger Instrument zur Erfassung der Lebensqualität demenzkranker Menschen (H.I.L.D.E.)	116
	6.3 Dementia Care Mapping (DCM)	120
	6.4 Profil für Wohlbefinden	122
	Literatur	124
7	**Was das Wohlbefinden stört**	127
	7.1 Reizüberflutung kontra Deprivation	127
	7.2 Inkontinenz	129
	7.3 Hunger, Durst und Kälte	131
	7.4 Schmerzen	132
	7.4.1 BESD-Skala	133
	7.4.2 DoloPlus-Skala	134
	7.4.3 Die Skala Pain „Assessment in Impaired Cognition" (PAIC15 Scale)	135
	Literatur	137
8	**Ideen für eine nachhaltige Umsetzung**	139
	8.1 Audit	140
	8.2 Fortbildungen	142
	8.3 Mitarbeitervisiten	143
	8.4 Fallbesprechungen	143
	8.5 Vorleben	144
	8.6 Reflexionsrunden	144
	Literatur	145
9	**Dokumentation**	147
	9.1 Strukturmodell	148
	9.2 ABEDL nach Krohwinkel	149
	9.3 ATL nach Juchli	154
	Literatur	155
10	**Warum es sich lohnt, in Beziehung zu treten**	157
	10.1 Vom „Tätigsein" zum „Auf-sich-zukommen-Lassen"!	157
	Literatur	161

Stichwortverzeichnis ... 163

1 Ausgangslage und Blick in die Zukunft

*Wenn ich meine ehemalige Nachbarin im Heim besuche,
erzähle ich ihr immer die gleiche Geschichte einer
Hochzeit, auf die wir beide eingeladen waren.
Dann beginnt sie zu grinsen, und ich denke:
‚Jetzt hat sie doch verstanden.'*

Inhaltsverzeichnis

1.1 Die demografische Entwicklung 1
1.2 Beziehung 2
Literatur 5

1.1 Die demografische Entwicklung

Das Wort Demenz ist momentan in aller Munde. Jeder kennt aus dem Familien- oder Bekanntenkreis Beispiele für Menschen mit Demenz. Das war nicht immer so. Meyers Konversationslexikon in der 4. Auflage von 1890 führt unter dem Stichwort „Dementia" aus: „(lat.) Blödsinn". Mehr Informationen enthält der Beitrag nicht. Der aktuelle Eintrag in Wikipedia zum Stichwort Demenz umfasst mehr als 46.000 Zeichen und ein umfangreiches Literaturverzeichnis. Es gibt eine unüberschaubare Fülle von Artikeln in Tageszeitungen, Zeitschriften und Fachpublikationen. Der Begriff senile Demenz wurde im Jahre 1798 durch den französischen Psychiater Philippe Pinel im Sinne von Altersvergesslichkeit zum ersten Mal verwendet. Alois Alzheimer beschrieb 1907 erstmals seine Beobachtungen der Patientin Auguste Deter, die an einer später nach ihm benannten Degeneration des Gehirns litt (Alzheimer Forschung Initiative e. V. 2019). Die Alzheimer-Demenz stellt mit einem Anteil von etwa 65 % aller Demenzen die zahlenmäßig größte Gruppe dar. Insgesamt gibt es mehrere Dutzend beschriebene Formen der Demenz, für die eine ärztliche Diagnosestellung möglich ist (DIMDI 2019).

Seit gut hundert Jahren steigt die Zahl der Menschen mit Demenz in Deutschland kontinuierlich an. Laut dem Statistischen Bundesamt leben 2016 ca. 1,7 Mio. Menschen mit Demenz in Deutschland (DESTATIS Statistisches Bundesamt 2019a). Demenz ist eine Erscheinungsform des fortgeschrittenen Lebensalters. Mit zunehmendem Alter steigt die

Wahrscheinlichkeit, eine Demenz zu entwickeln, kontinuierlich an. Die Alzheimer-Gesellschaft stellte 2016 dar, dass in der Altersgruppe der 65- bis 69-Jährigen etwa 1,6 % Symptome einer Demenz zeigen, bei den über 90-Jährigen dagegen ein Anteil von 40 % (Deutsche Alzheimer Gesellschaft e. V. 2016).

Laut der 13. Bevölkerungsvorausberechnung des Statistischen Bundesamtes und daraus abgeleiteter Berechnungen der Alzheimer-Gesellschaft werden in Deutschland im Jahr 2050 ungefähr 3 Mio. Menschen mit Demenz leben (DESTATIS Statistisches Bundesamt 2019b, Deutsche Alzheimer Gesellschaft e. V. 2016). Vielleicht werden etwas weniger Menschen betroffen sein, da es momentan erste Hinweise gibt, dass die Zahl der Neuerkrankungen in den entsprechenden Alterskohorten leicht zurückgeht, auf jeden Fall aber mehr als jetzt.

Eine Heilung gibt es bisher nicht. Medikamente, die den Verlauf verlangsamen, sind bereits auf dem Markt und neue Wirkstoffe befinden sich in der Entwicklung. Ihre Wirksamkeit lässt sich schwer nachvollziehen, da jeder Mensch mit Demenz einzigartig ist. Für die Wirksamkeit vorbeugender Maßnahmen, wie beispielsweise Gewichtsreduktion und Therapie des Bluthochdrucks, gibt es ernst zu nehmende Hinweise. Die Weltgesundheitsorganisation hat im Mai 2019 Empfehlungen zur Prävention von Demenzerkrankungen veröffentlicht, die auf Studienergebnissen mit hoher Evidenz beruhen (WHO 2019). Bei den meisten Formen der Demenz ist allerdings noch nicht einmal die Ursache klar. Das gilt auch für die Alzheimer-Demenz (Deutsche Alzheimer Gesellschaft e. V. 2016).

Ende 2018 veröffentlichte das Statistische Bundesamt die Pflegestatistik 2017, wonach zum 31.12.2017 in Deutschland 3,4 Mio. Menschen pflegebedürftig waren; von ihnen wurden 76 % ambulant betreut, überwiegend von ehrenamtlich pflegenden Familienangehörigen oder Freunden, 24 % in vollstationären Einrichtungen (DESTATIS Statistisches Bundesamt 2018). Nach einer Studie von 2013 sind ungefähr zwei Drittel aller Bewohner in einem Pflegeheim Menschen mit Demenz (Schäufele et al. 2013), der größere Teil davon mit schwerer Demenz, oft verbunden mit Verhaltensauffälligkeiten. Die Mehrheit der Menschen mit Demenz wird also zu Hause von Angehörigen oder anderen ehrenamtlich Pflegenden betreut. Eine Ausnahmesituation für Menschen mit Demenz stellt ein Krankenhausaufenthalt dar. Vermutlich weisen mindestens 20 % der Patienten im Akutkrankenhaus Symptome einer Demenz auf (Kleina und Wingenfeld 2007). Schon bedingt durch den Umgebungswechsel treten zahlreiche Herausforderungen auf (Pinkert und Holle 2012).

1.2 Beziehung

Wie kann eine Versorgung von Menschen mit Demenz gelingen, die ihre Bedürfnisse in den Vordergrund stellt und eine hohe Lebensqualität gewährleistet?

Der Expertenstandard „Beziehungsgestaltung in der Pflege von Menschen mit Demenz" liefert hierzu Ideen für die Umsetzung (DNQP 2018). Beziehungsanbahnung und -gestaltung zwischen Menschen mit und ohne Demenz sind wesentliche Bestandteile, um eine hohe Lebensqualität zu ermöglichen. Beziehung erfordert immer ein „Du". Wenn dieses „Du" nicht mehr direkt angesprochen und erreicht werden kann, nimmt das Wohlbefinden ab. Der Theologe Martin Buber drückte es etwas plastischer aus, wenn er schrieb, „das Du begegnet mir. Aber ich trete in die unmittelbare Beziehung zu ihm. So ist die Beziehung Erwählt werden und Erwählen, Passion und Aktion in einem" (Buber 1923).

Nach der Konsistenztheorie von Grawe sind es vier Grundbedürfnisse, die bei jedem Menschen befriedigt werden müssen, damit er Wohlbefinden erlebt. Dazu gehören Kontrolle und Ordnung, Lusterleben und Unlustvermeidung, Selbstwert sowie Bindung. Im Bereich der Bindung spielen soziale Interaktionen, Freunde, Familie, Bekannte und der Arbeitsbereich die wesentliche Rolle (Grawe 2000; Holtforth und Grawe 2004), also alles, was mit Beziehung zu tun hat. Das Fokussieren auf den Bereich der Beziehung im Expertenstandard zielt letztlich also auf ein hohes Wohlbefinden von Menschen mit Demenz ab.

1.2 Beziehung

Beziehung klingt für Pflegekräfte, die schon länger im Beruf tätig sind, nicht gerade neu. Pflege wurde schon häufig als Beziehungs- und Problemlösungsprozess (Sauter et al. 2004; Juchli 1987; Friesacher 2008) beschrieben. Frei nach Paul Watzlawick formulierte schon Rüdiger Bauer (2002), man könne im Pflegeprozess nicht nicht in Beziehung treten. Es ist nicht möglich, den Menschen in der Pflegehandlung auszublenden. Doch wie bewusst ist der Beziehungsprozess im Alltag unter den Rahmenbedingungen in den unterschiedlichen Settings? Und kann überhaupt eine Beziehung aufgebaut werden, wenn sich Pflegende von den Pflegebedürftigen unbewusst überfordert fühlen? Pflegebedürftige bedrängen oft die Pflegenden und können sich nicht verständlich machen. Erich Schützendorf beschreibt es als Gefahr, im Meer der Bedrängnis unterzugehen (Schützendorf 2013). Als Ausweg werden Aktivitäten ausgeführt, beispielsweise die Körperpflege oder das Aufräumen des Zimmers. Diese führen aber nicht zu einer gleichrangigen Beziehung, sondern zur kurzfristigen Entlastung der Pflegenden aus Selbstschutz. Mit floskelhaften Versprechungen wird die Flucht aus der Situation angetreten. Dahingesagte Sätze, wie „Das wird schon wieder" oder „Ich komme bald wieder", werden wohl jeder Pflegekraft schon über die Lippen gekommen sein. Diese tritt sozusagen eine Flucht aus der Beschäftigung mit dem Beziehungsaspekt hin zur Beschäftigung mit dem Problemlösungsaspekt der Pflege ein. Es werden dabei aber keine Probleme „gelöst", sondern lediglich äußerliche Handlungen vollzogen, die im besten Fall zu einer Bedarfserfüllung führen, die Bedürfnisse werden nicht in den Blick genommen.

Doch wie lässt sich diese Situation lösen und der Beziehungsaspekt des Pflegeprozesses herausarbeiten? Martina Roes hat in ihrer einleitenden Rede zur Konsensuskonferenz des Expertenstandards „Beziehungsgestaltung in der Pflege von Menschen mit Demenz" einen neuen Aspekt der Beziehung formuliert: Beziehung verstanden als Therapie, Beziehungsgestaltung mit therapeutischem Charakter und dem Ziel einer substanziellen Qualitätsverbesserung in der Versorgung von Menschen mit Demenz (DNQP 2018). Dies stellt die zuvor beschriebene Situation, die sicher etwas überspitzt formuliert war, vom Kopf zurück auf die Füße und Beziehung wieder in den Mittelpunkt des Handelns. Nicht hektische Betriebsamkeit und das Duschen von fünf Pflegebedürftigen im Frühdienst stehen im Mittelpunkt, sondern eine gute Gestaltung von Beziehungen. Wie es im Expertenstandard heißt: Nicht was getan wird steht im Mittelpunkt, sondern wie es getan wird. Die rationale Welt, in der wir uns gewöhnlich bewegen, wird im Umgang mit Menschen mit Demenz ein Stück weit aufgehoben. Es ist die jeweils eigene Wirklichkeit, in der auf den Menschen mit Demenz eingegangen werden kann, nicht die von der Pflegeperson wahrgenommene Wirklichkeit.

Menschen mit Demenz können irgendwann von sich aus keine Beziehung mehr aufbauen und gestalten. Sie sind darauf angewiesen, dass sie in die Beziehung mit hineingenommen werden. Die Herausforderung für die Pflegekräfte besteht darin, dieses „Mit- Hineinnehmen" individuell zu gestalten. Die zarte alte Dame liebt es, in den Arm genommen zu werden, und der Hüne freut sich, wenn er mit festem Händedruck begrüßt wird. Vielleicht ist es aber auch genau umgekehrt. Verabschieden Sie sich von Stereotypen, in denen wir alle gefangen sind, und lernen Sie jeden Menschen mit Demenz individuell kennen.

Warum verliert ein Mensch mit Demenz immer mehr die Fähigkeit, in Beziehung zu treten? Kommen wir zurück auf die Konsistenztheorie nach Grawe und wenden uns dem Selbstwert zu, der ein weiteres Grundbedürfnis darstellt. Der Mensch erlebt sich selbst, er erlebt sich im Besitz seiner seelisch-körperlichen Kräfte, und er erlebt sich als leistungsfähig (Grawe 2000). Der Mensch mit Demenz hat hingegen oft keine Vorstellung mehr von sich selbst. Er verliert nach und nach sein Selbst-Bewusstsein. Wie Martina Roes in ihrer Rede auf der Konsensuskonferenz formulierte, wissen wir in jeder Sekunde, dass wir selbstwirksam und selbstbestimmt handeln und auf andere einwirken können (DNQP 2018). Mit der Demenz geht jedoch ein schleichender Verlust dieser Fähigkeit einher und bedroht das Dasein als Person existenziell. Der Mensch mit Demenz spürt das oft. Daraus leiten sich viele Verhaltensweisen von Menschen mit Demenz ab. Ein Zeichen dafür kann permanentes Rufen sein, um sich selbst zu vergewissern, noch vorhanden zu sein. Ebenso kann die Suche nach Nähe, das Hinterherlaufen, daraus resultieren.

Ein weiteres Grundbedürfnis nach Grawe ist Ordnung und Kontrolle. Der Mensch entscheidet selbst und gestaltet aktiv, wenn er Ordnung und Kontrolle erleben möchte. Er kann seinen physischen und psychischen Zustand gut einschätzen und weitgehend selbst regulieren (Grawe 2000). Ein Mensch mit Demenz kann dieses alles zunehmend weniger. Er erfährt keine Selbstwirksamkeit und verliert die Kontrolle über seinen physischen Zustand. Der Verlust von Kontrolle und Ordnung kann zu existenziellen Ängsten führen.

Das vierte Bedürfnis nach Grawe ist Lustgewinn und Unlustvermeidung. Emotional überwiegen idealerweise die positiven Gefühle eines Menschen, ein breites Spektrum von Interessen bereitet diesem Freude. Jeder Mensch hat eine persönliche Zukunftsperspektive (Grawe 2000). Der Verlust an Interessen und Fähigkeiten für deren Umsetzung führt zu einem Verlust an Lebensqualität. Zukunftsperspektiven werden mit voranschreitender Demenz immer weniger und sind irgendwann vollkommen verschwunden. Der Mensch mit Demenz kann keine Planungen für die Zukunft durchführen oder nachvollziehen Der Expertenstandard formuliert als Zielsetzung, dass der Mensch mit Demenz durch die Beziehungsgestaltung das Gefühl bekommt, gehört, verstanden und angenommen zu werden sowie mit anderen verbunden zu sein (DNQP 2018). Dazu ist gemäß der Konsistenztheorie die Erfüllung der Grundbedürfnisse nach Bindung, Kontrolle und Ordnung, Lustgewinn und Unlustvermeidung sowie Selbstwerterhöhung erforderlich.

Das Gefühl, gehört zu werden, kann zuerst einmal vermittelt werden, indem man wirklich zuhört: Zuhören auf Augenhöhe, dem Menschen mit Demenz zugewandt. Und nur ihm zugewandt, alles andere spielt für den Moment keine Rolle. Jetzt ist dieser Mensch wichtig, Blickkontakt aufnehmen und zustimmend nicken, wenn es passend erscheint. Vielleicht wird die verbale Aussage des Menschen mit Demenz nicht verstanden, doch was sagen Mimik, Gestik und Körperhaltung aus? Den Menschen mit Demenz in seiner momentanen Situation annehmen, wieder mit voller Konzentration auf die Einzelperson. Eine Berührung mit der Hand, ihn in den Arm nehmen, ein aufmunterndes Wort.

Das Gefühl, mit anderen verbunden zu sein, zu vermitteln kann eine besondere Herausforderung darstellen, wenn das Umfeld scheinbar nicht erkannt wird. Starke Reize können dann manchmal helfen und ein Erleben von Verbundenheit ermöglichen. Einen Menschen in Gemeinschaft zu bringen und ihm dieses Gefühl zu vermitteln ist die große Herausforderung. Wie Pflegekräfte diese Zielstellung des Expertenstandards erreichen bzw. sich in diese Richtung bewegen, ist Thema des vorliegenden Buches. Insbesondere auch die Frage, ob das Gefühl der Verbundenheit bei einem anderen Menschen überhaupt evaluiert werden kann.

Da zu einer Beziehung immer zwei Menschen gehören und in einem pflegerischen Setting eine Pflegeperson, ist zu fragen, wie ein professioneller Umgang mit Nähe und Distanz aussehen kann, um eine gelungene Beziehung zu ermöglichen. Nach Rüdiger Bauer ist der Weg des Beziehungsprozesses von gegenseitigem Verstehen und Annehmen geprägt und das Ziel des Prozesses ein tiefes Kennen und Erkennen des jeweils anderen und der eigenen Person (Bauer 2001, 2002). Damit bleibt Raum für eine tiefe Nähe, aber auch eine Distanz, da es in der Beziehung nicht nur den Menschen mit Demenz gibt, sondern auch die Pflegekraft mit ihren Bedürfnissen.

In der vollstationären Langzeitpflege kann im Hinblick auf Nähe und Distanz beispielsweise die Frage gestellt werden, ob es gemeinsames oder separates Geschirr und Besteck für Mitarbeitende und Bewohner gibt. Warum ist es so, wie es ist?

Der Expertenstandard „Beziehungsgestaltung in der Pflege von Menschen mit Demenz" stellt viele Verhaltensmuster und Gegebenheiten auf den Prüfstand, um einem ursprünglichen und doch neuen Verständnis im Umgang mit Menschen mit Demenz Platz zu machen.

Literatur

Alzheimer Forschung Initiative e. V. (2019). Geschichte der Alzheimer Krankheit. https://www.alzheimer-forschung.de/alzheimer/wasistalzheimer/geschichte-alzheimer-krankheit/. Zugegriffen: 8. Apr. 2019.

Bauer, R. (2001). Grundlage pflegerischer Beziehungsarbeit. *Psych Pflege, 7*(6), 309–314.

Bauer, R. (2002). Kongruente Beziehungspflege – Ein Modell zur Gestaltung professioneller Beziehung in der Pflege. *Psych Pflege, 8*(1), 18–24.

Buber, M. (1995). *Ich und du*. Reclam (Erstveröffentlichung 1923).

DESTATIS Statistisches Bundesamt. (2018). Pflegestatistik 2017. https://www.destatis.de/DE/Themen/Gesellschaft-Umwelt/Gesundheit/Pflege/Publikationen/Downloads-Pflege/laender-pflegebeduerftige-5224002179004.html. Zugegriffen: 8. Apr. 2019.

DESTATIS Statistisches Bundesamt. (2019a). Diagnosen. https://www.destatis.de/DE/Methoden/WISTA-Wirtschaft-und-Statistik/2016/06/diagnosen-versorgungsbereich-gbe-062016.html. Zugegriffen: 8. Apr. 2019.

DESTATIS Statistisches Bundesamt. (2019b). 13. Bevölkerungsvorausberechnung. https://www.destatis.de/DE/Themen/Gesellschaft-Umwelt/Bevoelkerung/Bevoelkerungsvorausberechnung/Publikationen/Downloads-Vorausberechnung/bevoelkerung-bundeslaender-2060-aktualisiert-5124207179004.html. Zugegriffen: 8. Apr. 2019.

Deutsche Alzheimer Gesellschaft e. V. (Hrsg.). (2016). *Die Häufigkeit von Demenzerkrankungen*. Berlin: Deutsche Alzheimer Gesellschaft e. V.

Deutsches Netzwerk für Qualitätsentwicklung in der Pflege. (Hrsg.). (2018). *Expertenstandard „Beziehungsgestaltung in der Pflege von Menschen mit Demenz"*. Osnabrück: DNQP.

DIMDI. (2019). https://www.dimdi.de/static/de/klassifikationen/icd/icd-10-gm/kode-suche/htmlgm2017/block-f00-f09.htm. Zugegriffen: 8. Apr. 2019.

Friesacher, H. (2008). *Theorie und Praxis pflegerischen Handelns: Begründung und Entwurf einer kritischen Theorie der Pflegewissenschaft*. Göttingen: V&R unipress.

Grawe, K. (2000). *Psychologische Therapie*. Göttingen: Hogrefe.

Holtforth, M. G., & Grawe, K. (2004). Konfliktdiagnostik aus der Perspektive der Konsistenztheorie. In R. W. Dahlenbender, P. Buchheim, & G. Schüssler (Hrsg.), *Lernen an der Praxis. OPD und Qualitätssicherung in der Psychodynamischen Psychotherapie*. Bern: Huber.

Juchli, L. (1987). *Krankenpflege: Praxis und Theorie der Gesundheitsförderung und Pflege Kranker*. Stuttgart: Georg Thiem.

Kleina, T., & Wingenfeld, K. (2007). *Die Versorgung demenzkranker Menschen im Krankenhaus*. Bielefeld: Veröffentlichungsreihe des Instituts für Pflegewissenschaft an der Universität Bielefeld.

Pinkert, C., & Holle, B. (2012). Menschen mit Demenz im Akutkrankenhaus. *Zeitschrift für Gerontologie und Geriatrie, 45*(8), 728–734.

Sauter, D., et al. (2004). *Lehrbuch Psychiatrische Pflege*. Bern: Huber.

Schäufele, M., et al. (2013). Prävalenz von Demenzen und ärztliche Versorgung in deutschen Pflegeheimen: eine bundesweite repräsentative Studie. *Psychiatrische Praxis, 40*(4), 200–206.

Schützendorf, E. (2013). Wer pflegt, muss sich pflegen. *neue Caritas, 10*, 18–20.

WHO. (2019). Risk Reduction of cognitive Decline and Dementia. https://www.who.int/mental_health/neurology/dementia/en/. Zugegriffen: 2. Juni. 2019.

Die eigene Haltung

Ich hoffe, dass es mich nie trifft!

Inhaltsverzeichnis

2.1 Welche Haltung nimmt die Pflegeeinrichtung gegenüber Menschen mit Demenz ein? 7
2.2 Integrativ versus segregativ 8
2.3 Wie kann eine einrichtungsinterne Haltung gelebt werden?. 13
Literatur 13

2.1 Welche Haltung nimmt die Pflegeeinrichtung gegenüber Menschen mit Demenz ein?

Klar definieren, welche gewünschte Haltung alle Mitarbeitenden haben sollen: Kann das überhaupt gelingen, so unterschiedlich wie die persönlichen Erfahrungen der Mitarbeitenden mit Menschen mit Demenz sind (Sahmel 2018)? Bei Mitarbeitenden aus unterschiedlichen Kulturkreisen, mit unterschiedlicher Prägung und Sozialisation? Zumindest eine Positionierung scheint sinnvoll und notwendig, da es eine Vielzahl unterschiedlicher Ansätze und Ideen zum Umgang mit Menschen mit Demenz gibt.

Aus einer klaren inneren Haltung heraus lässt sich eine stimmige Kommunikation aufbauen. Bei jeder Art der Kommunikation wird die innere Haltung ausgedrückt. Das Einüben von Techniken, das Sprechen-Üben, die Kontrolle der Körpersprache sowie Gestik und Mimik können trotzdem unehrlich wirken und vom Gegenüber als unehrlich erkannt werden, wenn sie der inneren Haltung entgegenstehen. Das Zusammenspiel aus persönlichen Einstellungen, Werten, erfahrener Prägung und Sozialisation bestimmen die eigene Haltung. Deshalb ist das Bewusstmachen der eigenen inneren Haltung und der Abgleich, ob diese mit der Haltung, die für die Aufgabe erforderlich ist, in Übereinstimmung zu bringen ist, wesentlich für eine gelingende Kommunikation.

Ausgangspunkt für die Definition der Einrichtungshaltung kann zuerst die Verortung des Trägers sein. Ist er Mitglied in einem Wohlfahrtsverband, in privater oder kommunaler Trägerschaft? Handelt es sich um eine Stiftung mit einer klaren Intention des Stifters? Damit kann bereits ein Rahmen, in dem sich die Einrichtung bewegt, abgesteckt werden. Das ist aber nur der von außen sichtbar geforderte Rahmen.

Als Nächstes kann die Frage nach dem Welt- und Menschenbild sinnvoll sein. Ist das bereits in der Einrichtung definiert und implementiert, ist auch der Umgang mit Menschen mit Demenz daraus ableitbar. Wird zwischen

© Springer-Verlag GmbH Deutschland, ein Teil von Springer Nature 2020
B. Langner, *Beziehungsgestaltung in der Pflege von Menschen mit Demenz*,
https://doi.org/10.1007/978-3-662-59689-0_2

Menschen mit Demenz und Menschen ohne Demenz differenziert? Ist die Einrichtung für eine bestimmte Zielgruppe konzipiert? Worauf soll dabei besonders geachtet werden? Was bedeutet das Gegenüber für mich selbst? Ziel des Umgangs kann immer nur das Schaffen und Aufrechterhalten einer hohen Lebensqualität für Menschen mit Demenz sein. Es gibt allerdings diverse Wege, dieses Ziel zu erreichen.

2.2 Integrativ versus segregativ

Die Betreuung von Menschen mit Demenz wird sehr unterschiedlich gestaltet. Es gibt diverse Ansätze und Schulen, wie eine gute Versorgung von Menschen mit Demenz erfolgen kann.

In einem segregativen Ansatz leben Menschen mit Demenz getrennt von anderen Menschen. Das erspart den Menschen mit Demenz die Konfrontation mit nicht dementen Mitbewohnern, wodurch die Konfrontation mit den eigenen Defiziten ausbleibt (Höwler 2000). Dies erfolgt beispielsweise in Wohngemeinschaften für Menschen mit Demenz, in Demenzdörfern, Demenzstationen im Krankenhaus oder in separaten Wohnbereichen für Menschen mit Demenz. Teilweise wird dabei noch nach unterschiedlich weit fortgeschrittener Demenz bzw. nach Verhaltensformen separiert. Dadurch kann in den entsprechenden Gruppen ein mehr oder weniger homogenes Umfeld geschaffen werden mit einer eigenen Lebenswelt und Lebenswirklichkeit. Menschen mit Demenz können darin Geborgenheit und Sicherheit finden und sich im Rahmen ihrer Möglichkeiten orientieren.

Der Einsatz von Psychopharmaka wird deutlich kritischer beurteilt als in Bereichen, die nicht speziell auf Menschen mit Demenz ausgerichtet sind, und nach dem Einzug in ein segregatives Setting werden diese reduziert oder ganz abgesetzt (Höwler 2000). Verhaltensauffälligkeiten reduzieren sich häufig, die Tag-Nacht-Umkehr wird seltener beobachtet, und auch die Nahrungsaufnahme wird erleichtert. Der Zustand kann sich für eine gewisse Zeit stabilisieren, und das Wohlbefinden kann steigen. Auch die Schmerzerfassung in segregativen Einrichtungen erfolgt kompetenter und mit den passenden Instrumenten (Palm et al. 2017). Die Angehörigenarbeit kann erleichtert werden, da Verhaltensauffälligkeiten und Besonderheiten leichter akzeptiert werden können, wenn alle ähnliche Erfahrungen mitbringen.

Eine Milieugestaltung und eine Anpassung des Tagesablaufs in der gesamten Einrichtung sind leicht umsetzbar. Mitarbeitende können sich für die Tätigkeit mit Menschen mit Demenz bewusst entscheiden und wissen eher, was sie erwartet. Durch das homogene Klientel wird der Umgang der Mitarbeitenden sicherer, und die Arbeitszufriedenheit erhöht sich. Andererseits stellt die Arbeit ausschließlich mit Menschen mit Demenz auch eine hohe psychische Belastung dar (Dürrmann 2001). Dies muss durch entsprechende Angebote des Arbeitgebers aufgefangen werden.

Nach Höwler wird mit der Einrichtung segregativer Wohnformen einer Ghettoisierung Vorschub geleistet, und es findet eine Ausgrenzung der Menschen mit Demenz statt. Ziehen Menschen mit einer Demenz im Frühstadium in eine segregative Wohnform, kann dieser Wechsel bei ihnen zusätzliche Ängste auslösen, weil er eine tagtägliche Konfrontation mit ihrer möglichen Zukunft mit sich bringt (Höwler 2000).

> **Ein Beispiel aus der stationären Langzeitpflege: Sonnweid**
> Die Sonnweid in der Nähe von Zürich in der Schweiz ist seit mehreren Jahrzehnten eine Heimat für Menschen mit Demenz. In der Tag-Nacht-Station können Menschen mit Demenz eine kurze Zeit verbringen, und Angehörige werden entlastet. Es sind Tagesaufenthalte von morgens bis nachmittags sowie Übernachtungen und Urlaubszeiten möglich. Pflegende Angehörige können die Zeit für sich nutzen und wissen ihren Menschen mit Demenz in guten Händen. Das Konzept der Einrichtung sieht drei Wohnformen vor, je nach Ausprägung der Demenz: In den *Wohngruppen* wird gemeinsam der Alltag gelebt, und die Menschen mit Demenz führen gemeinsam mit den Pflege- und Betreuungskräften die hauswirtschaftlichen Tätigkeiten durch, die den Tag über anfallen. Dazu zählen nicht nur gemeinsames Kochen

und Abwaschen, sondern auch die Wäschepflege und Bügeln oder Tätigkeiten im Garten. Prägend sind die Aufrechterhaltung der Normalität und das gemeinsame Wohnen in einer kleinen, überschaubaren Gruppe. In den *Pflege- und Betreuungsgruppen* leben Menschen mit Demenz, die einen deutlich höheren Bedarf an Unterstützung benötigen. Beschäftigungsangebote strukturieren den Tag und ermöglichen durch eine große Anzahl an Mitarbeitenden eine individuelle Zuwendung. Im Mittelpunkt stehen nicht nur die Bedarfe, sondern vor allem die Bedürfnisse der Menschen mit Demenz. In der *Oase* leben Menschen mit Demenz, die selbst keinen Kontakt mehr zu ihren Mitmenschen aufnehmen können. In einem Raum leben mehrere Menschen mit Demenz zusammen und werden dort mit viel Zuwendung einfühlsam begleitet.

Die Menschen mit Demenz werden in der Sonnweid bis zu ihrem natürlichen Tod begleitet. Lebensverlängernde Maßnahmen schließt die Philosophie des Hauses aus, ebenso den assistierten Suizid. Die Sonnweid sorgt für die fachliche und persönliche Weiterentwicklung ihrer Mitarbeitenden, die die Haltung des Hauses als gemeinsame Haltung zum Wohle der Menschen mit Demenz umsetzen. Auch architektonisch ist die Sonnweid besonders konzipiert. Die Räume sind hell und großzügig gestaltet wie auch der Außenbereich, der viel Platz für Aktivitäten bietet. In den Räumen sind wenige geschickt platzierte und arrangierte Möbel mit hoher Funktionalität gemütlich arrangiert. Der großzügige Außenbereich bietet geschützte Spazierwege und Wasserflächen, die zum Verweilen einladen. So bietet die Sonnweid 165 Bewohnerinnen und Bewohnern mit Demenz ein Zuhause in Geborgenheit und Normalität.

Ein Beispiel aus der stationären Akutpflege: Station Silvia im Malteser Krankenhaus St. Hildegardis

2009 wurde die Station Silvia am St. Hildegardis Krankenhaus in Köln als offene „Special Care Unit" mit acht Betten eröffnet. Seitdem bietet sie in vier Zweibettzimmern akut erkrankten Menschen mit der Zusatzdiagnose Demenz einen geschützten Krankenhausaufenthalt. Alle Mitarbeitenden auf der Station sind gemäß der palliativen Philosophie nach Silviahemmet geschult. Dieses palliative Konzept zur Versorgung, Begleitung und Betreuung von Menschen mit Demenz wurde in Schweden entwickelt. Es beinhaltet u. a. die Elemente der personzentrierten Pflege. Die vier Säulen der Arbeit sind die Symptomkontrolle/personzentrierte Pflege, Teamarbeit, Unterstützung der Angehörigen sowie Kommunikation und Begegnung. Die fünf Ziele von Silviahemmet lauten: Lebensqualität für Erkrankte wie Angehörige, den Menschen hinter der Diagnose Demenz zu sehen und ihn in seiner Individualität wahrzunehmen, den Menschen mit Demenz als Teil des Teams zu sehen und ihm auf Augenhöhe zu begegnen.

Aufnahmekriterien für die Station Silvia sind die Diagnose einer leichten bis mittelschweren Demenz und mindestens Rollstuhlmobilität.

Den Mittelpunkt der Station bildet ein klar strukturierter, gemütlich eingerichteter Wohn-Ess-Raum. Er ist Aufenthaltsraum und Speisezimmer in einem. Orientierungshilfen wie Kalender und Uhren sind in allen Patientenzimmern gut lesbar und sichtbar angebracht. Farbliche Markierungen im gesamten Stationsbereich erleichtern die Orientierung. Auf ein Tablettsystem wird weitgehend verzichtet. Die Mahlzeiten werden möglichst gemeinsam am Tisch eingenommen. Eine leichte späte Nachtmahlzeit ergänzt den Speiseplan.

Der Tagesablauf hat eine klare Struktur mit festen Zeiten für Visiten und Untersuchungen sowie störungsfreie Mahlzeiten. Wenn irgend möglich, werden Untersuchungen und Therapien auf der Station durchgeführt, sodass ständige Transporte innerhalb der Klinik für die Menschen mit Demenz vermieden werden. Die Angehörigen sind eingeladen, sich vor Ort an der Betreuung und Begleitung zu beteiligen. Auf Wunsch besteht die Möglichkeit des „Rooming-in". Es finden regelmäßig offene Angehörigensprechstunden und Schulungsangebote statt.

Neben den Ärztinnen und Ärzten, den Pflegekräften und den therapeutisch Mitarbeitenden verstärken Alltagsbegleiterinnen das Team. So kann eine engmaschige Begleitung und Aktivierung der Patienten mit Demenz erfolgen sowie Sicherheit und Vertrauen vermittelt werden. Angeboten werden verschiedene Gruppen- und Einzelaktivitäten. Auch das gemeinsame Kochen im Stationsbereich steht auf dem Programm. Ein Therapiegarten steht ebenfalls zur Verfügung und kann für vielfältige Sinneseindrücke genutzt werden. Das Versorgungskonzept der Station Silvia wurde durch das „Deutsche Institut für angewandte Pflegeforschung e. V." über 3 Jahre evaluiert. Dabei konnte eine signifikante Verbesserung der Mobilität, der Selbstständigkeit und eine Zunahme der Handkraft festgestellt werden. Herausforderndes Verhalten trat deutlich seltener auf als in Vergleichsgruppen. Körpernahe Fixierungen wurden im Evaluationszeitraum überhaupt nicht beobachtet.

Ein Beispiel einer ambulant betreuten Wohngemeinschaft für Menschen mit Demenz

In der vom ambulanten Pflegedienst Gadow-Gehrke betreuten Wohngemeinschaft für Menschen mit Demenz im Herzen von Berlin wird Normalität zum Prinzip erhoben. Neun Menschen mit Demenz leben in familiärer Atmosphäre zusammen. Natürlich bleiben bei so viel Nähe die üblichen Reibereien nicht aus. Aber auch davon profitieren die Menschen mit Demenz meist und sitzen kurze Zeit später wieder einträchtig gemeinsam an der Kaffeetafel. Jeder Mensch mit Demenz hat sein eigenes Zimmer, das er bzw. seine Angehörigen seinen Wünschen entsprechend eingerichtet haben. Rückzug und Gemeinschaft sind so jederzeit gleichberechtigt möglich. Tagsüber werden die neun Menschen mit Demenz von zwei Pflegekräften betreut.

Ob examinierte Pflegefachkraft oder Pflegekraft mit Basisqualifikation – alle nehmen regelmäßig an Pflichtfortbildungen zu Themen rund um die Demenz teil. Demnächst ist ein Tag zur Sexualität im Alter und bei demenziellen Erkrankungen geplant. Jeder Mensch mit Demenz steht zu der von ihm präferierten Uhrzeit auf, erhält dann die notwendige Unterstützung und beginnt den Tag nach seinen Wünschen und Bedürfnissen. Das Frühstück wird wie alle Mahlzeiten in der ansprechend eingerichteten Wohnküche eingenommen. Wer will, kann am Morgen den Tisch eindecken, Kaffee kochen oder sich anderweitig nützlich machen. Nach dem Frühstück wird gemeinsam abgewaschen und abgetrocknet, eine Geschirrspülmaschine gibt es nicht. Vormittags steht dann meist der Einkauf für das Mittagessen in einem der nahe gelegenen Supermärkte an. Andere Besorgungen werden gleich mit erledigt. Wer kein Interesse daran hat, bleibt in der WG und hat dort Ansprache durch eine Pflegekraft. So wird der Tag mit Hausarbeit, Kochen und Einkäufen strukturiert und so gelebt, wie es die Menschen mit Demenz gewohnt sind. Spaziergänge und Unternehmungen zu Veranstaltungen in der Umgebung schaffen Kontakte in die Nachbarschaft. Gespräche, Kartenspiele oder gelegentlich eine Aktivität in der Gruppe runden das Angebot ab.

Die Mitarbeit von Angehörigen ist gewünscht und im Konzept verankert, kann aber aufgrund der Arbeitszeiten oder der Entfernung zum eigenen Wohnort häufig nicht intensiv gelebt werden. An den Wochenenden herrscht meist viel Trubel in der WG, da viele Angehörige zu Besuch kommen und WG-Bewohner zu Ausflügen oder zum Essen abgeholt werden. Einzugskriterium ist in dieser WG lediglich das Vorliegen einer Demenzdiagnose. Ob es dann passt und der Interessent einziehen kann, wird von den Menschen mit Demenz gemeinsam mit den Betreuern und dem Vermieter entschieden. In der Nacht ist eine Pflegefachkraft vor Ort für den Fall, dass ein Mensch mit Demenz Betreuung benötigt. Für die Mitarbeitenden ist es schön, in einem kleinen Team mit einer überschaubaren Anzahl von Menschen mit Demenz zu arbeiten.

Bei einem *integrativen Ansatz* leben Menschen mit Demenz mit anderen Menschen zusammen. Dies erfolgt im Haushalt mit Angehörigen, in einem demenzsensiblen Krankenhaus, in vielen Senioreneinrichtungen oder in Buurtzorg (siehe das Beispiel weiter unten). Menschen mit Demenz erfahren dabei Unterstützung durch ein soziales Umfeld und durch ihre gewohnte räumliche Umgebung. Die Anwesenheit von Angehörigen oder der Mitbewohner ermöglicht Orientierung und Begleitung. Bei integrativen Ansätzen in der stationären Langzeitpflege können Umzüge weitgehend vermieden werden, die zu zusätzlichen Ängsten und Unsicherheit führen würden. Der integrative Ansatz verfolgt das Ziel, allen Menschen mit oder ohne Demenz Geborgenheit und Fürsorge zukommen zu lassen sowie die unterschiedlichen Bedürfnisse anzuerkennen und zu berücksichtigen. Ein integratives Modell benötigt ein Konzept zum Umgang mit allen, die in die Versorgung integriert sind. Mitunter fühlen sich Menschen ohne Demenz durch Verhaltensauffälligkeiten von Menschen mit Demenz belastet. Andererseits leisten Menschen ohne Demenz auch gerne Hilfestellungen, um den Menschen mit Demenz die Teilhabe am Gemeinschaftsleben zu ermöglichen. Integrative Modelle sehen alle Menschen als Teil der Gesellschaft, in der alle die gleichen Rechte haben.

> **Ein Beispiel aus der stationären Akutpflege: Der blaue Punkt**
>
> Seit 2008 besteht im Alfried Krupp Krankenhaus in Essen das Projekt „Der blaue Punkt" zur Verbesserung des Krankenhausaufenthalts von Menschen mit Demenz.
>
> Bei etwa 20 % aller Patienten liegt als Nebendiagnose eine Demenz vor. Hinzu kommen noch einmal etwa 20 %, bei denen bei der Aufnahme kognitive Auffälligkeiten festgestellt werden.
>
> Jeder Patient über 70 Jahre wird bei der Aufnahme mit acht einfach zu beantwortenden Fragen (ISAR-Fragebogen) auf kognitive Auffälligkeiten getestet. Bei auffälligem Screening erfolgt eine Information der Pflegeexpertinnen für Demenz. Möglichst noch am Aufnahmetag wird der Patient mit Demenz von einer Pflegeexpertin persönlich besucht und in einem Gespräch der weitere Hilfe- und Unterstützungsbedarf während des Krankenhausaufenthalts festgestellt.
>
> Wenn es nötig erscheint, kann eine weitergehende Diagnostik zur Demenz in die Wege geleitet werden. Diese erfolgt innerhalb von 24 h und beinhaltet zur weiteren Abklärung der Demenz den Mini-Mental Status-Test (MMST), den DemTect sowie die Confusion Assessment Method (CAM), um ein Delir rechtzeitig zu erkennen und entsprechend gegenzusteuern. Die Pflegeexpertinnen nehmen auch Kontakt zu den Angehörigen auf und besprechen die Versorgungssituation nach dem Krankenhausaufenthalt. Während des Klinikaufenthalts finden Beratungen, Angehörigengruppen und Pflegekurse für Angehörige statt. Bei Bedarf wird der Sozialdienst hinzugezogen, um weitere Unterstützung zu organisieren. Ein Augenmerk wird zudem auf die Medikation vor dem Krankenhausaufenthalt gelegt. Bei Auffälligkeiten, wie einer Polypharmazie, sich in der Wirkung aufhebenden Medikamenten, wird der Krankenhausapotheker zur persönlichen Beratung hinzugezogen.
>
> Für die Zeit des Klinikaufenthalts werden Begleitungen durch Angehörige oder ehrenamtliche Mitarbeiter organisiert, damit der Aufenthalt so gut wie möglich verarbeitet werden kann.
>
> Bei Bedarf wird eine Eins-zu-eins-Betreuung ermöglicht. In einigen Bereichen ist es möglich, dass sich Physiotherapieschüler statt der üblichen 20 min eine ganze Stunde um einen Patienten mit Demenz kümmern und ihn therapieren.
>
> In Zukunft soll generell eine Begleitung zur OP bzw. Diagnostik erfolgen, damit keine wichtigen Informationen verloren gehen und der Patient mit Demenz sich aufgehoben fühlt.

Die Mitarbeitenden werden im Umgang mit Patienten mit Demenz regelmäßig geschult und sensibilisiert.

Die Zufriedenheit und Sicherheit der Angehörigen hat sich durch das Projekt erhöht. Die Patienten mit Demenz erleben den Krankenhausaufenthalt als deutlich weniger belastend.

Mit diesen Maßnahmen hat sich das Alfried Krupp Krankenhaus zu einem „demenzsensiblen Krankenhaus" entwickelt.

Ein Beispiel der ambulanten Versorgung: Buurtzorg

Jos de Blok begann in den Niederlanden im Jahr 2006 das Modell Buurtzorg umzusetzen, was so viel wie Nachbarschaftshilfe bedeutet. Buurtzorg baut auf selbstständig agierenden Pflegeteams aus vier bis zehn Personen auf. Diese organisieren sich selbst und teilen ihre Arbeit selbst ein. Die Pflegeteams vor Ort entscheiden eigenständig über die Aufnahme neuer Klienten. Wer in die Versorgung aufgenommen wird, hängt neben der zeitlichen Kapazität auch von den fachlichen Möglichkeiten des Teams ab. Die Teams werden regelmäßig durch einen Coach unterstützt. Dabei geht es hauptsächlich um Unterstützung im Rahmen der Teamentwicklung und bei Herausforderungen innerhalb und außerhalb des Teams. Nimmt ein Team erstmals die Arbeit auf, gibt es für alle Teammitglieder ein Training in achtsamer Kommunikation, die auch innerhalb der Teams einen hohen Stellenwert haben soll. Innerhalb der Teams findet dann nach und nach jeder seine Rolle. Dabei gibt es keine Vorgaben, welche Rollen besetzt werden müssen, das Team ist ein selbst lernendes System. Eine Vernetzung der Teams untereinander wird für die Zukunft angestrebt. Da es momentan in Deutschland erst eine überschaubare Anzahl von Teams gibt, befindet sich dieser Prozess erst im Aufbau.

Im Mittelpunkt steht bei Buurtzorg der Mensch mit Hilfebedarf und das Bestreben, ein möglichst dichtes Netz von Unterstützern um ihn herum aufzubauen, um möglichst lange ein Leben in gewohnter und vertrauter Umgebung zu ermöglichen. Im ersten Schritt erfolgt eine umfangreiche Beratung und ein Gespräch mit dem hilfebedürftigen Menschen und seinen Angehörigen darüber, wie eine Versorgung aussehen kann und welche Wünsche und Vorstellungen der hilfebedürftige Mensch und seine Angehörigen haben. Die Selbststärkung und Befähigung zu Eigenständigkeit wird großgeschrieben, also die Erhöhung der Selbstmanagementkompetenzen.

Im zweiten Schritt wird ein informelles Netzwerk gesucht und aufgebaut. Dieses kann aus Angehörigen, Freunden, Nachbarn oder Ehrenamtlichen bestehen und sichert einen definierten Teil der Versorgung ab. Im dritten Schritt kommt die professionelle Pflege wieder ins Spiel. Dabei wird abgesteckt, welche Versorgungsleistungen die professionellen Mitarbeitenden erbringen sollen. Dabei gilt das Prinzip, dass ein Klient von maximal zwei Mitarbeitenden betreut wird. Es gibt also immer bekannte Gesichter, und es besteht personelle Kontinuität.

Im vierten Schritt kommt das professionelle Netzwerk ins Spiel. Das sind die professionellen Anbieter der Umgebung. Dazu zählen neben Hausarzt und Apotheke Physiotherapeuten, Krankenhäuser, Sanitätshäuser und viele andere mehr. Auch das professionelle Netzwerk erweitert sich ständig und wird durch Anregungen der Klienten oder Angehörigen sowie durch das Engagement der Teammitglieder stetig umfassender. Das Wichtige dabei ist die Netzwerkarbeit und das Verhindern eines unkoordinierten Nebeneinanders verschiedener Akteure. Mit den Pflegekassen konnte zum Teil bereits ein anderes Abrechnungssystem verhandelt werden, das individuelle Bedarfe deutlich besser berücksichtigt und mit Zeitkontingenten arbeitet.

In beiden Versorgungsformen, segregativen und integrativen, ist ein Leben mit hoher Lebensqualität für Menschen mit Demenz möglich.

Oppikofer et al. (2005) stellten in einer Vergleichsstudie in der Schweiz keine signifikanten Unterschiede in der Lebensqualität zwischen Menschen mit Demenz in segregativen und integrativen Einrichtungen fest. Gleiches gilt für die Belastung der Pflegenden. Bei der Wahl der entsprechenden Versorgung kommt es sowohl auf die Möglichkeiten der Angehörigen und deren Präferenzen als auch auf die strukturellen Gegebenheiten vor Ort an.

2.3 Wie kann eine einrichtungsinterne Haltung gelebt werden?

Soll eine gemeinsame Haltung gelebt werden, ist es unerlässlich, dass alle Leitungskräfte dahinterstehen und von dieser Haltung überzeugt sind. Diese Haltung muss klar und transparent definiert und für alle verständlich dargestellt werden. „Das machen wir halt so" sollte als Begründung bei Nachfragen nicht ausreichen. Ein gemeinsames Ringen um die passende Haltung als Wechselspiel zwischen mitgebrachter innerer Haltung und gewünschter und kommunizierter Haltung in der Einrichtung wird am ehesten zu Erfolgen führen. Dieser Prozess lässt sich nicht innerhalb kurzer Zeit umsetzen. Im Gegenteil wird der Haltungsprozess nie abgeschlossen sein, sondern bedingt durch innere und äußere Veränderungen immer wieder auf den Prüfstand gestellt werden. Der gemeinsame Prozess des Aushandelns wird jedoch zu einer festen Bindung der Mitarbeitenden an das Unternehmen und zu einem attraktiven Arbeitgeber beitragen und sich herumsprechen. Dabei sollten alle Mitarbeitenden eingebunden werden, um eine möglichst hohe Akzeptanz und Identifikation zu erreichen. In regelmäßig stattfindenden Diskussionsrunden kann im interdisziplinären Team daran gearbeitet werden. Auch wenn es utopisch erscheint, dies flächendeckend umzusetzen, stellt es den entscheidenden ersten Schritt zur Umsetzung jeglicher wertschätzenden Betreuung und Pflege dar.

Literatur

https://www.malteser-krankenhaus-koeln.de. Zugegriffen: 08. Okt. 2019.
https://www.sonnweid.ch/. Zugegriffen: 08. Okt. 2019.
https://www.krupp-krankenhaus.de/. Zugegriffen: 08. Okt. 2019.
https://www.buurtzorg-deutschland.de/. Zugegriffen: 08. Okt. 2019.
https://www.hkp-gadow-gehrke.de/leistungen/betreuung-in-wg/. Zugegriffen: 08. Okt. 2019.
Dürrmann, P. (2001). *Besondere stationäre Dementenbetreuung*. Hannover: Vincentz.
Höwler, E. (2000). *Gerontopsychiatrische Pflege*. Lehr- und Arbeitsbuch für die Altenpflege. Hagen: Kuntz.
Oppikofer, S. et al. (2005). Demenzpflege-Evaluation. Bewohnerinnen und Bewohner mit Demenz im Pflegeheim – Darstellung und Vergleich spezialisierter versus integrierter Betreuungsformen. *Zürcher Schriften zur Gerontologie,* Band 2.
Palm, R., et al. (2017). Die standardisierte Schmerzerfassung bei Menschen mit kognitiven Einschränkungen – Ein Vergleich der Nutzung von Assessmentinstrumenten in Demenzwohnbereichen und integrativen Wohnbereichen in stationären Pflegeeinrichtungen. *Zeitschrift für Evidenz, Fortbildung und Qualität im Gesundheitswesen, 122*(5), 32–40.
Sahmel, K.-H. (2018). Dürfen wir Haltungen „formen"? *NOVAcura, 49*(4), 45–47.

Welche Haltung nehmen Mitarbeitende zu Menschen mit Demenz ein?

*Ich glaube nicht, dass ich dement werde.
Meine Mutter ist über 95 geworden
und war bis zuletzt total klar!*

Inhaltsverzeichnis

3.1 Der Fragebogen „Approach to Dementia Questionnaire" (ADQ) 15
Literatur 18

3.1 Der Fragebogen „Approach to Dementia Questionnaire" (ADQ)

Welche Haltung nehmen die Mitarbeitenden des Dienstes oder einer Einrichtung gegenüber Menschen mit Demenz ein? Sicher vermutet man von vielen Mitarbeitenden, wie sie sich zu Menschen mit Demenz positionieren. Mithilfe des ADQ kann ein sehr guter Überblick erhalten werden, wie die Einstellungen gegenüber Menschen mit Demenz tatsächlich sind. Inwieweit dann das aus der Einstellung resultierende Verhalten aussieht und ob beide miteinander übereinstimmen, sind jeweils andere Fragen. Der ADQ wurde 2001 von Tracey Lintern im Rahmen ihrer Dissertation bei Bob Woods entwickelt und veröffentlicht.

▶ **Praxistipp**
Nutzen Sie den ADQ zur Kick-off-Veranstaltung für die Implementierung des Expertenstandards. Die zweite Erhebung kann dann ungefähr 9 Monate später nach Schulungen und erster Umsetzung des Expertenstandards erfolgen.

Die offizielle deutsche Version, 2010 von Johannes Gräske und Karin Wolf-Ostermann erstellt, kann beim Autor angefragt werden.

Der ADQ gliedert sich in acht hoffnungsbasierte und elf personzentrierte Fragen zur Einstellung zu Menschen mit Demenz. Die Antworten werden davon geprägt sein, welche Erfahrungen die Befragten mit Menschen mit Demenz bereits gemacht haben, wer ihnen sozusagen im Hinterkopf aufscheint, wenn sie die Frage beantworten. Es gibt für jede Frage fünf Antwortmöglichkeiten: „stimme voll und ganz zu", „stimme zu", „teils, teils", „stimme nicht zu", „stimme überhaupt nicht zu". Jeder Antwortmöglichkeit werden Punkte zwischen eins und fünf zugeordnet, sodass bei einer Auswertung der Fragen zur hoffnungsbasierten Einstellung maximal 40 Punkte erreicht werden können. Bei der Auswertung der Fragen zur personzentrierten Einstellung können maximal 55 Punkte erreicht werden. Der gesamte Fragebogen kann maximal 95 Punkte erbringen.

Bei den acht Fragen zur hoffnungsbasierten Einstellung werden die Punkte aufsteigend von „stimme voll und ganz zu" mit einem Punkt bis „stimme überhaupt nicht zu" mit fünf Punkten gezählt. Bei den Fragen zur personzentrierten Einstellung werden zehn Fragen in umgekehrter Reihenfolge bepunktet, entsprechend gibt es fünf Punkte für „stimme voll und ganz zu" und einen Punkt für „stimme überhaupt nicht zu". Bei der Frage „Es ist egal, was man zu Menschen mit Demenz sagt, da sie es ohnehin vergessen" wird bei der Antwortmöglichkeit „stimme voll und ganz zu" ein Punkt vergeben, bei „stimme überhaupt nicht zu" fünf Punkte.

Eine höhere Punktzahl bedeutet insgesamt eine positivere Einstellung zu Menschen mit Demenz. In den fünf betrachteten Studien (Gould und Reed 2009; Kada et al. 2009; Macdonald und Woods 2005; Zimmerman et al. 2005, 2010) ist die Einstellung von Pflegekräften gegenüber Menschen mit Demenz durchweg positiv (Adam 2015). In allen Studien, die den gesamten Fragebogen mit 19 Fragen nutzten, lag die durchschnittliche Gesamtpunktzahl bei über 70 (Tab. 3.1). In der Studie von Zimmerman et al. (2010) wurden lediglich die personzentrierten Fragen beantwortet. Die durchschnittliche Summe von 49 Punkten zeigt eine stark personzentrierte Haltung der befragten Pflegepersonen.

Für die Studie von Kada et al. (2009) wurden insgesamt 291 Pflegepersonen befragt. Die Antworten zu den Fragen der personzentrierten Einstellung zeigten eine sehr positive Haltung. Bis auf zwei stimmten alle Befragten der Aussage mit „stimme voll und ganz zu" oder mit „stimme zu", dass Menschen mit Demenz sich so wie jeder andere auch respektiert fühlen müssen und dass eine gute Betreuung von Menschen mit Demenz sowohl die Sorge um die psychischen als auch um die physischen Belange beinhaltet. Elf Pflegepersonen waren der Meinung, es sei egal, was man zu Menschen mit Demenz sage, da sie es ohnehin vergessen. 280 Pflegepersonen sahen das anders (Tab. 3.1)!

57 der befragten Pflegekräfte stimmten der Aussage zu, es sei für Menschen mit Demenz in ihrem täglichen Leben wichtig, so viele Auswahlmöglichkeiten wie möglich angeboten zu bekommen. Bei dieser Frage drängt sich die Diskussion der Auswertung auf. Nach Lintern (2001) wird die volle Zustimmung mit fünf Punkten bewertet. Bei fortgeschrittener Demenz stellt die Auswahl mehrerer Auswahlmöglichkeiten und erst recht so vieler Optionen wie möglich jedoch eine nicht zu leistende Aufgabe dar.

Über 97 % der Befragten stimmten der Aussage zu, es sei wichtig, Menschen mit Demenz mit Einfühlungsvermögen und Verständnis

Tab. 3.1 Studienergebnisse bei Befragungen mit dem ADQ

Studie	Gould und Reed (2009)	Kada et al. (2009)	Macdonald und Woods (2005)	Zimmerman et al. (2005)	Zimmerman et al. (2010)	
Anzahl befragter Personen	71	291	158	154	278	
Hoffnungsbasierte Einstellung 8–40 Punkte		25,1 Punkte	28,53 Punkte	24,1 Punkte		
Personzentrierte Einstellung 11–55 Punkte		45,3 Punkte	47,32 Punkte	46,5 Punkte	49,0 Punkte	49,1 Punkte
Gesamtsumme 19–95 Punkte	77,8 Punkte	70,3 Punkte	75,86 Punkte	70,7 Punkte		
					Interventionsgruppe nach Trainingsprogramm	Kontrollgruppe

zu antworten. Der Aussage, Menschen mit Demenz seien ganz gewöhnliche Menschen, die besonderes Verständnis brauchen, um ihre Bedürfnisse zu erfüllen, stimmten über 95 % zu. Fast ebenso viele stimmen der Aussage zu, dass es eine Vielzahl an Dingen gibt, die Menschen mit Demenz tun können. Dass es sehr angenehm sein kann, Zeit mit Menschen mit Demenz zu verbringen, findet bei knapp 93 % der Befragten Zustimmung. Gute 92 % finden, es sei wichtig, dass Menschen mit Demenz ihre Zeit mit anregenden und angenehmen Aktivitäten verbringen können. Nur zwei Drittel der Befragten sind der Meinung, dass Menschen mit Demenz eher zufrieden sind, wenn sie mit Verständnis und Bestätigung behandelt werden. Der Aussage, Menschen mit Demenz haben häufig gute Gründe, warum sie sich so verhalten, wie sie es tun, stimmten etwas über 62 % zu.

Bei den Fragen zu den hoffnungsbasierten Einstellungen erreicht die Aussage, dass es bei der Arbeit mit Menschen mit Demenz wichtig ist, sehr routiniert und genau zu sein, findet bei 93 % Zustimmung. Dass Menschen mit Demenz krank sind und betreut werden müssen, sehen über 81 % so. Der Aussage, sobald eine Person eine Demenz habe, ginge es unumgänglich mit ihr bergab, stimmen 31 % zu. Den Satz, Menschen mit Demenz seien nicht fähig, eigene Entscheidungen zu treffen, halten 21 % der Pflegekräfte für richtig. Jeder fünfte Befragte ist der Meinung, es sei wichtig, Menschen mit Demenz nicht zu sehr ins Herz zu schließen. Etwa 13 % sehen eine starke Ähnlichkeit zwischen Kindern und Menschen mit Demenz. Fast jeder Zwölfte ist der Meinung, dass es keine Hoffnung für Menschen mit Demenz gibt. Der Meinung, für Menschen mit Demenz könne nichts mehr getan werden, außer sie sauber zu halten und dafür zu sorgen, dass sie sich wohlfühlen, wird von einer überwältigenden Mehrheit von über 90 % *nicht* zugestimmt!

Das Deutsche Zentrum für Neurodegenerative Erkrankungen (Dichter et al. 2016) hat im Rahmen der Studie „Lebensqualität für Menschen mit Demenz stärken" eine Reihe von Pflegekräften mithilfe des ADQ befragt. Eine Gruppe von Pflegekräften arbeitete dabei in Wohnbereichen, die bereits seit mindestens 3 Jahren regelmäßig „Dementia Care Mapping (DCM)" als Instrument zur Erfassung von Lebensqualität bei Menschen mit Demenz anwandten. Zwei weitere Gruppen arbeiteten in Wohnbereichen, in denen DCM bzw. QUALIDEM als Instrumente zur Messung von Lebensqualität bei Menschen mit Demenz neu eingeführt wurden. Weder zwischen den Gruppen noch nach Einführung der Messinstrumente trat ein signifikanter Unterschied der Einstellungen gegenüber Menschen mit Demenz zutage. Der Grad der positiven Einstellung zu Menschen mit Demenz bewegte sich bei allen drei Messpunkten der drei Gruppen etwa bei 70 Punkten (Tab. 3.2).

Der Autor führte im Rahmen der Implementierung des Expertenstandards eine Befragung mithilfe des ADQ bei 24 Mitarbeitenden durch. Die Befragten kamen aus allen an der

Tab. 3.2 Zusammenstellung von Befragungen hinsichtlich ADQ. (Modif. nach Dichter et al. 2016)

Dichter et al. (2016)			
Gruppe	A	B	C
Gesamtsumme Basisbefragung 19–95 Punkte	N = 24 71,4 Punkte	N = 28 71,4 Punkte	N = 32 69,5 Punkte
Gesamtsumme 6 Monate später 19–95 Punkte	N = 25 70,5 Punkte	N = 37 71,5 Punkte	N = 33 69,1 Punkte
Gesamtsumme 18 Monate später 19–95 Punkte	N = 32 70,3 Punkte	N = 41 70,9 Punkte	N = 48 71,8 Punkte

Gruppe A: Pflegekräfte auf Wohnbereichen, auf denen seit mind. 3 Jahren DCM angewandt wird
Gruppe B: Pflegekräfte auf Wohnbereichen auf denen DCM neu eingeführt wurde
Gruppe C: Pflegekräfte auf Wohnbereichen auf denen QUALIDEM neu eingeführt wurde

Tab. 3.3 Befragung mit dem ADQ: 24 Personen mit Qualifikationsmix (Hauswirtschaftskräfte, Betreuungskräfte, Pflegekräfte mit 240-h-Kurs, Kranken-/Altenpflegehelfer mit einjähriger Ausbildung, examinierte Pflegefachkräfte)

	vor Implementierung Dez 2017	nach Implementierung Sept 2018
hoffnungsbasierte Einstellung 8-40 Punkte	26,46 Punkte	26,69 Punkte
Person-zentrierte Einstellung 11-55 Punkte	39,42 Punkte	45,06 Punkte
Gesamtsumme 19-95 Punkte	65,9 Punkte	71,75 Punkte

Versorgung beteiligten Berufsgruppen. Sowohl Hauswirtschaftskräfte als auch Betreuungskräfte wurden in die Befragung mit eingebunden, ebenso Pflegekräfte mit einer 200-h-Basisqualifikation, Altenpflegehelfer mit einjähriger Ausbildung, Krankenpflegehelfer mit einjähriger Ausbildung, examinierte Altenpfleger/innen sowie examinierte Gesundheits- und Krankenschwestern/-pfleger. Somit wurde ein bunter Qualifikationsmix in die Befragung einbezogen. Aufgrund der geringen Gesamtpopulation von 24 Teilnehmenden war eine weitere Differenzierung unter Wahrung des Datenschutzes nicht möglich. Bei der Basisbefragung im Dezember 2017 wurde eine durchschnittliche Gesamtpunktzahl von 65,9 erreicht. Im Bereich der hoffnungsbasierten Einstellung betrug der Durchschnittswert 26,5 Punkte, im Bereich der personzentrierten Einstellung ergab sich ein Durchschnittswert von 39,4 Punkten. Danach erfolgten diverse Schulungen zum Expertenstandard „Beziehungsgestaltung in der Pflege von Menschen mit Demenz". Es fand eine Fortbildung zur Validation statt. Alle Mitarbeitenden durchliefen den Demenzparcours „Hands-on Dementia". Die modellhafte Implementierung des Expertenstandards fand in der Einrichtung statt. Im September 2019 wurden die Mitarbeitenden erneut mit dem ADQ befragt. Im Bereich der hoffnungsbasierten Einstellung veränderte sich das Ergebnis bei einem durchschnittlichen Punktwert von 26,7 gegenüber dem vorherigen Erhebungszeitpunkt mit 26,5 Punkten praktisch nicht. Bei der personzentrierten Einstellung wurden im Durchschnitt 45,2 Punkte erreicht. Dies ist eine signifikante Erhöhung gegenüber dem Ausgangswert von 39,4 Punkten knapp 9 Monate zuvor. Aufgrund der kleinen Stichprobe und der diversen Einflussfaktoren auf das Ergebnis kann keine belastbare Aussage dazu getroffen werden, wie die Einführung des Expertenstandards auf die Einstellung der Mitarbeitenden wirkt. Mit einer breiter angelegten Datengrundlage lassen sich in Zukunft möglicherweise klarere Aussagen treffen (Tab. 3.3).

Literatur

Adam, N. (2015). *Wissen, Einstellungen und Pflegebereitschaft von Pflegepersonen zu PflegeheimbewohnerInnen mit Demenz*. MSc Institut für Pflegewissenschaft Graz: Medizinische Universität Graz.

Dichter, M. et al. (2016). Leben QDII Lebensqualität von Menschen mit Demenz stärken Abschlussbericht. Witten: Veröffentlichungsreihe des Deutschen Zentrums für Neurodegenerative Erkrankungen e. V. *DZNE*, Standort Witten.

Gould, E., & Reed, P. (2009). Alzheimer's Association Quality Care Campaign and professional training initiatives: Improving hands-on care for people with dementia in the U.S.A. *International Psychogeriatrics, 21*(S1), 25–33.

Kada, S., et al. (2009). Staff attitudes towards institutionalised dementia residents. *Journal of Clinical Nursing, 18*(16), 2383–2392.

Lintern, T. (2001). *Quality in dementia care: Evaluating staff attitudes and behaviour*. Ph.D. thesis. Bangor: University of Wales.

Macdonald, A. J. D., & Woods, R. T. (2005). Attitudes to dementia and dementia care held by nursing staff in U.K. „non-EMI" care homes: What difference do they make? *International Psychogeriatrics, 17*(3), 383–391.

Zimmerman, S., et al. (2005). Attitudes, stress and satisfaction of staff who care for residents with dementia. *The Gerontologist, 45*(1), 96–105.

Zimmerman, S., et al. (2010). Outcomes of a dementia care training program for staff in nursing homes and residential care/assisted living settings. *Alzheimer's Care Today, 11*(2), 83–99.

Selbsterfahrung zu den Gefühlen eines Menschen mit Demenz

4

Ich hatte mal einen Fall, da war eine Dame
bei uns unten im Hausflur ganz verwirrt.
Sie hatte Demenz.
Ich habe dann die Polizei gerufen.
Als die Polizei dann kam, wie die die Dame behandelt hat,
also das fand ich unglaublich.

Inhaltsverzeichnis

4.1   Hands-on Dementia.   19
4.2   Instant Aging unter Nutzung eines Alterssimulationsanzugs   25
4.3   Schattentage   26
Literatur   28

4.1 Hands-on Dementia

▶ **Praxistipp** Auf www.hands-on-dementia.info können Sie weitere Informationen über das Selbsterfahrungstool Hands-on Dementia erhalten und das Tool für ein Seminar ausleihen oder kaufen (Abb. 4.1).

Hands-on Dementia wurde von Leon Maluck und der Psychologin Monika Wilhelmi als Übungstool für professionell oder ehrenamtlich Pflegende und alle am Thema Demenz Interessierten seit 2015 immer weiterentwickelt. Das Tool stellt eine Möglichkeit dar, selbst nachzuempfinden, welche Gefühle ein Mensch mit Demenz in seinem Alltag erleben kann. Menschen mit diagnostizierter oder vermuteter Demenz sollten den Parcours nicht nutzen!

In 13 Alltagssituationen werden die Gefühle eines Menschen mit Demenz sichtbar und erlebbar gemacht, sowohl negative als auch positive. Bei dem Alltagsparcours Hands-on Dementia geht es nicht darum, die 13 Alltagsaktivitäten zu bewältigen oder etwas besonders gut zu machen. Es geht nicht um einen Wettbewerb zwischen den Mitarbeitenden, sondern darum, sich darauf einzulassen und Gefühle zu erleben. Einfach annehmen was auf einen zukommt und einen Schritt dahin gehen Verhaltensweisen von Menschen mit Demenz besser verstehbar und nachvollziehbar zu machen.

Obwohl Hands-on Dementia selbsterklärend ist, sollte der Parcours immer von einer erfahrenen Person begleitet werden, die den Parcours bereits selbst absolviert hat. Es kann im Laufe des Parcours zu Gefühlsausbrüchen

© Springer-Verlag GmbH Deutschland, ein Teil von Springer Nature 2020
B. Langner, *Beziehungsgestaltung in der Pflege von Menschen mit Demenz*,
https://doi.org/10.1007/978-3-662-59689-0_4

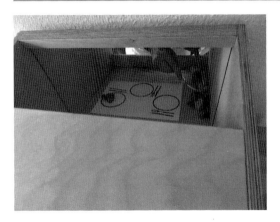

Abb. 4.1 Pflegekraft beim Essen-Verteilen im Spiegelkasten

kommen, die aufgefangen werden sollten. Ebenso kann es gelegentlich erforderlich sein, den Aufbau der Alltagssituation genauer zu erklären. Im Laufe des Parcours werden die Teilnehmenden irgendwann damit beginnen, zu schummeln und sich um die Aufgabe zu drücken oder sie anders zu lösen als vorgesehen. Der Begleiter kann den Alltagsdruck in der jeweiligen Situation noch erhöhen. Der Parcours findet im Allgemeinen in einer ruhigen, geschützten Umgebung statt, anders als im Alltag mit seinen vielen Geräusch- und Lichtquellen sowie weiteren Ablenkungen. Der Begleiter kann durch Kommentare wie „Jetzt aber mal ein bisschen schneller" oder „Sonst hast du das doch auch immer geschafft" Zeitdruck erzeugen.

Die meisten Alltagssituationen des Parcours werden allein bewältigt. Zwei Alltagssituationen sind Partnerübungen, und eine Situation kann allein oder zu zweit durchgeführt werden. Mehrere Situationen werden mit einer Spiegelbox durchgeführt. Dabei blickt der Teilnehmende von oben durch einen Spiegel auf die zu bewältigende Situation. Nur dadurch kommen auch die Gefühle auf, die ein Mensch mit Demenz eventuell erleben könnte. Schließt man hingegen die Augen, lassen sich die Situationen wesentlich einfacher lösen, aber die Chance auf eine wichtige Erfahrung geht verloren. Zu jeder Alltagssituation gibt es ein Begleitheft. In diesem ist die Ausgangssituation für den Mensch mit Demenz beschrieben. Dann folgt die Aufgabe mit genauen Anweisungen, die in der genannten Reihenfolge bewältigt werden müssen. Nach dem Durchlaufen der Alltagssituation gibt es noch einen kurzen Text zur Reflexion der Aufgabe, bei den Partnerübungen gehören dazu mögliche Themen zum Austausch.

Soll Hands-on Dementia als Schulung für Mitarbeitende eingesetzt werden, empfiehlt es sich erfahrungsgemäß, dass nicht mehr als vier Mitarbeitende gleichzeitig den Parcours durchlaufen. Der Parcours kann innerhalb von etwa 2 h absolviert werden. Nicht jeder muss mit der ersten Alltagssituation beginnen, sollte aber zumindest mit einer der ersten vier Situationen beginnen, damit der Tagesablauf ungefähr nachvollzogen werden kann. Gerade unter Mitarbeitenden kann schnell eine Konkurrenzsituation entstehen und ein Wettbewerb einsetzen, wer es besser oder schneller schafft. Bereits im Vorfeld sollte darauf hingewiesen werden, dass es darum überhaupt nicht geht, sondern ausschließlich um die eigenen Gefühle!

Bei der *Alltagssituation Nr. 1* geht es um das Thema Ankleiden, also um eine tägliche Morgenbeschäftigung. Der Mensch mit Demenz ist aufgestanden, die Morgentoilette ist erledigt. Jetzt geht es darum, einen Kittel überzuwerfen und zuzuknöpfen. Schließlich wartet schon das Frühstück. Die Anweisung im Begleitheft lässt einen erstmal an der Brillenschärfe zweifeln. In den Text haben sich statt der Buchstaben etliche Ziffern eingeschmuggelt und lassen den Text vollkommen unverständlich erscheinen. Hat man den Text endlich entziffert, ist die vorgesehene Zeit schon (mehr oder weniger) abgelaufen. In der Anleitung steht, wie man sich anzukleiden hat und dabei auch noch zählen soll. Mit Arbeitshandschuhen ausgestattet, geht es dann daran, den Kittel zuzuknöpfen. Wenn die Begleitperson jetzt noch mit „Der Kaffee wird kalt!" aufmuntert, ist das Chaos perfekt.

Oft bekommt der Mensch mit Demenz nach der Morgentoilette im Badezimmer auf dem Stuhl oder der Bettkante sitzend Hilfe beim Anziehen des Oberteils, soll oder möchte dieses dann aber selbst zuknöpfen. Die Pflegekraft räumt währenddessen das Badezimmer auf und stellt hinterher fest, dass der Mensch mit Demenz vielleicht nur den ersten Knopf geschafft hat. Auch wenn die Pflegekraft sich einen Kommentar verkneift, wird sie eventuell durch Körperhaltung oder Mimik dem Menschen mit Demenz zu verstehen geben, dass er wieder einmal nicht den Ansprüchen genügt.

Bei der *Alltagssituation Nr. 2* geht es darum, in Gedanken einen Frühstückstisch zu decken: für eine Person mit Tischdecke und Serviette eindecken, Kaffee mit löslichem Kaffee, Milch und einem Stück Zucker zubereiten. Anschließend Brötchen belegen mit Butter und Käse. Zuerst soll geschätzt werden, wie viele Handlungsschritte dafür notwendig sind. Danach wird ein Stapel mit Fotografien, die diese Handlungsschritte einzeln abbilden, gereicht. Die Fotos kann man schnell in die richtige Reihenfolge bringen. Eine einfache Aufgabe, denkt man, bis man es selbst versucht hat. Die Anzahl der einzelnen Handlungsschritte wurde von den über 50 Mitarbeitenden, die der Autor bisher begleitet hat, deutlich unterschätzt. Die Sortierung in die richtige Reihenfolge war für viele eine große Herausforderung, da sie bald schon wieder vergessen hatten, was zuerst gemacht werden sollte.

Die Überraschung soll jetzt nicht vorweggenommen werden, aber jeder kann für sich selbst überlegen, wie viele Einzelschritte das Eindecken des Frühstückstisches wohl benötigt. Kann der Mensch mit Demenz mehrschrittige Alltagshandlungen bewältigen, lautet eine beliebte Frage. Wenn die Alltagshandlungen in ihre Einzelschritte zerlegt werden, erscheint jede Situation herausfordernd. Kein Wunder, dass immer wieder auch die Zahnbürste mit der Haarbürste verwechselt wird, weil der Konzentrationsfaden abreißt.

Der Tag schreitet voran, und mit der *Alltagssituation Nr. 3* steht der Einkauf auf dem Wochenmarkt auf dem Programm. Diese Aufgabe wird ebenfalls mit einer Spiegelkiste durchgeführt. Man soll also auf dem Wochenmarkt einkaufen gehen und nichts vergessen! Dazu gibt es eine Liste mit zehn Gemüsesorten und den zugehörigen aktuellen Preisen. Innerhalb von 2 min soll man sich alles einprägen. Jetzt wird die Liste beiseitegelegt und nur noch in die Spiegelkiste hineingeschaut. Dort liegen ein Blatt Papier und ein Bleistift. Die Aufgabe besteht zuerst darin, alle Gemüsesorten aufzuschreiben, die einem noch einfallen. Danach sollen die Preise im Kopf addiert und die Summe aufgeschrieben werden. Selbst wenn man sich viele Gemüsesorten merken konnte, wird es beim Schreiben mit Blick in den Spiegel interessant. Die Schrift sieht ganz anders aus als ohne Spiegel. Werden bei der Übung die Augen geschlossen, ist das Schriftbild wesentlich deutlicher. Aber die besondere Herausforderung ist damit verloren gegangen. Den Zettel mit den eigenen Aufzeichnungen kann jeder Teilnehmende mit nach Hause nehmen.

Der Einkauf ist geschafft. Nun geht es bei der *Alltagssituation Nr. 4* darum, das Mittagessen zuzubereiten. Da das zu zweit viel mehr Spaß macht, steht die erste Partnerübung auf dem Programm. Es geht um das Thema Kochen und Backen. Bei Partnerübungen übernimmt einer die Rolle des Spielers und der andere die Rolle des Spielleiters. Es soll nach Rezept gekocht werden, und die Zutaten müssen zusammengesucht werden. Der Spielleiter liest 20 Wörter nacheinander vor. Die Wörter sind allerdings verdreht und die Buchstaben ausgetauscht worden. Da wird dann aus Kokosfett „Fokoskett" und aus Besteck „Stebeck". Merken Sie sich mal schnell bei einmaligem Vorlesen 20 unbekannte chinesische Vokabeln. Der Spielleiter fordert den Spieler im Anschluss dazu auf, von den gehörten Wörtern diejenigen zu umschreiben, die etwas mit Kochen und Backen zu tun haben. Menschen mit Demenz haben oft Schwierigkeiten, überhaupt die passenden Wörter zu finden, oder drücken sich kaum verständlich aus. Sie nutzen andere Wörter oder Worthülsen, mit denen sie aufmerksam machen möchten auf das, was sie uns mitteilen wollen. Nach der Partnerarbeit geht es darum, sich auszutauschen, wie beide Teilnehmende sie wahrgenommen haben und wie die Kommunikation zwischen den beiden Partnern gelaufen ist.

Trotz der etwas chaotischen Zubereitung der Mahlzeit steht nun das Mittagessen auf dem Tisch. Dazu wird wieder eine Aufgabe im Spiegelkasten serviert *(Alltagssituation Nr. 5)*. Im Kasten liegt ein Blatt Papier mit drei aufgedruckten Tellern, und daneben liegen jeweils ein Messer und eine Gabel (Abb. 4.1). Insgesamt drei gelbe, drei rote und sechs grüne Papierknäuel liegen neben dem Blatt. Der Spieler erhält eine Gabel und ein Messer und soll nun die Bestandteile des Mittagessens in der richtigen Reihenfolge auf die drei Teller legen. Dabei darf nur noch in den Spiegel geschaut werden. Zuerst Fleisch, ein rotes Papierknäuel, dann eine Kartoffel, ein gelbes Papierknäuel, und auf jeden Teller zwei Portionen Salat, zwei grüne Papierknäuel. Ziel soll sein, dass alle drei Teller gleich aussehen und das Mittagessen beginnen kann. Entweder Sie verzweifeln an der Aufgabe, oder Sie sind Friseur! Denn Friseure haben bei den Spiegelaufgaben einen enormen Vorteil, da sie häufig vor einem Spiegel arbeiten. Alle anderen erleben extrem starke Frustration, so das Feedback vieler Teilnehmenden. Manche werfen entnervt das Besteck in die Ecke und verteilen das Essen mit den Fingern auf die Teller. Gerne wird geschummelt und nicht mehr in den Spiegel geschaut, sondern vorne durch den Kasten, um die gewünschten Komponenten richtig platzieren zu können.

Schon ist *Alltagssituation Nr. 6* erreicht. Es geht um eine Situation im Straßenverkehr, also außerhalb der eigenen Wohnung. Auch diese Aufgabe wird über einen Spiegelkasten absolviert. Der Spieler befindet sich als Verkehrsteilnehmer auf der Straße und nähert sich einer Kreuzung. Er selbst befindet sich auf der Vorfahrtsstraße. In der anderen Richtung ist entsprechend die Vorfahrt zu gewähren. Die Aufgabe besteht darin, beim Blick in den Spiegel auf die vorgezeichnete Kreuzung die entsprechenden Verkehrszeichen an die richtigen Punkte einzuzeichnen: also ein Vorfahrtsstraßenschild auf der Seite des Spielers und an der anderen Straße ein Schild „Vorfahrt gewähren". Ist gleich bekannt, wie die Schilder aussehen? Und wieder besteht die Herausforderung, die Aufgabe im Spiegel zu lösen. Viele Menschen mit Demenz nehmen ja aktiv am Straßenverkehr teil. Meist tun sie dies als Fußgänger, doch auch dabei sind viele Herausforderungen zu meistern. Wann darf ich über die Straße gehen? Was zeigt die Ampel an? Wie schnell nähern sich die Autos? Und wo muss ich überhaupt entlanggehen?

In *Alltagssituation Nr. 7* wird aktiv Auto gefahren! Diese Übung kann allein oder zu zweit durchgeführt werden. Zu zweit macht es deutlich mehr Freude, und auch das darf ja zwischendurch mal vorkommen! Sieben verschiedene Sehenswürdigkeiten können angesteuert werden. Jeder der Mitspieler hat sein Auto vor der Haustür geparkt. Jetzt darf wieder nur noch in den Spiegel geschaut werden. Jeder Spieler erhält einen Würfel. Gewürfelt wird nacheinander, doch wohin fahren? Mit minimalem Kontrast sind auf dem Spielplan unter bzw. neben den Sehenswürdigkeiten gelbe Ziffern aufgedruckt. Da geht es also lang. Das Auto muss auf den eingezeichneten Straßen zur angepeilten Sehenswürdigkeit gelangen. Im Spiegel wirkt die Aufgabe nicht so leicht, wie sie erst klingt. In welche Richtung muss jetzt in den Kreisverkehr eingebogen werden? Diese Koordinationsaufgabe verlangt mehr ab als auf den ersten Blick zu vermuten war. Landen beide Mitspieler auf der gleichen Sehenswürdigkeit, müssen beide Autos beispielsweise nach Paris zum Eiffelturm gesteuert werden. Den zu finden ist gar nicht so einfach! Würfelt einer der Spieler beim zweiten Wurf wieder die gleiche Augenzahl, darf er nicht einfach bei seiner Sehenswürdigkeit stehen bleiben, sondern muss zurück in die Garage und dort erneut starten. Nachdem jeder zwei Sehenswürdigkeiten angesteuert hat, geht es wieder in die Garage, und die Aufgabe ist bewältigt.

Um die komplexe Orientierung im Raum geht es auch in *Alltagssituation Nr. 8*. Die Bewältigung dieser Situation findet wieder unter Zeitdruck statt. Vor dem Spieler liegt ein Stadtplan mit einem eingezeichneten Fußweg durch den Ort. Innerhalb von 60 s soll er sich den Weg einprägen und dabei diese 60 s auch noch abzählen. Anschließend wird der Stadtplan umgedreht, und der Spieler soll den eingeprägten Fußweg auf einer Kopie des Stadtplans einzeichnen. Anschließend kann anhand einer Schablone überprüft werden, ob der eingezeichnete Weg mit dem vorgegebenen Weg übereinstimmt. Zusätzlich ist eine kleine Überraschung eingebaut, aber die soll hier nicht verraten werden. Kann man sich einen Weg merken, während man bis sechzig zählt? Können mehrere Aufgaben überhaupt gleichzeitig bewältigt werden? Für einen Menschen mit Demenz stellt die Bewältigung einer Aufgabe bereits eine große Herausforderung dar. Viele finden sich ja nicht mehr in ihrer eigenen Wohnung zurecht, finden im Heim die Wege nicht und irren herum.

Nach dem Spaziergang stehen Bürotätigkeiten auf dem Programm (*Alltagssituation Nr. 9*). Heute soll eine Geburtstagskarte geschrieben werden, und auch diese Aufgabe wird mit einem Spiegelkasten bewältigt. Vor dem Spieler liegt eine Liste mit den Vornamen und Geburtstagen seiner Freunde. Zuerst soll die Geburtstagsliste dreimal durchgelesen werden, wichtig ist, sich alles gut einzuprägen und die Liste dann umzudrehen. Die nächste Aufgabe besteht darin, eine Geburtstagskarte nach einem vorgegebenen Muster zu gestalten. Dabei darf wieder nur in den Spiegelkasten geschaut werden. Konnte das Muster richtig übertragen werden, und hat der Brief eine Briefmarke? Doch an wen wird er adressiert? Konnte sich der Spieler alle Namen und Geburtstage seiner Freunde merken? Viele Teilnehmende haben ihre Karten mitgenommen und zu Hause ihren Familien gezeigt, weil das Ergebnis doch etwas anders aussieht, als sie es sich zugetraut hätten.

Schließlich ist man bei der *Alltagssituation Nr. 10* angelangt. Nach der anstrengenden Bürotätigkeit soll jetzt etwas Hausarbeit Entspannung bringen. Leider wieder eine Aufgabe im Spiegelkasten. Sobald der Spieler bereit für die Aufgabe ist, wird eine Eieruhr auf 2 min gestellt und beginnt dann, die Arbeit mit ihrem entspannenden Surren zu begleiten. Vor dem Spieler liegen diverse Materialien.

Alle Teilaufgaben sollen diesmal einhändig bewältigt werden. Da sind zuerst einmal fünf Murmeln, die alle in die Hand genommen werden sollen. Während der gesamten Aufgabe behält jeder Spieler diese fünf Murmeln in der Hand, mit der er weite arbeitet. Jetzt sollen zwei Stifte rechts und links zur Seite gelegt werden. Vier kleine Plastikbecher sollen löffelbreit hingestellt werden. Langsam wird es unübersichtlich, denn zu den Murmeln sollen nun auch Plastikbeutel in die Hand genommen und die Murmeln in die Becher verteilt werden, ohne die Becher zu berühren oder umzuwerfen. Spätestens jetzt klingelt die Eieruhr, die sowieso schon die ganze Zeit genervt hat. Und eigentlich stehen noch etliche Aufgaben an. Das nichts an den vorherigen Tätigkeiten irgendeinen Sinn ergibt, ist wohl deutlich geworden. Die Teilnehmenden wurden in dieser Situation immer nervöser, fingen an, mit den Füßen zu wippen, Knie und Hände zitterten. Verzweifelte Gesichter! Auch das eine normale Alltagserfahrung, wenn Menschen mit Demenz eine Handlung, die für uns einfach und vollkommen nachvollziehbar ist, durchführen sollen.

Nach der anstrengenden Hausarbeit gibt es nun etwas Freizeit und noch einmal eine Partnerübung (*Alltagssituation Nr. 11*): einen kleinen Ball hin- und herwerfen, das kann doch jeder! Wieder gibt es einen Spielleiter und einen Spieler. Wenn möglich, sollte das Pärchen von der ersten Partnerübung diesmal die Rollen tauschen. Der Spieler erhält eine Karte mit Bildern von Alltagsgegenständen, unter diesen stehen Namen. Allerdings stimmen der Name und der abgebildete Alltagsgegenstand nicht überein. Der Spieler soll sich die Begriffe innerhalb einer Minute einprägen. Danach setzt er eine Brille auf, die zwar Helligkeit und Dunkelheit erkennen lässt, aber keine klare Sicht ermöglicht. Der Spielleiter hat einen kleinen Ball, der dem Spieler zugeworfen wird. Der Spielleiter nennt dabei einen Buchstaben. Der Spieler soll nun zu diesem Buchstaben den oder die Alltagsgegenstände nennen, die er sich merken konnte. Insgesamt werden zehn Würfe hintereinander durchgeführt. Auch hierbei besteht die Überforderung durch mehrere gleichzeitig auszuführende Tätigkeiten. Doch sind die Teilnehmenden, die es bis zu dieser Alltagssituation geschafft haben, inzwischen so mürbe geworden, dass sie es mit Humor nehmen und endlich einmal Lachen den Raum füllt.

Jetzt neigt sich der Tag seinem Ende entgegen. Das Abendessen muss zubereitet und eingenommen werden. Auch diese Aufgabe (*Alltagssituation Nr. 12*) wird in einem Spiegelkasten durchgeführt. Im Spiegel ist ein gedeckter Tisch mit aufgedruckten, farbigen Tellern und daneben liegendem Besteck zu sehen. Außerdem sind acht Murmeln in einer kleinen Schale, vier kleine Plastikbecher und ein Esslöffel vorhanden. Die Teller sind rot, gelb, blau und grün. Auf jeden Teller soll nun ein Becher gestellt werden. In der Anleitung steht, in welcher Reihenfolge die Murmeln mit dem Esslöffel in die Becher gefüllt werden sollen. Die Anleitung ist farbig geschrieben, leider stimmen die Farben der Wörter und die Farbe, die das Wort bezeichnet, nicht überein. So ist beispielsweise das Wort „rot" in grüner Schrift geschrieben. Die Konzentration lässt nach, der Parcours soll endlich zu Ende sein. Und schon werden die Hände zuhilfe genommen und die Murmeln eingeworfen.

Mit der nächsten Station ist am Ende des Tages *Alltagssituation Nr. 13* erreicht. Auch diese letzte Station ist in einer Spiegelkiste. Darin liegen ein unbeschriebenes Blatt Papier und zwei Buntstifte. Noch einmal ist eine Zeichnung anzufertigen. Ergänzt werden sollen bekannte Kinderreime, Sprichwörter und Schlaflieder. Vielleicht gelingt es trotz Erschöpfung gerade noch herauszufinden, welche Bilder gemalt werden sollen. Was jedoch dabei herauskommt, wenn in den Spiegel geschaut wird, sollte jeder selbst erlebt haben. Dann sind die 13 Alltagssituationen endlich absolviert. Zwei Stunden zuvor sah alles ganz einfach aus, doch die Erlebnisse lassen manches in anderem Licht erscheinen.

Nach Beendigung des Parcours hat es sich bewährt, in der Gruppe eine kurze Reflexion anzuschließen. Dabei können die Teilnehmenden sich über ihre Gefühle austauschen, die unterschiedlichen Herausforderungen schildern und ihr eigenes Verhalten reflektieren. Wird der Parcours in einer Einrichtung oder einem Dienst genutzt, werden auch Erfahrungen mit Menschen mit Demenz besprochen.

Der Begleiter kann ergänzend seine Beobachtungen schildern, sodass aus der Reflexionsrunde ein zusätzlicher Gewinn gezogen werden kann.

Beispielhafte Rückmeldungen von Mitarbeitenden, die am Parcours Hands-on Dementia teilgenommen haben:

„Ich habe das jetzt 2 h ausgehalten, und es war echt anstrengend! Und es war keineswegs schön, sondern überwiegend mit negativen Gefühlen verbunden. Klar, gelacht haben wir auch zwischendurch, aber eigentlich war es zum Heulen. Und unsere Bewohner? Die haben das jeden Tag vom Aufstehen bis zum Schlafengehen, ohne Pause. Das ist schon gruselig!"

„Ich habe den Eindruck, dass die Bewohner in vielen Bereichen eingeschränkt sind. Entweder übersehen wir es, oder wir nehmen es ernst. Die Bewohner können schlecht sehen, sie greifen daneben. Bis die Bewohner etwas in der Hand haben, dauert es einfach lange. Sie wissen nicht, dass auf dem Teller Essen ist. Es war erschreckend."

„Ich dachte, dass ich gerade schreiben kann. Ich habe geschrieben: Rauf, runter, rauf, runter. So sieht die Schrift vieler Bewohner aus. Und dann das Essen. Ich habe mit der Gabel probiert, etwas zu essen, doch ich habe nichts auf die Gabel bekommen."

„Das mit den Tellern habe ich nicht hinbekommen. Dann habe ich unsere Bewohner beobachtet. Eine Bewohnerin isst mit den Händen, doch jetzt ist die Frage: warum? Nicht weil das bequem ist, sondern weil sie nicht mehr mit der Gabel oder dem Löffel umgehen kann und es einfacher ist, mit den Händen zu essen. Frau W. tunkt auch ihr Brot in Wasser oder irgendwas anderes. Das hat sie sonst nie gemacht, doch sie hat gemerkt, dass es einfacher ist, aufgeweichtes Brot zu essen."

„Ich fand es auch relativ schwer, das umzusetzen. Das Anziehen ging, doch alles andere fand ich schon relativ schwer."

„Mich hat gewundert, wie viele Handgriffe man braucht, um ein Frühstück zu machen."

„Für mich war es auch neu, dass man so viele Schritte braucht, um ein Frühstück zu machen. Es war sehr schwer, etwas auf die Gabel zu kriegen, weil man dachte, man hat es, und schon war es wieder weg. Und auch das Autofahren war sehr schwer. Man konnte auch erfahren, wie schwer es für die Bewohner ist, einen Knopf zuzumachen. Wo wir uns denken, mach doch jetzt einfach mal diesen Knopf zu."

„Mein Gefühl war, dass es mich immer kribbelig gemacht hat, dass ich es nicht geschafft habe, etwas hinzukriegen. Weil es einfach unmöglich war. Du greifst zu, und dann denkst du, du hast es. Aber du hast es dann doch nicht. Dann wirst du ungeduldig und irgendwann auch gereizt. Ich kann mir das auch richtig vorstellen, wenn du Hunger hast und dann immer wieder nichts auf die Gabel kriegst, dass es dann sehr blöd wird."

„Also ich habe jetzt viel, viel mehr Verständnis für die Bewohner. Vorher habe ich mich immer aufgeregt, dass immer alles daneben gelandet und auf den Boden gefallen ist. Jetzt rege ich mich immer noch auf, denke aber: Besser so, als wenn sie dann alles liegen lassen. Wenn wir ihnen nicht helfen und sie aufmuntern."

„Es ging mir genauso bei unserem Parcours. Ich habe überhaupt nichts auf den Teller gekriegt und dann aufgegeben, weil es nicht ging. Also ich wäre dann hungrig geblieben."

„Ich habe jetzt gemerkt: Ich muss mehr Verständnis und Geduld für die Leute mit Demenz aufbringen. Ich denke mir jetzt immer so, wenn die etwas nicht geschafft haben, ich habe auch gar nichts hingekriegt. Und das ist dann schon ein anderes Gefühl, wenn man selbst weiß, dass es nicht so funktioniert, wie man es sich wünscht, dass es funktioniert."

„Klar, vorher wusste ich das alles theoretisch. Habe ich in der Ausbildung gelernt und so viele Fortbildungen besucht. Wurde immer wieder gehört. Doch jetzt ist es ganz anders. Ich habe viel mehr Verständnis. Das ist kein gutes Gefühl, den Anforderungen nie genügen zu können."

4.2 Instant Aging unter Nutzung eines Alterssimulationsanzugs

Im Rahmen seiner Dissertation hat Filz (2008) an der Universität Würzburg mittels Fragebogen ein „Instant Aging" für Medizinstudenten evaluiert. Der Begriff „Instant Aging" beschreibt nach Filz das Bestreben, sich in das Erleben des Älterwerdens einzufinden und einzufühlen. Die Medizinstudenten wurden mit typischen Einschränkungen der Krankheitsbilder „Morbus Parkinson", „Hemiparese" und „Arthrose der Fingergelenke" belastet. Sinneseinschränkungen wurden durch das Tragen von Brillen mit verschiedenen Sehstärken und zerkratzten Gläsern simuliert. In der Erlebensstation „Morbus Parkinson" sollten die Probanden durch enge Gänge gehen, Treppen steigen, sich aus dem Liegen aufrichten und sich auf unbekanntem Untergrund fortbewegen. In der Erlebensstation „Hemiparese" bestand die Aufgabe darin, ein Brötchen aufzuschneiden und mit einem Belag zu bestreichen. Hilfsmittel wie Antirutschbrettchen standen zur Verfügung. In der Erlebensstation „Arthrose der Fingergelenke" sollten feinmotorische Übungen durchgeführt werden. Neben dem Zubinden von Schnürsenkeln waren dies das Eintippen einer Telefonnummer und das Zerteilen von Tabletten. Es sollte auch ein Satz aufgeschrieben werden. Nach Durchlaufen der drei Erlebensstationen wurden die Probanden schriftlich befragt. 83 % der Teilnehmenden beantworteten die Frage, ob sie das „Leben in höherem Alter jetzt sehr gut nachempfinden könnten", mit „trifft zu" oder „trifft eher zu". In einer Kontrollgruppe, die lediglich von verschiedenen Berufsgruppen zu den Auswirkungen des Lebens in höherem Alter unterwiesen worden waren, sagten dies lediglich 39 %. Ähnliche Erfahrungen wurden mit einem Programm an der Universität Jena gesammelt. Dort erfolgte die Beurteilung anhand von Schulnoten und ergab deutlich bessere Ergebnisse als die Note 2 (Kwetkat et al. 2011).

Inzwischen ist eine Vielzahl von Alterssimulationsanzügen (Abb. 4.2) auf dem Markt, mit denen sich Einschränkungen in höherem Lebensalter nachempfinden lassen. Besonders beeindruckend ist die Möglichkeit, mithilfe von Handschuhen, durch die ein leichter Strompuls geschickt wird, den Tremor eines Parkinson-Patienten nachzuahmen. Auch wenn mit der Alterssimulation keine spezifischen Erlebnisse möglich sind, die ein Mensch mit Demenz hat, können diverse Komorbiditäten und die Verlangsamung im höheren Lebensalter sehr gut nachvollzogen werden.

▶ **Praxistipp** Bei einer Internetsuche finden sich diverse Anbieter für Alterssimulationsanzüge. In manchen Gegenden können Anzüge auch ausgeliehen werden, einige Landkreise halten Anzüge vor.

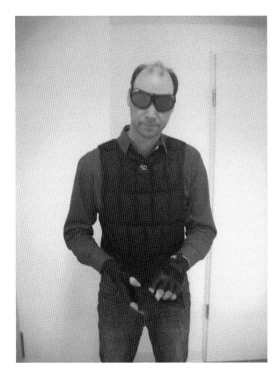

Abb. 4.2 Alterssimulationsanzug

Die auf dem Markt befindlichen Simulationsanzüge sind alle ähnlich aufgebaut. Eine Weste legt Gewichte auf Rücken und Brustkorb. Unterarme und Waden werden mit Gewichtsmanschetten beschwert, die Ellenbogen und Kniegelenke versteift. Die Beweglichkeit des Halses wird mit einer Halsmanschette eingeschränkt. Diverse Brillenmodelle vermitteln verschiedene visuelle Einschränkungen. Durch die Nutzung von Kopfhörern wird eine Schwerhörigkeit simuliert. Handschuhe schränken die Fingerbeweglichkeit ein. Mit diesen Einschränkungen versucht man sich nun zu orientieren und fortzubewegen. Man wird schnell feststellen, wie schwer dies selbst innerhalb der gewohnten Umgebung ist und wie unsicher man geht. Kleine schlurfende, tastende Schritte, die Suche nach Halt am Handlauf. Ein einprägsamer Selbstversuch besteht darin, in dem Anzug eine bestimmte Summe Kleingeld aus einem Portemonnaie abzuzählen. Diese Erfahrung macht auch das Einkaufen am Wochenende im Supermarkt leichter erträglich.

Im Rahmen der Anwendung des Alterssimulationsanzuges hat es sich ebenfalls bewährt, hinterher eine Reflexionsrunde durchzuführen. Die Anstrengung und Unsicherheit, die die Alterssimulation mit sich bringt, werden dabei thematisiert.

4.3 Schattentage

Das Projekt „Schattenmann" hat im Jahr 2011 den „Altenheim Zukunftspreis" gewonnen. Wolfgang Dyck hat das Projekt im Seniorenzentrum „Herz Jesu" in Köln initiiert. Es geht dabei um die Umsetzung der Ziele der Pflege-Charta in Bezug auf die Aspekte einer personorientierten und würdevollen Pflege. Mitarbeitende schlüpfen während einer vorher vereinbarten Zeitspanne in die Rolle eines Pflegebedürftigen (Jenrich und Krüper 2011; Nolte 2011). Wieder wird durch einen Perspektivwechsel die Chance eröffnet, aus der Sicht eines Pflegebedürftigen neue Erkenntnisse zu gewinnen und die Gefühle und das Erleben selbst zu erfahren (Abb. 4.3).

4.3 Schattentage

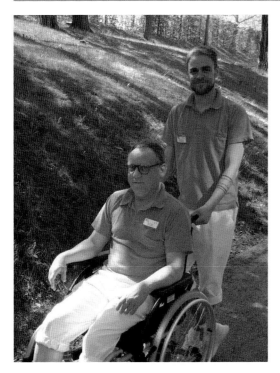

Abb. 4.3 Eine Pflegekraft schiebt am Schattentag eine andere Pflegekraft im Rollstuhl

Wie weit dabei die Hilfsbedürftigkeit tatsächlich erlebt wird, hängt von der Bereitschaft und Offenheit der Mitarbeitenden ab. Denkbar sind auch Hilfestellungen im Bereich der Körperpflege und das Anreichen der Nahrung. Das Tragen von Inkontinenzprodukten kann ebenfalls kennengelernt werden. Ob diese dann auch benutzt werden, ist eine andere Frage. Der Alltag kann auf diese Weise aus der Sicht der Pflegebedürftigen besser nachvollzogen und erlebt werden: Was heißt es, eine Viertelstunde im Rollstuhl vor dem Fahrstuhl zu stehen, und keiner kommt zu Hilfe? Wie fühlt es sich an, die Mahlzeiten und Getränke angereicht zu bekommen?

Bei der Umsetzung der Schattentage sind einige Voraussetzungen zu erfüllen, damit diese allen Beteiligten Gewinn bringen. Zuerst sind alle Leitungskräfte und der Träger mit ins Boot zu holen. Danach ist eine gute Information des Teams der Mitarbeitenden aller Berufsgruppen notwendig, um den Sinn der Schattentage nachvollziehen zu können. Es geht dabei ja nicht um die Kontrolle der Arbeit der Kolleginnen und Kollegen, sondern um die Möglichkeit der Selbsterfahrung und des persönlichen Wissenszuwachses. Angehörige und Pflegebedürftige sollten ebenfalls rechtzeitig vorab und während der Durchführung informiert werden. Die Dienstplanung sollte sicherstellen, dass „Schattenfrauen" oder „Schattenmänner" in ihrer Rolle bleiben können.

Es gibt einen Auswertungsbogen für die Schattentage (Suhr 2015), der im Vorfeld thematisiert werden kann, damit die Bewertungskriterien allen Beteiligten bekannt sind. Im Anschluss an den Schattentag sollte ein Auswertungsgespräch mit jeder „Schattenfrau", jedem „Schattenmann" erfolgen, in dem über die Erfahrungen positiver und negativer Erlebnisse gesprochen wird. Die Ergebnisse sollten dann auch Thema im Qualitätszirkel und bei Teamsitzungen sein, um Veränderungsprozesse anzustoßen. Auch im Rahmen von Angehörigenabenden und mit dem Bewohnerbeirat oder ähnlichen Institutionen sollten die Erfahrungen offen diskutiert werden.

Prüfinstanzen sollten im Rahmen von Begehungen vor Ort entsprechend informiert werden.

Schattentage werden inzwischen in verschiedenen Settings durchgeführt. Auch in der Ausbildung von Pflegefachkräften tut sich in dieser Richtung etwas: Einzelne Schulen und Orte der praktischen Ausbildung übernehmen Elemente der Schattentage, um bereits die Auszubildenden zu sensibilisieren.

Wenngleich die Schattentage keine spezielle Selbsterfahrung im Hinblick auf Menschen mit Demenz sind, können dabei vielfältige Erfahrungen gesammelt werden. Insbesondere im Hinblick auf die Themen Deprivation und Reizüberflutung sowie ständiger Wechsel zwischen Betriebsamkeit und Ruhe lassen sich neue Einblicke gewinnen. Sätze wie „Ich bin gleich bei Ihnen" oder „Sie waren erst vor einer halben Stunde auf der Toilette" können neu überdacht werden, wenn man selbst erfahren hat, wie es ist, auf die Toilette zu müssen und der Wunsch nicht sofort erfüllt wird.

Eine Betreuungsassistentin berichtet, wie sehr sie die Langeweile überrascht hat. Sie hätte bereits nach einer Stunde das Gefühl gehabt, „vor Langeweile zu ersticken" (Suhr 2015).

Literatur

www.hands-on-dementia.info. Zugegriffen: 08. Okt. 2019.

Filz, S. (2008). „Instant Aging" – Selbsterfahrung des Alterns. Dissertation Julius-Maximilians-Universität Würzburg.

Jenrich, H., & Krüper, W. (2011). Der Schattenmann. *Altenpflege, 36*(10), 40–41.

Kwetkat, A., et al. (2011). Instant Aging – Ein Erfahrungsbericht aus der medizinischen Lehre. *Zeitschrift für medizinische Psychologie, 20*(4), 185–187.

Nolte, K.-D. (2011). Die eigene Rolle reflektieren. *Altenpflege, 36*(11), 31.

Suhr, R. (2015). Perspektivenwechsel Methode „Schattentage" in der Pflege. ZQP-Themenheft.

Der Expertenstandard „Beziehungsgestaltung in der Pflege von Menschen mit Demenz" 5

Ich hatte in meiner alten Wohnung jemanden
mit Demenz über mir wohnen.
Der war sehr dement.
Er kam oft ins Krankenhaus.
Er wusste nichts mehr, gar nichts mehr,
nicht einmal mehr seinen Namen.
Aber er wollte bei sich wohnen bleiben.
Bis zum Ende, und das hat er dann auch gemacht.

Inhaltsverzeichnis

5.1	Voraussetzungen, Zielgruppe, Ziele	30
5.2	Was ist der personzentrierte Ansatz?	33
5.3	Identifikation der Menschen mit Unterstützungsbedarf in der Beziehungsgestaltung	35
5.3.1	Kriterien des DSM-5	35
5.3.2	Assessmentinstrumente	42
5.4	Voraussetzungen der Einrichtung für personzentrierte Haltung	44
5.5	Fachkräftewissen	45
5.5.1	Verbale, paraverbale und nonverbale Interaktion und Kommunikation	45
5.5.2	Demenzformen	48
5.5.3	Wirkungsweise von Medikamenten auf Menschen mit Demenz	50
5.5.4	Teamarbeit	51
5.5.5	Aufgaben einer gerontopsychiatrischen Fachkraft/einer Fachkraft für Demenz im Krankenhaus	53
5.6	Das personzentrierte Konzept	55
5.7	Die Verstehenshypothese	55
5.8	Information, Anleitung und Beratung zur Beziehungsförderung und -gestaltung	68
5.8.1	Information, Schulung, Beratung und Anleitung von Menschen mit Demenz	69
5.8.2	Erstellung von Informationsmaterial	70
5.8.3	Information, Schulung und Beratung von Angehörigen	73
5.9	Rahmenbedingung und Wissen für die Umsetzung von Maßnahmen	75
5.10	Maßnahmen zur Beziehungsförderung und -gestaltung	81
5.10.1	Klassische (Gruppen-)Aktivitäten	81
5.10.2	Aktuelles genießen	87
5.10.3	Einbindung in das Gemeinwesen	87

	5.10.4	Den Alltag leben	88
	5.10.5	Muße genießen	90
	5.10.6	Lebensweltorientierung	92
	5.10.7	Wahrnehmungsförderung	92
	5.10.8	Wertschätzung und Zuwendung	93
	5.10.9	Haustiere	94
	5.10.10	Singen, Musik, Tanz	95
	5.10.11	Puppen, Stofftiere	97
	5.10.12	Snoezelen	98
	5.10.13	Basale Stimulation	98
	5.10.14	Validation	99
	5.10.15	Realitätsorientierungstraining (ROT)	101
	5.10.16	Therapeutische Lüge	102
	5.10.17	Duzen oder Siezen	103
5.11		Evaluation der Maßnahmen	104
	5.11.1	Bedürfnisse und Vorlieben	104
	5.11.2	Stimmung und Affekt	105
	5.11.3	Beziehung und Interaktion	106
	5.11.4	Betätigung und Eingebunden-Sein	109
	5.11.5	Gefühl von Sicherheit und Geborgenheit	110
	5.11.6	Reflexion der Tätigkeit	111
Literatur			111

5.1 Voraussetzungen, Zielgruppe, Ziele

Die Einführung und nachhaltige Umsetzung des Expertenstandards „Beziehungsgestaltung in der Pflege von Menschen mit Demenz" erfordert eine langfristige Vorbereitung. Alle Leitungskräfte müssen bedingungslos hinter der Einführung stehen, damit sie gelingen kann. Die Freistellung aller Mitarbeitenden für die notwendigen Fortbildungen muss gewährleistet werden. Hilfreich für die Umsetzung ist auch das Vorhandensein eines stabilen Teams. Häufige Zu- und Abgänge von Mitarbeitenden und insbesondere der regelmäßige Einsatz von Leasingkräften erschweren die Einführung enorm bzw. machen sie unmöglich. Kontinuität in der Pflege und Betreuung sind somit wesentliche Voraussetzungen, um die Ziele des Expertenstandards erreichen zu können.

Welche Fähigkeiten und Fertigkeiten die Pflegefachkraft haben soll:

- Personzentrierte Haltung
- Wissen und Kompetenz zur Identifizierung von Menschen mit Demenz
- Wissen und Kompetenz zum Einschätzen des Unterstützungsbedarfs in der Beziehungsgestaltung
- Kompetenz zur Planung und Koordination beziehungsfördernder und -gestaltender Angebote
- Wissen und Kompetenz zur Information, Anleitung und Beratung von Angehörigen und Menschen mit Demenz zu beziehungsfördernden und -gestaltenden Angeboten und zu deren Umsetzung
- Kenntnis beziehungsfördernder und -gestaltender Angebote und Ausrichten der Pflege darauf
- Wissen und Kompetenz zur Evaluation beziehungsfördernder und -gestaltender Pflege

Die gemeinsame Haltung wurde bereits in Kap. 2 angesprochen, und Möglichkeiten der Umsetzung wurden beschrieben. Die Grundlage der gemeinsamen Haltung ist individuell sehr unterschiedlich. Ein Element ist dabei der personzentrierte Umgang mit Menschen mit Demenz. Um dies flächendeckend und dauerhaft umsetzen zu können, ist auch der Umgang der Leitungskräfte mit den Mitarbeitenden personzentriert zu gestalten. Selbst wenn Rahmenbedingungen dies erschweren, wird nur ein an die Bedürfnisse und Bedarfe sowohl der Menschen mit Demenz als auch der Mitarbeitenden angepasster Dienstplan eine Versorgung ermöglichen, die allen gerecht wird. Mitarbeiterjahresgespräche können zu einem bedürfnisorientierten Umgang mit den Mitarbeitenden beitragen.

Wie sich die Einrichtung einen Überblick über die momentan vorhandene Haltung der Mitarbeitenden gegenüber den Menschen mit Demenz verschaffen kann, ist in Kap. 3 aufgezeigt. Zu Beginn der Umsetzungsphase und auch später kann Selbsterfahrung der Gefühle von Menschen mit Demenz hilfreich sein, um regelmäßig zum Kern der Versorgung zurückzukehren und die eigenen Verhaltensweisen zu reflektieren (Kap. 4).

Für die Umsetzung des Expertenstandards muss ausreichend Zeit eingeplant werden. Die Schaffung der strukturellen Voraussetzungen, die Erstellung der Verfahrensanweisungen und Konzepte, die Fortbildungen und mögliche bauliche Umgestaltungen erfordern erhebliche Zeit. Ab der Kick-off-Veranstaltung sollte mindestens noch ein Jahr eingeplant werden, bis eine Umsetzung gelungen ist.

Zur Umsetzung des Expertenstandards empfiehlt es sich, ein multiprofessionelles Projektteam zu bilden. Die anfallenden Aufgaben sollten nicht von einer Person allein bewältigt werden müssen. Die Einbindung anderer an der Versorgung beteiligter Berufsgruppen setzt ein klares Zeichen, dass die Umsetzung des Expertenstandards nur im multiprofessionellen Team gelingen kann und dass alle Berufsgruppen danach arbeiten sollen. Beschäftigungsassistenten, Hauswirtschaftskräfte und Therapeuten können meist relativ einfach in die Maßnahmen und die Fortbildungen mit einbezogen werden.

Bei externen Dienstleistern, etwa Reinigungskräften, stellt sich die Frage nach der Art der Einbindung. Auch diese sollen den Zielen des Expertenstandards entsprechend handeln und sich Menschen mit Demenz gegenüber wertschätzend verhalten. Dazu sind aber auch für diese Berufsgruppen Schulungen notwendig.

Wie diese für externe Dienstleister angeboten werden können, sollte zumindest thematisiert werden. Auch die Einbindung etwas fernerer Berufsgruppen, beispielsweise Haustechnik und Küche, sollte vorab bedacht werden.

Im Rahmen der Kick-off-Veranstaltung können dann alle Mitarbeitenden durch die Leitung über das Vorhaben der Implementierung informiert werden. Ein ungefährer Zeit- und Projektplan (Abb. 5.1) schafft dabei die nötige Transparenz, um möglichst viele Mitarbeitende von Anfang an einzubinden. Sind noch nicht ausreichend Mitarbeitende mit einer Zusatzausbildung zum Themenbereich Demenz vorhanden, kann spätestens jetzt zu Bewerbungen aus der Mitarbeiterschaft aufgerufen werden.

Zielgruppe des Expertenstandards sind alle Menschen mit Demenz, das heißt sowohl solche mit einer ärztlichen Diagnose aus dem weiten Spektrum der Demenzerkrankungen als auch alle Menschen, bei denen im Laufe der Versorgung Anzeichen für eine Demenz auftreten. Dabei geht es immer um Unterstützungsbedarf im Bereich der Beziehungsgestaltung.

Der Expertenstandard beschäftigt sich explizit *nicht* mit als herausfordernd empfundenem Verhalten von Menschen mit Demenz sowie nicht mit der palliativen Begleitung. Menschen mit frontotemporaler Demenz werden ebenfalls nicht angesprochen, da die starken Verhaltensauffälligkeiten und Persönlichkeitsveränderungen durch eine personzentrierte Haltung allein nicht aufgefangen werden können (DNQP 2018). Auch bei diesen gerade genannten drei nicht einbezogenen Personengruppen ist eine personzentrierte Haltung sicherlich hilfreich und unterstützend. Gerade als herausfordernd empfundenes Verhalten lässt sich durch eine personzentrierte Haltung und eine intensive Beziehungsarbeit immer wieder mindern (Halek 2018).

Die Projektgruppe sollte sich zuerst darauf verständigen, auf welche Weise die Menschen mit Unterstützungsbedarf in der Beziehungsgestaltung identifiziert werden sollen (Abschn. 5.3). Ferner sind die Anforderungen der Dokumentation (Kap. 9) und der Evaluation (Abschn. 5.11) festzulegen. Nach diesen Festlegungen kann der

Projektimplementierung des Expertenstandards „Beziehungsgestaltung in der Pflege von Menschen mit Demenz"

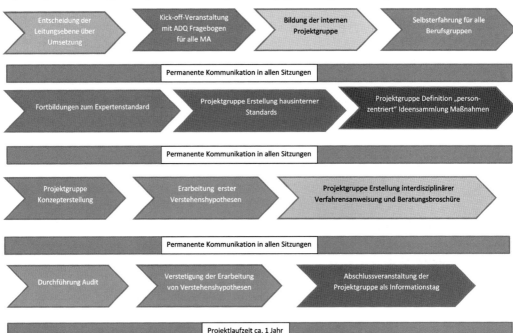

5.1 Beispiel eines Projektplans zur Implementierung

Expertenstandard an die jeweilige Einrichtung angepasst werden, und er kann die spezifischen Maßnahmen von Beginn der Versorgung an beschreiben. Diese handlungsleitende Anpassung des Expertenstandards ist allen Pflegekräften bekannt zu machen, damit die entsprechenden Maßnahmen durchgeführt werden können und die Pflegefachkräfte ihre Koordinationsaufgaben und die entsprechende Steuerung des Pflegeprozesses wahrnehmen können. Parallel dazu können bereits Fortbildungen zum Expertenstandard und zu Themen rund um die Demenz angeboten werden.

Da jede Einrichtung unterschiedliche Bedarfe hat, werden sowohl die Themen als auch die Intensität der Schulungen stark differieren (mehr dazu in Abschn. 5.5 und 8.2). Für jede Einrichtung wird je nach Setting und Klientel passendes Informationsmaterial zum Themenbereich Demenz beschafft. Wenn gewünscht, kann das Projektteam auch eigenes Informationsmaterial mit spezifischen Maßnahmen erstellen, das dann zur individuellen Information, Anleitung und Beratung genutzt werden kann (mehr dazu in Abschn. 5.8).

Die interdisziplinäre Verfahrensanweisung stellt dar, wer an der Versorgung der Menschen mit Demenz beteiligt ist und wer für die Koordination aller Beteiligten die Verantwortung trägt, nämlich die zuständige Pflegefachkraft. Diese stimmt sich auch mit externen Partnern, wie beispielsweise Haus- und Fachärzten, ab und bezieht sie bei Bedarf in Fallbesprechungen mit ein.

> Was die Einrichtung vorhalten soll:
>
> - Personzentrierte Pflegeorganisation
> - Konzept zur personzentrierten Pflege
> - Interdisziplinäre Verfahrensanweisung zum Expertenstandard mit Definition der Zuständigkeiten für beziehungsfördernde und -gestaltende Maßnahmen

- Verfahrensanweisung zur Dokumentation der Beratung
- Rahmenbedingungen für Schulung, Anleitung und Beratung von Angehörigen und Menschen mit Demenz
- Informationsmaterialien zu Demenz, zu Selbsthilfegruppen für Angehörige, zu Beratungsstellen für Angehörige
- Beschäftigungen in der Gruppe, Kleingruppe und Einzelbetreuung
- Regelmäßige spezifische bedarfsgerechte Fortbildungen
- Reflexion der Beziehungsgestaltung
- Pro Bereich, in dem Menschen mit Demenz versorgt werden, mindestens eine Pflegefachkraft mit Zusatzausbildung Demenz

Die interdisziplinäre Verfahrensanweisung soll auch allen anderen an der Versorgung beteiligten Berufsgruppen bekannt sein. Sinnvollerweise übernimmt die Leitungskraft die Vermittlung, weil damit zugleich die Aufgabe der Koordination durch die zuständige Pflegefachkraft festgelegt wird, was bei anderen Berufsgruppen zu Irritation oder Nachfragen führen kann. Die Erstellung des personzentrierten Konzepts ist eine weitere Aufgabe der Projektgruppe. Inhalte werden in Abschn. 5.6 dargestellt. Zu klären ist ferner, wie die Verstehenshypothesen erstellt werden, die ein zentrales Anliegen des Expertenstandards darstellen (Abschn. 5.7). Die Maßnahmen werden schließlich von allen an der Versorgung der Menschen mit Demenz beteiligten Berufsgruppen durchgeführt. Nur dann können die Ziele des Expertenstandards erreicht werden.

Als Ziel der Versorgung der Menschen mit Demenz definiert der Expertenstandard das Erhalten bzw. Fördern des Gefühls jedes Menschen mit Demenz, „gehört, verstanden und angenommen zu werden sowie mit anderen Personen verbunden zu sein" (DNQP 2018). Dieses Ziel lässt sich nur mit dem entsprechenden Wissen der an der Versorgung beteiligten Mitarbeitenden erreichen. Insbesondere die Pflegefachkräfte müssen über umfangreiches Wissen darüber verfügen, wie sich Anzeichen von Wohlbefinden und Unwohlsein erkennen lassen (Kap. 6 und 7).

Ein individueller Maßnahmenplan zur Erreichung der höchstmöglichen Lebensqualität jedes Menschen mit Demenz steht so schnell wie möglich nach Beginn der Versorgung bereit. Er berücksichtigt unterschiedliche Fähigkeiten und Verhaltensweisen des Menschen mit Demenz je nach Tageszeit oder Tag im Wochenverlauf (im Expertenstandard als fluktuierende Zustände bezeichnet) und plant entsprechend unterschiedliche Maßnahmen. Bei stark fluktuierenden Zuständen können auch mehrere Maßnahmenpläne sinnvoll sein.

Abweichende Maßnahmen, bisher unbekannte Ansätze des Beziehungsaufbaus und Reaktionen des Menschen mit Demenz auf die Angebote werden im Bericht dokumentiert. Dabei sind insbesondere Aspekte des Wohlbefindens zu dokumentieren, eventuell unter Nutzung eines Einschätzungsinstruments (Kap. 6). Dadurch kann eine kontinuierliche Evaluation erfolgen, um für den Menschen mit Demenz stets das passende Beziehungsangebot anbieten zu können (Abschn. 5.11).

5.2 Was ist der personzentrierte Ansatz?

Der personzentrierte Ansatz wurde in den 1980er-Jahren von Tom Kitwood und der Bradford Dementia Group entwickelt. Als Grundlage für die Entwicklung des Ansatzes und für den Umgang mit Menschen mit Demenz diente die klientenzentrierte Psychotherapie, die der Psychologe Carl Rogers 1951 publizierte (Welling 2004). Eine weitere Grundlage des personzentrierten Ansatzes ist das in Kap. 1 dargestellte dialogische Prinzip von Martin Buber.

Tom Kitwood kritisiert das Standardparadigma der Medizin zur Entstehung einer Demenz. Demzufolge führen ein oder mehrere Faktoren zu neuropathologischen Veränderungen, die dann in Form einer Demenz sichtbar werden. Für Kitwood ist dieser Ansatz nur *ein* möglicher Aspekt, der zum Verständnis der Demenz beiträgt. Denn es sind Fälle dokumentiert, bei denen sich trotz massiver neuropathologischer Veränderungen keine Anzeichen einer Demenz gezeigt haben. Andererseits gibt es auch Fälle, bei denen trotz fehlender oder kaum nachweisbarer neuropathologischer Veränderungen massive Anzeichen einer Demenz auftreten (Welling 2004). Kitwood setzt dem Standardparadigma eine Sichtweise entgegen, derzufolge einer Demenz verschiedene Ursachenkomplexe zugrunde liegen:

- Persönlichkeit
- Biografie
- Körperliche Gesundheit
- Neurologische Beeinträchtigung
- Sozialpsychologie

Die Persönlichkeit entwickelt sich nach Kitwood innerhalb der ersten 3 Lebensjahre. Essenziell für die positive Entwicklung der Persönlichkeit ist dabei die bedingungslose positive Zuwendung einer Bezugsperson (Welling 2004). So kann sich das Selbst durch Liebe und Bindung entwickeln. Das Kind steht also in Abhängigkeit von der Bezugsperson und kann ohne sie keine positive Persönlichkeitsentwicklung durchlaufen. Kitwood sieht bei Menschen mit Demenz für die Wahrung ihres Selbst eine ähnliche Abhängigkeit von wohlwollenden Bezugspersonen. Die Bewältigungsstrategien von Menschen mit Demenz, denen eine wohlwollende Bezugsperson fehlt, sind in Abschn. 5.10.14 zur Validation beschrieben.

Die Biografie eines jeden Menschen ist einzigartig. Jedes Lebensereignis trägt zur aktuellen Identität bei, die sich im Laufe des gesamten Lebens herausbildet. Kenntnisse zur Biografie eines Menschen mit Demenz helfen dabei, das verloren gehende Selbstwissen zu bewahren und zu pflegen. Sie führen aber auch zu einem besseren Verständnis des Verhaltens und können dazu beitragen, die Bedürfnisse besser zu erkennen (Welling 2004).

Die körperliche Gesundheit kann die Ausprägung einer Demenz stark beeinflussen. Insbesondere Einschränkungen der Sinnesorgane führen zu einer Verstärkung der Demenz (Abschn. 5.10.12 und 7.1). Schmerzen und akute Infekte haben ebenfalls eine starke Wirkung auf die kognitiven Fähigkeiten eines Menschen mit Demenz. Der Krankenbeobachtung kommt daher eine nicht zu unterschätzende Bedeutung in der Pflege von Menschen mit Demenz zu.

Neuropathologische Veränderungen gehen in unterschiedlichem Maß und unterschiedlicher Form mit unterschiedlichen Typen der Demenz einher. Ihre Auswirkungen auf das Verhalten sind nicht immer klar (Abschn. 5.5.2).

Die Sozialpsychologie verbindet die individuelle und die zwischenmenschliche Ebene und verknüpft sie mit der sozialen Struktur (Welling 2004). Kitwood beschreibt eine maligne Sozialpsychologie, die er immer wieder beobachtet hat. Dazu zählt er 17 *Formen des Umgangs mit Menschen mit Demenz,* denen keine böse Absicht zugrunde liegt, sondern die als kulturelles Erbe angesehen werden können (Kitwood 2016):

- Betrug
- Zur Machtlosigkeit verdammen
- Infantilisieren
- Einschüchtern
- Etikettieren
- Stigmatisieren
- Überholen
- Entwerten
- Verbannen
- Zum Objekt erklären
- Ignorieren
- Zwang
- Vorenthalten
- Anklagen
- Unterbrechen
- Lästern
- Herabwürdigen

Dieser malignen Sozialpsychologie stellt Kitwood sein Konzept einer benignen Sozialpsychologie entgegen. Dabei werden die Bedürfnisse der Menschen mit Demenz in den Mittelpunkt des Handelns gestellt. Kitwood stellt fünf *psychische Bedürfnisse* zusammen, die gemeinsam in dem Bedürfnis nach Liebe kumulieren:

- Trost
- Bindung
- Einbeziehung
- Beschäftigung
- Identität

Trost wird überwiegend durch die Körpersprache und Berührungen gespendet. Jeder Mensch mit Demenz erlebt Verluste ganz unterschiedlicher Art und hat dadurch ein Bedürfnis, getröstet zu werden. Trost zu spenden vermittelt Nähe, Stärke, Verlässlichkeit, Sicherheit und Geborgenheit (Welling 2004).

Im Verlauf einer Demenz gehen viele Bindungen verloren. Durch zunehmenden Verlust des Verständnisses der Umwelt und der Ereignisse nimmt das Bedürfnis nach Bindung permanent zu (Abschn. 1.2).

Menschen haben das Bedürfnis danach, Teil einer Gruppe zu sein. Im Verlauf einer Demenz schwindet die Fähigkeit, sich selbst in eine Gruppe einzubringen. Daraus resultiert das Bedürfnis nach Einbeziehung. Sich als zugehörig zu einer Gruppe zu erleben schafft Vertrauen und Sicherheit.

Langeweile führt zu Unwohlsein, kann zu sozialem Rückzug und Einsamkeit beitragen. Menschen mit Demenz können häufig nicht mehr von sich aus einer für sie subjektiv sinnvollen Beschäftigung nachgehen, sondern ihnen müssen entsprechende Angebote unterbreitet werden. Das Bedürfnis nach Beschäftigung ist weiter vorhanden. Das richtige Maß an Unterstützung muss individuell ermittelt werden, ebenso wie die passende Art der Beschäftigung. Ideen hierzu finden sich in Abschn. 5.10.

Das Bedürfnis nach Identität ist bei jedem Menschen vorhanden (Kitwood 2016). Das Wissen, wer man ist und woher man kommt, kann durch Reminiszenzarbeit unterstützt werden (Abschn. 5.10.1).

Voraussetzung für eine personzentrierte Haltung sind Empathie, Wertschätzung und Kongruenz (Welling 2004):

Empathie beschreibt das einfühlende Verstehen des Gegenübers. Dabei sind die Hinwendung zum anderen und das Zuhören wesentliche Elemente.

Wertschätzung bedeutet die Annahme des Menschen mit Demenz so, wie er ist, in seinem ganzen Sein. Die Akzeptanz der Einzigartigkeit des Individuums, die Wahrnehmung des Menschen als Menschen.

Kongruenz bedeutet hier die Übereinstimmung zwischen der inneren Haltung und dem gezeigten Verhalten; echt und authentisch zu sein und sich nicht zu verstellen (Welling 2004).

5.3 Identifikation der Menschen mit Unterstützungsbedarf in der Beziehungsgestaltung

5.3.1 Kriterien des DSM-5

Im Verlauf einer Demenz treten Veränderungen im Beziehungsverhalten und kognitive Einschränkungen auf. Laut Expertenstandard sind beide Ebenen eng miteinander verbunden und sollen zur Identifikation von Menschen mit Unterstützungsbedarf im Bereich der Beziehungsförderung und -gestaltung berücksichtigt werden. In der fünften Ausgabe des von der American Psychiatric Association herausgegebenen „Diagnostic and Statistical Manual of Mental Disorders" (DSM-5) werden sechs verschiedene neurokognitive Domänen benannt, anhand derer sich Menschen mit Unterstützungsbedarf identifizieren lassen (Falkai und Wittchen 2015). Der Expertenstandard schaut dabei insbesondere auf die Domäne der „sozialen Kognition", bei der sich der Fokus sowohl auf die Kognition als auch auf die Beziehung richtet. Das Zusammenspiel aller Domänen führt letztlich aber erst zu einer Einschätzung des vorhandenen Unterstützungsbedarfs im Bereich der Beziehungsförderung und -gestaltung (Abb. 5.2).

Durch Beobachtung der sechs Domänen, kann der Unterstützungsbedarf des Menschen mit Demenz eingeschätzt werden.

Die komplexe Aufmerksamkeit beschreibt alle Aspekte der Aufmerksamkeit im Alltagsleben. Beobachtungen dazu im Alltag dienen zuerst einmal der Klärung der Frage, ob

> **Komplexe Aufmerksamkeit**
>
> \>Ist die Aufmerksamkeit kontinuierlich? Wie lange kann sie gehalten werden?
>
> **Exekutive Funktionen**
>
> \>Planungen in die Zukunft, Fähigkeit Entscheidungen zu treffen
>
> **Lernen und Gedächtnis**
>
> \>Einschränkungen im Kurzzeit- und/oder Langzeitgedächtnis
>
> **Sprache**
>
> \>Gegenstände richtig benennen, auf emotionale Inhalte eingehen können
>
> **Perzeptuell-motorische Fähigkeiten**
>
> \>Augen-Hand-Koordination, Fähigkeit Augenkontakt zu halten
>
> **Soziale Kognition**
>
> \> Emotionen zeigen und bei anderen erkennen, Reaktionen des Verstehens
>
> **Abschließende Einschätzung des gesamten Bedarfs an Unterstützung im Bereich Kommunikation, Interaktion und Beziehungsgestaltung**

Abb. 5.2 Liste der Kriterien zur Identifikation von Menschen mit Unterstützungsbedarf

überhaupt Aufmerksamkeit vorhanden ist. Erfolgt eine Reaktion auf Veränderungen im Raum, oder bleibt der Fokus auf sich selbst gerichtet, wenn beispielsweise eine Person den Raum betritt? Besteht eine selektive Aufmerksamkeit, das heißt, kann die betreffende Person sich auf eine Sache konzentrieren? Oder finden alle Sinnesreize die gleiche Aufmerksamkeit, und erfolgt auch aus einer konzentrierten Situation heraus schnell eine Ablenkung?

Das konzentrierte Beobachten ist mitunter schwer vom Ins-Leere-Starren zu unterscheiden und muss im Einzelfall genauer betrachtet werden.

Findet bei direkter Ansprache eine Interaktion statt, oder zieht sich die angesprochene Person aus der Situation zurück? Eine weitere Fähigkeit ist die Teilnahme an einem Gespräch in einer Gruppe von Personen. Dabei muss es sich nicht um eine aktive Beteiligung handeln, auch ein sichtbar aufmerksames Zuhören, beispielsweise durch Hinwendung zum jeweilig Sprechenden, zustimmendes Kopfnicken oder Lächeln an passender Stelle, zeigen Aufmerksamkeit an. Findet Interaktion statt, kann beobachtet werden, wie kontinuierlich die Aufmerksamkeit vorhanden ist und wie lange die Aufmerksamkeitsspanne anhält.

Auch die Schnelligkeit der Auffassungsgabe kann dabei beobachtet werden: Erfolgt umgehend eine Reaktion, muss einen Moment gewartet werden, oder sind Wiederholungen und Erläuterungen notwendig, bis der Sachverhalt verstanden werden kann? Wenn die Person einem Gespräch oder Spiel nicht über mehrere Minuten folgen kann, gibt das einen Hinweis auf Unterstützungsbedarf in der Beziehungsgestaltung. Wortwahl und Satzlänge sowie die in einem Satz verpackte Informationsmenge können dann entsprechend angepasst werden. Es können auch Regeln von Spielen entsprechend angepasst werden, sodass eine Teilnahme weiterhin möglich und gewinnbringend bleibt. Desinteresse am direkten Interaktionspartner kann ebenfalls ein Hinweis auf kognitive Einschränkungen sein.

Diese Beobachtungen können in allen Alltagssituationen erfolgen und im Verlauf der Versorgung somit schnell Anhaltspunkte für Unterstützungsbedarfe liefern.

> **Beispiel**
>
> Frau R. ist eine 87-jährige Frau mit fortgeschrittener Demenz. Insbesondere ist bei Frau R. der sprachliche Ausdruck reduziert. Viele Gegenstände kann sie nicht richtig benennen und bezeichnet sie als „Dingens" oder Ähnliches. Frau R. nimmt mit Freude an Ausflügen teil. Am Morgen des Ausflugstags weiß sie in der Regel nicht, dass ein Ausflug auf dem Plan steht, freut sich aber, wenn sie erfährt, dass sie heute in den Spreewald fährt. Nach einer zweistündigen Autofahrt gibt es Mittagessen in einem Restaurant. Konzentriert sortiert Frau R. mit der Gabel die einzelnen Bestandteile des Mittagessens und kostet jeden einzeln. Dabei gibt sie fortlaufend Kommentare, wie es geschmacklich einzuordnen sei. Im Anschluss an das Mittagessen geht es zu Fuß zur Anlegestelle des Spreewaldkahns, und nach einem waghalsigen Einstieg wird zu einer zweistündigen Kahntour aufgebrochen. Alle beobachten die Natur und erfreuen sich am schönen Wetter. Begleitet von den Informationen des Fährmanns führt die Tour durch enge und breitere Abschnitte des Spreewalds. Nach einem wiederum waghalsigen Ausstieg wird in einem Cafe noch eine Portion Eis gegessen. Inzwischen sind alle Beteiligten recht erschöpft und müde, da der Tag bisher ohne Pausen verlief. Auf der Rückfahrt im Auto fallen manchem die Augen zu. Frau R. sitzt in der zweiten Reihe auf dem Rücksitz. Beim Blick in den Rückspiegel begegnen dem Fahrer die aufmerksamen Augen von Frau R., und diese winkt ihm lächelnd zu. Das erfolgt während der gesamten zweistündigen Rückfahrt bei jedem Blick in den Rückspiegel. Trotz ihrer weit fortgeschrittenen Demenz hält Frau R. die Aufmerksamkeit über einen langen Zeitraum konstant aufrecht.

Exekutive Funktionen umfassen alle Prozesse, die mit Planungen und Entscheidungen verbunden sind. Exekutive Funktionen setzen ein funktionierendes Arbeitsgedächtnis und ein prozessuales Gedächtnis voraus. Das Arbeitsgedächtnis hilft dabei, die eigene Handlungsplanung oder die Instruktionen anderer durchzuführen. Das prozessuale Gedächtnis sorgt dafür, sich an Handlungsroutinen zu erinnern und diese in der richtigen Reihenfolge aufeinanderfolgen zu lassen. Eine weitere Voraussetzung ist die kognitive Flexibilität, also die Fähigkeit, sich auf sich verändernde Situationen einzustellen und neue Handlungsoptionen zu finden. Die dritte Voraussetzung ist die Inhibition. Damit ist die kontrollierte Unterdrückung von nicht in den aktuellen Kontext passenden Bedürfnissen und Verhaltensweisen gemeint. Durch eine ausgeprägte Inhibition wird das aktuelle Thema besser fokussiert und die Konzentration auf einen Punkt gelenkt, daraus erfolgt eine selektive Aufmerksamkeit.

Die Planung in die Zukunft ist eine wesentliche exekutive Funktion. Das kann schon mit so einfachen Dingen wie der Wahl der Kleidung für den Tag beginnen, wenn beispielsweise ein Spaziergang im Park geplant ist, ist eine Wahl passend zur Witterung notwendig. Auch das Pläneschmieden, welche Unternehmungen im kommenden Sommer schön wären, ist eine Exekutivfunktion.

Die Nutzung von Unterstützungshilfen kann ein erster Hinweis auf kognitive Defizite sein. Wird die eigene Wohnung mit Notizzetteln beklebt, auf denen wichtige Informationen vermerkt sind, wie „Herd ausschalten" oder „Tür abschließen", zeigt das den Unterstützungsbedarf bei der Lösung von Alltagsproblemen. Entscheidungen zu treffen fällt bei kognitiven Einbußen immer schwerer. Die Auswahl zwischen etlichen Angeboten kann nicht mehr getroffen werden. Mitunter ist nur noch die Auswahl bei einer angebotenen Variante möglich. Ein dritter Bereich ist die Fähigkeit, Handlungsroutinen zu verändern, wenn die Gegebenheiten sich verändert haben. Ein Beispiel ist das Ansteuern eines Regals im Supermarkt, auch lange nachdem die dort immer gekauften Produkte in einem anderen Gang untergebracht wurden. Ein weiterer Aspekt ist das flexible Eingehen auf Situationen, wenn Besuch erscheint oder ein Fest gefeiert wird. Auch die Fähigkeit der Korrektur begangener Fehler zählt zu den exekutiven Funktionen, ebenso wie die Reaktion auf Feedback von anderen Personen. Kann auf Feedback überhaupt eingegangen werden, oder wird es gar nicht registriert oder nicht auf sich selbst bezogen?

> **Beispiel**
> Frau Z. ist eine Dame mit weit fortgeschrittener Demenz. Sie spricht in kurzen Sätzen, reagiert auf Ansprache, nimmt selbst aber nur wenig Kontakt zu anderen Personen auf. Frau Z. hatte einen umfangreichen Wortschatz und hat sich sehr gerne unterhalten. Sie hatte häufig zu Festen mit vielen Freunden und Familienangehörigen eingeladen. Wenn sich dabei alle wohlfühlten und angenehm unterhielten, war das für sie immer eine besondere Freude. Gute Speisen und eine umfangreiche Getränkeauswahl standen dabei immer bereit. Frau Z. nimmt ihre Mahlzeiten im gemeinsamen Speiseraum ein. Das Essen in Gemeinschaft scheint ihr immer etwas von ihrem ehemals gewohnten Esprit zurückzugeben. Eine im Umgang mit Menschen mit Demenz unerfahrene Hauswirtschaftskraft fragt sie, nachdem sie am Tisch Platz genommen hat, was sie trinken möchte. Die Aufzählung Kaffee, Kakao, Tee, Saft oder Wasser wird schnell heruntergesagt. Die Antwort von Frau Z. kommt umgehend und mit einem freundlichen Lächeln im Gesicht: „Och, ich nehm´ von allem etwas!"

Beim Thema Lernen und Gedächtnis sind sowohl Kurzzeit- als auch Langzeitgedächtnis und die Fähigkeit, neue Sachverhalte zu erlernen, zu beobachten. Das Kurzzeitgedächtnis beginnt bei den meisten Menschen mit Demenz zuerst beeinträchtigt zu werden. Kurz zurückliegende Ereignisse, Begegnungen oder Aufforderungen werden nicht mehr erinnert. Das gestrige Wetter, was es zu Mittag gab oder die Frage, ob Besuch da war, können nicht mehr erinnert werden. Die regelmäßige Einnahme von Mahlzeiten oder die Medikamenteneinnahme zu vorgeschriebenen Zeiten können nicht mehr ohne Hilfe bewerkstelligt werden. Unterstützung können die Erinnerung durch eine andere Person, selbst angefertigte Merkzettel, das Stellen eines Weckers oder ganz aktuell die Nutzung von Sprachassistenten bieten und somit auf bestehenden Unterstützungsbedarf hinweisen.

Das *Langzeitgedächtnis* bleibt meist sehr viel länger erhalten. In welchem Maß die eigene Autobiografie mit der richtigen zeitlichen Einordnung der Ereignisse bewusst ist und wiedergegeben werden kann gibt Hinweise auf Einschränkungen im Bereich des Langzeitgedächtnisses. Auch das Wiedererkennen vertrauter Personen und Gegenstände kann hier Hinweise liefern.

Neben dem autobiografischen Langzeitgedächtnis spielt auch das semantische Gedächtnis eine wichtige Rolle. Unter semantischem Gedächtnis wird das Allgemeinwissen verstanden, dass im Laufe des bisherigen Lebens erworben wurde. Dazu gehören die Bedeutung der Wörter der Muttersprache, aber auch allgemeines Erfahrungswissen, dass beispielsweise eine Herdplatte, auf der ein Topf Wasser kocht, heiß ist oder dass man vor einer roten Ampel wartet. Allgemeinbildung gehört auch dazu, Ländernamen und Persönlichkeiten einordnen zu können. Das semantische Gedächtnis ist kulturell, bedingt durch unterschiedliche Interessen und Lebenserfahrungen, sehr unterschiedlich ausgeprägt.

Außer zur Einordnung allgemeinen Weltwissens, wie des Wissens um Gefahren, sind Einschränkungen im semantischen Gedächtnis immer in Bezug auf die Biografie und das früher vorhandene Wissen zu beurteilen. Unterstützungsbedarf kann hier durch Erinnerungshilfen gegeben werden. Fotoalben können das biografische Gedächtnis massiv unterstützen und zu detaillierten und zeitlich richtig eingeordneten Erzählungen verhelfen. Ebenso lässt sich das semantische Gedächtnis durch Anregung verschiedener Sinne im Zusammenhang mit vorhandenem Wissen unterstützen: durch Vorspielen einer Oper oder Riechen an einer Pflanze, um verborgenes Wissen zu reaktivieren.

Mit einer Demenz geht der zunehmende Verlust von Kurzzeit- und Langzeitgedächtnis einher. Trotzdem können gerade im Anfangsstadium einer Demenz neue Informationen gelernt und verinnerlicht werden. Werheid und Thöne-Otto stellten in einer Übersichtsarbeit 2006 Merkmale für erfolgreiches Lernen bei Menschen mit Demenz dar. Dazu zählen die subjektive Relevanz der Information, die individuelle Auswahl von Lernhilfen und die Fokussierung auf ein relevantes Thema. Alltagsrelevant ist eher das Erlernen von Gesichtern und eventuell Namen von Mitarbeitenden des multiprofessionellen Teams oder von Mitbewohnern oder -patienten. Werden Namen von Tischnachbarn oder Pflegekräften erinnert, die häufig vor Ort sind? Werden Menschen wiedererkannt? Wird erinnert, dass gemeinsame Erlebnisse stattgefunden haben? Durch die Klärung solcher Fragen kann der Unterstützungsbedarf im Bereich des Lernens bzw. Erinnerns ermittelt werden.

> **Beispiel**
> Frau B. bewegt sich unsicher durch den Wohnbereich. Örtlich stark desorientiert, ist sie permanent auf der Suche nach ihrem Zimmer, Orientierungshilfen bringen keine Besserung. Frau B. kann ihre Angehörigen nicht mehr richtig zuordnen und kennt ihre Namen nicht mehr. Mitunter kennt sie auch ihren eigenen Namen nicht. Suchend geht Frau B. durch den Wohnbereich und begegnet einer Pflegekraft, die sie zuletzt sehr häufig betreut hat. Frau B. sagt mit ängstlichem Gesichtsausdruck zu ihr, dass sie gerade gar nicht wisse, wie sie heiße. Die Pflegekraft stellt zuerst den Kontakt über das Berühren der Hände her, worauf Frau B. sich bereits leicht entspannt. Der ängstliche Gesichtsausdruck weicht einer freundlichen Mimik. Auf die Nennung des Vor- und Nachnamens reagiert sie mit einem Lächeln und sagt daraufhin: „Aber Sie, Sie kenne ich, Sie sind immer so freundlich zu mir!"

Beim Thema Sprache geht es zum einen um die sprachlichen Ausdrucksmöglichkeiten des Menschen und zum anderen um das Verstehen und die Reaktion auf Sprache. Die Wortwahl, die Größe des Wortschatzes und die Benutzung von Metaphern können einen Hinweis auf kognitive Einschränkungen geben. Ob in kurzen einfachen Sätzen gesprochen wird oder ineinander verschachtelte Sätze mit mehreren Aussagen gebildet werden, sind weitere Kriterien zur Einschätzung des Unterstützungsbedarfs. Auch die Flüssigkeit des Sprechens kann beobachtet werden. Werden immer wieder längere Pausen des Nachdenkens in einer Erzählung eingelegt, kann das auf kognitive Einbußen hindeuten. Die Fähigkeit, Sätze nachzusprechen, kann oft lange erhalten bleiben. Hingegen können Kategorien oft schon frühzeitig nicht mehr gebildet werden. So können beispielsweise Banane, Erdbeeren und Äpfel benannt, aber nicht zusammenfassend als Obst bezeichnet werden. Auch kann oft recht früh beobachtet werden, dass verwandte Begriffe nicht gefunden und synonyme Benennungen zwar verstanden, aber nicht selbst gebildet werden können. Wortfindungsstörungen sind ein prägnantes Zeichen für kognitive Beeinträchtigungen.

Können abstrakte Dinge oder konkrete Gegenstände nicht mehr richtig benannt werden, so besteht Unterstützungsbedarf. Wenn die Sprache immer seltener genutzt wird und die Satzstrukturen mehr und mehr verloren gehen, sind offensichtlich kognitive Defizite vorhanden, bis hin zu monotonem Vor-sich-Hinsprechen. Ein weiteres Kriterium ist das Sprachverständnis, also die Frage, ob Gesagtes verstanden und adäquat beantwortet werden kann. Ist also überhaupt ein Dialog möglich, oder beschränkt sich ein Gespräch auf die Aneinanderreihung von Aussagen oder Aufforderungen? Das Verständnis emotionaler Sachverhalte gehört ebenfalls zur Domäne Sprache. Wenn auf emotionale Mitteilungen keine adäquaten Reaktionen gezeigt werden, beispielsweise Lachen oder Lächeln bei einer humorvollen Geschichte oder Anzeichen von Betroffenheit, kann von kognitiven Einbußen ausgegangen werden. Da Sprache in Beziehungen eine große Bedeutung zukommt, sind Unterstützungsbedarfe hierbei auch immer relevant für die Beziehungsgestaltung.

> **Beispiel**
> Frau F. ist eine Dame mit hohen Ansprüchen an sinnliche Genüsse. Dazu zählen ein guter

Rotwein und ein opulentes Festessen ebenso wie ein Opernbesuch. Auch auf die persönliche Erscheinung wird viel Wert gelegt. Geschmackvolle hochwertige Kleidung und Schuhe sind für Frau F. Ausdruck ihrer Persönlichkeit. Schmuck trägt sie auch bei fortgeschrittener Demenz täglich und sucht ihn passend zur Kleidung aus. Besonderer Wert wird seit jeher auf die Frisur gelegt. Dazu zählt der wöchentliche Friseurbesuch, aber vor allem die tägliche Haarpflege, die mit mehreren Kämmen und Bürsten durchgeführt wird. Sprachlich war Frau F. früher sehr gewandt, konnte das auch beruflich als Sekretärin des Vorstands einer großen Firma umsetzen. Mit zunehmender Demenz werden die Sätze nach und nach kürzer, zunehmend leidet Frau F. unter Wortfindungsstörungen. Eines Morgens wird Frau F. durch die Pflegekraft wie üblich versorgt und unterstützt. Wie jeden Morgen setzt sie sich nach dem Ankleiden in ihren Sessel und nimmt ihren Spiegel zur Hand. Auf die Pflegekraft blickend, deutet sie auf ihre Haare, berichtet von Kämmen und Bürsten, sucht aber zunehmend nervös werdend nach einem Wort. Endlich bricht es freudestrahlend aus ihr heraus: „Meine Federn!"

Bei der Domäne der perzeptuell-motorischen Fähigkeiten handelt es sich um gelernte Bewegungsmuster, die durch Sinneseindrücke gelenkt werden. Das kann die Ausführung vorgegebener Bewegungen, beispielsweise bei einer Tanzchoreografie oder bei einer Tätigkeit am Fließband sein oder die Beobachtung der Umgebung und Anpassung der eigenen Bewegungsmuster bei Sportarten oder im Rahmen von Alltagshandlungen, etwa das Ausweichen vor einem Hindernis beim Fahrradfahren. Dafür ist es erforderlich, eine gute visuelle Wahrnehmung zu haben und die damit gewonnenen Sinneseindrücke verarbeiten zu können. Der Blick nach außen muss also zu einer Reaktion im Inneren führen. Die Suche nach dem Blickkontakt zur Kontaktaufnahme oder während eines Gesprächs gehört ebenso dazu. Fehlen diese Anzeichen, besteht ein Unterstützungsbedarf zum Beziehungsaufbau. Die gesamte Bewegungskoordination fällt unter diese Domäne, etwa beim Verfehlen von Treppenstufen oder der Unsicherheit bei unterschiedlichen Bodenbelägen oder Bodenfarben, verbunden mit der Frage, ob sich dort ein Hindernis oder eine Stufe befindet. Häufig ist bei Menschen mit Demenz zu beobachten, dass sie Schwierigkeiten haben, den Schritt über dieses imaginäre Hindernis zu bewältigen, kurz davor zögern oder den Fuß deutlich höher anheben.

Zu den perzeptuell-motorischen Fähigkeiten gehört auch die Augen-Hand-Koordination. Das Aufzeichnen von geometrischen Figuren und Gegenständen ist häufig eingeschränkt und wird in Form des Uhrentests regelmäßig zur Demenzdiagnostik genutzt. Nach Gegenständen gezielt greifen zu können, einen zugeworfenen Ball aufzufangen oder mit dem Teelöffel gezielt umzurühren sind weitere Fertigkeiten, die dabei eingeschränkt sein können und leicht im Alltag zu beobachten sind. Gerade die Fähigkeit, Gegenstände mit geringem Kontrast wahrzunehmen, geht schon bei leichter Demenz mitunter verloren (Breuer 2009). Beispielsweise kann weißes Geschirr auf einer weißen Tischdecke schwer erkannt werden, was bei starkem Kontrast längere Zeit möglich ist (Abschn. 7.2). Daraus resultiert unmittelbar ein Unterstützungsbedarf im Alltagsgeschehen.

> **Beispiel**
> Herr K. ist 92 Jahre alt und wohnt seit mehreren Jahren in einem Seniorenheim. Herr K. ist sehr mobil, geht bei gutem Wetter täglich im Garten spazieren, zunehmend gerne in Begleitung. Dabei beobachtet er die Eiche im Garten sehr genau, bemerkt als erster den Laubaustrieb im Frühling und schaut den Eichhörnchen zu, wenn sie den Stamm hinaufjagen. Er geht auch im Garten sicher am Rollator und macht insgesamt einen zufriedenen Eindruck. Vermehrt zeigen sich Anzeichen einer Demenz, die Herr K. selbst wahrnimmt und nach denen er die Pflegekräfte fragt. Er vergisst immer häufiger, wo er etwas abgelegt hat, wenn es nicht an

seinem gewohnten Ort liegt, und kann nicht mehr sicher wiedergeben, wer am Wochenende zu Besuch war. Bestürzt ist Herr K. darüber, dass ihm in den letzten Wochen mehrfach das Wasserglas vom Nachttisch gefallen ist. Er kann sich das nicht erklären, und die Pflegekräfte stellen ihm schließlich statt des gewohnten Glases am Abend einen Plastikbecher auf den Nachttisch. Damit fühlt sich Herr K. aber gar nicht wohl, aus einem Plastikbecher zu trinken passt ihm nicht. Der Becher fällt ihm genauso herunter wie zuvor das Glas. In einem Gespräch kann Herr K. nicht angeben, warum ihm das Glas immer herunterfällt, irgendwie klappe es mit der Koordination nicht so recht, obwohl er doch so gut sehen könne. Statt eines Plastikbechers erfolgt jetzt ein Versuch mit einem roten Henkelbecher. Herr K. kann diesen deutlich sicherer fassen und daraus trinken und fühlt sich mit einem Porzellanbecher wesentlich wohler als mit einem Plastikbecher.

Als sechste Domäne wird die soziale Kognition betrachtet. Nach Vogeley et al. (2013) kann soziale Kognition zum einen verstanden werden als Fähigkeit der Selbst-Fremd-Differenzierung. Also die Fähigkeit, Emotionen, Verhaltensweisen, Gedanken als eigene wahrzunehmen und nicht als die eines anderen anzusehen und damit auch anzuerkennen, dass eine andere Person andere Wahrnehmungen, Emotionen usw. hat. Zum anderen beinhaltet soziale Kognition die Fähigkeit des Selbst-Fremd-Austauschs, bei dem eine Person mit einer anderen in Interaktion treten kann und dem Gegenüber eigene Emotionen, Wahrnehmungen und Gedanken zugeschrieben werden können.

Die Selbst-Fremd-Differenzierung wird als Voraussetzung dafür verstanden, in Interaktion mit einem anderen Menschen zu treten. Die Emotionen des Gegenübers zu lesen kann immer nur im Rahmen der bisher gemachten Erfahrungen erfolgen und ist damit stark kulturell geprägt. Die soziale Kognition bezieht sich sowohl auf andere Individuen als auch auf eigene und andere Gruppen von Menschen. Auch Vorurteile und Stereotype, die anderen zugeschrieben werden, sind Inhalte der sozialen Kognition. Menschen schreiben sich selbst die Zugehörigkeit zu diversen Gruppen zu, von denen sie dann andere Menschen unterscheiden, die anderen Gruppen zugeordnet werden. Verantwortliche Kriterien können Muttersprache, Geschlecht, Wohnort, Berufstätigkeit, Hobbies und viele weitere sein.

Die Differenzierung zwischen Zugehörigkeit zur eigenen und zu anderen Gruppen erfolgt dabei ganz subjektiv und kann zwischen verschiedenen Personen sehr unterschiedlich ausfallen. Beispielsweise zählen sich zwei Individuen jeweils selbst zur Gruppe der „Bildungsbürger", die jeweils andere Person aber nicht. Dadurch kann es dann in der Interaktion und Kommunikation zu Missverständnissen kommen, und dies kann eine Beziehung erschweren. Dabei spielen nicht nur der verbale Ausdruck, sondern verstärkt die para- und nonverbalen Signale eine entscheidende Rolle. Kann eine beobachtete Person eigene Emotionen zeigen und auf Emotionen von anderen adäquat reagieren? Wenn Reaktionen der Person ausbleiben und Interaktionsangebote abgelehnt werden, kann das ein Hinweis auf kognitive Defizite sein. Die Teilnahme an einem Gruppengespräch muss dabei, wie weiter oben schon erwähnt, nicht aktiv verbal geschehen, sondern kann sich auch in passendem Nicken oder aufmerksamen Zuhören erschöpfen.

Beispiel

Frau A. ist als Tochter eines Vaters im diplomatischen Dienst in Persien geboren worden und hat dort die ersten Jahre ihrer Kindheit verbracht. Ihr ganzes weiteres Leben hat sie dann in Deutschland gelebt. Im hohen Alter ist sie ein Mensch mit weit fortgeschrittener Demenz. Sie äußert sich verbal so gut wie gar nicht mehr, manchmal kommen einzelne Worte oder Silben über ihre Lippen. Von sich aus nimmt Frau A. keinen Kontakt zu anderen Personen auf. Ein verbaler Versuch der Kontaktaufnahme von außen gelingt nur selten, meist zeigt sie keine Reaktion darauf. Auf das Streicheln ihres Unterarms reagiert Frau A. meist mit einem Nachlassen der Spannung ihres Körpers und einem entspannteren Gesichtsausdruck. Auf Pfleger Joachim reagiert Frau A. häufig besonders intensiv und zeigt gelegentlich ein Lächeln. Er führt nach den positiven Erfahrungen an einem Morgen die Grundpflege durch, wobei Frau A. starke Körperspannung und Abwehrhaltung zeigt. Er unterbricht die Körperpflege und holt eine weibliche Pflegekraft, die wie gewohnt in entspannter Atmosphäre die Körperpflege durchführen kann. Weil sich Frau A. nicht mehr dazu äußern kann, wird vermutet, dass sie durch ihre frühe Sozialisation in Persien eine männliche Pflegekraft für die Körperwaschung als nicht angemessen ansieht.

5.3.2 Assessmentinstrumente

Der Expertenstandard listet sieben Assessmentinstrumente auf, die eine Einschätzung der Bereiche Kommunikation, Interaktion und Engagement ermöglichen. Diese wurden bisher lediglich im wissenschaftlichen Kontext genutzt, und es liegen keine Erfahrungen aus der breiten Praxisanwendung vor. Deshalb kann ihre Nutzung weder empfohlen noch kann von ihr abgeraten werden. Wer eigene Erfahrungen sammeln möchte, kann eines oder mehrere Instrumente ausprobieren:

- CODEM
- AwareCare Observational Instrument
- Social Interaction Scale (SIC)
- Social Observation Behaviors Residents Index (SOBRI)
- Ambiance Scale (AS)
- Menorah Park Engagement Scale (MPES)
- Instrument zur Erfassung der Aufnahme- und Ausdrucksfähigkeit

Die vorgestellten Assessmentinstrumente liegen in englischer Sprache vor, eine offizielle Übertragung ins Deutsche ist – nach dem aktuellen Wissensstand des Autors – nicht vorhanden. Für das „Instrument zur Erfassung der Aufnahme- und Ausdrucksfähigkeit" findet sich in der Literaturanalyse zum Expertenstandard eine Übertragung der Fragen ins Deutsche (DNQP 2018, S. 99 ff.).

Ebenso verhält es sich mit den vier Assessmentinstrumenten zur Beziehung und Einbindung von Angehörigen:

- Mutuality Scale
- Family Visits with Residents Who Have Dementis (FAVS-D)
- Sense of Coherence (SOC) Scale
- Kommunikationsherausforderungen für Angehörige

Das inzwischen geschlossenen Dialog- und Transferzentrum Demenz (DZD) an der Universität Witten/Herdecke hat 2008 einen Katalog mit Assessmentinstrumenten für die Einschätzung von Menschen mit Demenz im häuslichen und stationären Bereich herausgegeben. Es finden sich darin 18 Instrumente zur Einschätzung der kognitiven Leistungsfähigkeit, sechs Instrumente zur Einschätzung von herausforderndem Verhalten, 14 Instrumente zur Einschätzung der Aktivitäten des täglichen Lebens und acht Instrumente zur Einschätzung der häuslichen oder stationären Versorgungs- und Betreuungssituation, darunter das „Dementia Care Mapping" (DCM) und das „Heidelberger Instrument zur Erfassung der Lebensqualität demenzkranker Menschen" (H.I.L.D.E.), die beide in Kap. 6 beschrieben sind. Unter den Instrumenten zur Einschätzung der Aktivitäten des täglichen Lebens finden sich die beiden Fremdeinschätzungsinstrumente zur Schmerzerfassung „BESD" und „DoloPlus", die jeweils in Kap. 7 beschrieben sind. Da herausforderndes Verhalten laut Expertenstandard explizit nicht näher betrachtet werden soll, wird auf eine weitergehende Behandlung der Instrumente hier verzichtet.

Aus der Fülle der Instrumente zur Einschätzung der kognitiven Fähigkeiten, darunter so verbreitete wie der Uhrentest und der Mini-Mental Status Test (MMST), soll hier beispielhaft der CERAD (The Consortium to Establish a Registry for Alzheimer's Disease) detaillierter dargestellt werden (Ivemeyer und Zerfaß 2002).

CERAD ist eine neuropsychologische Batterie von fünf Testverfahren zur Erkennung von Alzheimer-Demenz im frühen und mittleren Stadium. Die Testung mit CERAD nimmt etwa 40 min in Anspruch und sollte von Psychologen oder Neuropsychologen durchgeführt werden. Der CERAD wurde seit 1986 in den USA entwickelt und an über 1500 Patienten und 500 Personen einer Kontrollgruppe erprobt. Die CERAD-Batterie ist die empfohlene Grundlage zur neuropsychologischen Diagnostik in allen deutschsprachigen Memory-Kliniken (Ivemeyer und Zerfaß 2002). Getestet werden die drei kognitiven Symptome einer Demenz: verbales Gedächtnis, Sprache und konstruktive Praxis. Die fünf Untertests werden in acht Schritten hintereinander durchgeführt. Auch bei schwerer Demenz kann CERAD eingesetzt werden, erbringt jedoch aufgrund der Dauer von etwa 40 min und der kurzen Aufmerksamkeitsspanne bei schwerer Demenz nur eingeschränkt aussagekräftige Ergebnisse.

Beim ersten Schritt wird die verbale Flüssigkeit getestet, wobei innerhalb einer Minute so viele Tiere wie möglich genannt werden sollen. Die Dokumentation erfolgt unterteilt in vier Zeitintervalle von jeweils 15 s. In jedem der vier Intervalle werden die genannten Tiere gezählt, und eine abschließende Summe für die gesamte Minute wird gebildet. Beim anschließenden „Boston Naming Test" werden 15 Strichzeichnungen von Gegenständen gezeigt, die benannt werden sollen. Für jede richtige Benennung wird ein Punkt vergeben, jede falsche Benennung wird mit 0 Punkten gewertet. Dabei gibt es drei Kategorien unterschiedlich schwer zu erkennender Gegenstände. Von „häufig" wie Baum oder Haus über „mittel" wie Zahnbürste oder Kamel bis „selten" wie Hängematte oder Dominosteine. In der Auswertung werden die Punktzahl in jeder Kategorie und die Gesamtsumme erfasst. Der dritte Schritt, der „Mini-Mental Status Test", soll hier nicht weiter beschrieben werden.

Beim vierten Schritt werden nacheinander insgesamt zehn Wörter auf Karten gezeigt. Jedes Wort wird für 2 s gezeigt und soll vom Probanden laut vorgelesen werden. Danach sollen alle zuvor gelernten Wörter erneut genannt werden. In der Dokumentation werden die Wörter in der Reihenfolge nummeriert, in der sie genannt wurden. Im nächsten Durchgang werden wieder die Wörter gezeigt, jedoch in einer anderen Reihenfolge, und bei der Erinnerung werden die Wörter wieder nummeriert. Das Ganze wird noch ein drittes Mal mit veränderter Reihenfolge durchgeführt. Werden Wörter erinnert, die zuvor nicht genannt wurden, werden diese notiert und in der Auswertung zusammengezählt. Ebenso werden alle richtig erinnerten Wörter zusammengezählt.

Beim fünften Schritt wird die konstruktive Praxis getestet. Es wird ein Blatt mit vier geometrischen Figuren vorgelegt, die abgezeichnet werden müssen. Beim abgezeichneten Kreis wird jeweils mit einem Punkt bewertet, wenn er geschlossen und annähernd kreisförmig ist, wobei kleine Lücken bis 3 mm Größe bei allen Zeichnungen nicht gewertet werden. Beim Rhombus wird bewertet, ob alle vier Seiten vorhanden sind, geschlossene Linien gezeichnet wurden und die Seiten etwa gleich lang sind. Bei den zwei ineinander geschachtelten Rechtecken wird bewertet, ob beide Figuren vier Seiten haben und die überschneidenden Rechtecke dem Original ähnlich sehen. Als vierte Figur wird ein Würfel gezeichnet, wobei die dreidimensionale Figur, die korrekte Orientierung der Frontseite, die korrekt gezeichneten inneren Linien und die Parallelität der gegenüberliegenden Seiten bis auf 10 Grad genau stimmen sollen.

Beim folgenden sechsten Schritt wird die zuvor gelernte Wortliste abgerufen. Innerhalb von 90 s sollen alle Wörter genannt werden, an die sich erinnert wird. Auch hierbei werden die Wörter wieder in der genannten Reihenfolge nummeriert und andere als die gezeigten Wörter notiert. In der Auswertung werden wieder die richtig erinnerten und die genannten Wörter, die zuvor nicht gelernt wurden, gezählt. Insbesondere die Wiedergabe der Wortliste stellt einen sensitiven Indikator zur Früherkennung einer Demenz dar.

Beim siebten Schritt werden auf Kärtchen geschriebene Wörter gezeigt, unter denen auch die zehn zuvor gelernten sind. Der Proband soll nun benennen, ob er das Wort zuvor bereits gelernt hat oder ob es sich um ein neues Wort handelt. Für jedes richtig zugeordnete Wort wird ein Punkt vergeben. In der Auswertung werden die richtig erinnerten zuvor gelernten Wörter zusammengezählt und die richtig zugeordneten nicht gelernten Wörter ebenfalls.

Beim abschließenden achten Schritt geht es um die Erinnerung der konstruktiven Praxis. Aus dem Gedächtnis sollen alle bereits gezeichneten Figuren noch einmal auf einem leeren Blatt gezeichnet werden. Die Bewertung erfolgt analog der von Schritt fünf. Wird eine Figur nicht erinnert, kann mit neutralen Gedächtnisstützen nachgeholfen werden, beispielsweise mit der Frage: „Gab es noch andere Figuren?" Neben den in Schritt fünf gezeichneten Figuren ist auch im MMST eine Figur aus zwei Fünfecken abzuzeichnen. Auch diese soll hier gezeichnet werden und wird mit maximal 3 Punkten bewertet, wenn zwei fünfseitige Figuren gezeichnet werden, diese sich überschneiden und der sich überschneidende Teil eine Figur mit vier Seiten bildet. In der Auswertung werden die Punkte für alle konstruierten Figuren zusammengezählt.

Die Gesamtauswertung kann über das Internet erfolgen, wobei die Daten automatisch bezüglich Alter, Geschlecht und Ausbildung korrigiert werden. Sind im Bereich Gedächtnis und in einem weiteren Bereich unterdurchschnittliche Resultate erzielt worden, gelten die neuropsychologischen Kriterien eines Demenzsyndroms als erfüllt.

▶ Auf den Internetseiten der Memory Clinic in Basel können Ärzte und Psychologen den Zugang zur Online-Auswertung des CERAD beantragen. Dort finden sich auch weitere hilfreiche Materialien.

5.4 Voraussetzungen der Einrichtung für personzentrierte Haltung

Die Arbeitsbedingungen sind ein wesentlicher Einflussfaktor für das Gelingen einer personzentrierten Haltung. In Einrichtungen müssen die Voraussetzungen für gute Arbeitsbedingungen geschaffen werden, damit die Umsetzung des Expertenstandards erfolgreich verläuft. Dabei kommt den Leitungskräften eine Schlüsselrolle zu. Bereits im Rahmen der Stellenausschreibungen kann der Wunsch nach einer bestimmten Haltung potenzieller Mitarbeitender formuliert werden. Das Bewerbungsgespräch kann dann dazu genutzt werden zu überprüfen, ob die Einstellung des Bewerbers mit der gewünschten Einstellung weitgehend übereinstimmt. Diese sollte im weiteren Verlauf der Einarbeitung immer im Blick behalten werden, und der Umgang mit Menschen mit Demenz während der Probezeit sollte regelmäßig beurteilt werden.

Leitungskräften muss bewusst sein, dass eine personzentrierte Haltung den personzentrierten Umgang mit den Mitarbeitenden einschließt. Ein verlässlicher Dienstplan kann ein Baustein für eine personzentrierte Haltung gegenüber Mitarbeitenden sein. Die Bereitstellung einer ausreichenden Zahl gut qualifizierter Mitarbeitender zur personzentrierten Versorgung der Menschen mit Demenz in jeder Schicht stellt einen weiteren Baustein für die personzentrierte Haltung gegenüber Mitarbeitenden dar. Auch in Mitarbeiterjahresgesprächen kann eine personzentrierte Haltung zum Ausdruck gebracht werden, wenn dabei die Wertschätzung des Mitarbeitenden im Vordergrund steht. Die Gestaltung des Arbeitsumfeldes hat ebenfalls einen großen Einfluss darauf, ob eine personzentrierte Pflege überhaupt möglich ist. Die Bereitstellung geeigneter Räumlichkeiten und von Gegenständen für Beschäftigungsangebote spielen dabei eine Rolle.

Auch die Gestaltung der gesamten Einrichtung als personzentriertes Umfeld ist wichtig. Ermöglicht die Gestaltung Begegnungen und Kontakte sowie ausreichend Bewegungsmöglichkeiten, kann eine personzentrierte Versorgung leichter gelingen. Die Anregung der Sinne durch die Gestaltung der Räumlichkeiten ist hilfreich, um allen Beteiligten eine angenehme Atmosphäre zu schaffen, in der Bedürfnisse erkannt und erfüllt werden können (Staudacher 2018).

5.5 Fachkräftewissen

Pflegefachkräfte müssen über umfangreiches Wissen verfügen, um bei Menschen mit Demenz den Unterstützungsbedarf in der Beziehungsgestaltung zu erkennen und geeignete Maßnahmen zu planen sowie eine fundierte Beratung für Angehörige anbieten zu können. Die verschiedenen Ebenen der Kommunikation müssen sie ebenso kennen wie Kommunikationstechniken (Abschn. 5.5.1). Wissen über die unterschiedlichen Formen der Demenz, (vermutete) Ursachen, Prophylaxemaßnahmen und Verlaufsformen ist erforderlich (Abschn. 5.5.2). Vielfältige Medikamente zeigen bei Menschen mit Demenz unerwünschte Arzneimittelwirkungen (Abschn. 5.5.3). Wissen über Teams und Teamzusammenarbeit sind hilfreich für die interdisziplinäre Gestaltung der Versorgung der Menschen mit Demenz (Abschn. 5.5.4). Spezielle Weiterbildungen für Pflegefachkräfte gibt es inzwischen in großer Zahl und Art. Einsatzmöglichkeiten von Pflegefachkräften mit spezieller Weiterbildung werden in Abschn. 5.5.5 skizziert.

Die in der Folge dargestellten Inhalte erheben keinen Anspruch auf Vollständigkeit, sondern sollen einen Einstieg in das jeweilige Themengebiet bieten.

5.5.1 Verbale, paraverbale und nonverbale Interaktion und Kommunikation

Eines der wohl bekanntesten Modelle der Kommunikation ist das Kommunikationsquadrat von Friedemann Schulz von Thun (1981), besser bekannt unter dem Begriff Vier-Ohren-Modell. Schulz von Thun beschreibt Kommunikation als das Senden einer Nachricht vom Sender zum Empfänger.

Jede Mitteilung, die ich von mir gebe, enthält vier Botschaften: Es gibt die *Sachinformation*, worüber ich informiere. Für die Mitteilung des Sachinhalts gelten drei Kriterien. Die Mitteilung kann wahr oder falsch sein. Sie kann relevant oder irrelevant für das Gesprächsthema sein, und drittens kann die Mitteilung hinlänglich oder unzureichend sein. Der zweite Bereich ist die *Selbstkundgabe*. Mit jeder Information, die ich von mir gebe, gebe ich auch etwas von meiner Persönlichkeit, von meinen Werten und Ansichten preis. In welchem Verhältnis ich zu meinem Gegenüber stehe, wird mit dem *Beziehungshinweis* vermittelt. Auch wenn ich diese Information nicht weitergeben möchte, „verraten" Tonhöhe, Mimik, Gestik, Körperhaltung, aber auch einzelne Formulierungen den Sendenden fast immer. Mit *Appell* ist die Mitteilung gemeint, was ich beim Gegenüber mit dem Gesagten erreichen will. Der Appell wird nicht immer offen gesandt, manchmal auch unbewusst.

Der Sendende der Botschaft spricht gemäß Schulz von Thun also mit vier Schnäbeln, und der Empfänger der Botschaft hört mit vier Ohren. Dabei kann es zu diversen Missverständnissen kommen, wenn der Empfänger ein anderes Ohr in den Vordergrund stellt als der Schnabel, mit dem gesprochen wurde. Ein klassisches Beispiel ist die Mitteilung eines Beifahrers, die Ampel sei grün. Welche Missverständnisse dabei je nach Konstellation von Beifahrer und Fahrer entstehen können, bleibt der Fantasie (oder Erfahrung) jedes Lesers und jeder Leserin überlassen (Schulz von Thun 1981). Mit diesem Modell können viele (misslungene) kommunikative Situationen erklärt werden. In der Kommunikation mit Menschen mit Demenz werden die Selbstkundgabe und der Beziehungshinweis besonders wichtig. Menschen mit Demenz spüren oft, ob jemand authentisch ist oder nicht.

Ebenso bekannt ist zumindest eines der Axiome von Paul Watzlawicks Modell der Kommunikation. Paul Watzlawick, Janet Beavin und Don Jackson haben Ende der 1960er-Jahre fünf Axiome zur Kommunikation aufgestellt (Watzlawick et al. 2016):

1. Man kann nicht *nicht* kommunizieren.
2. Jede Kommunikation hat einen Inhalts- und einen Beziehungsaspekt.

3. Kommunikation ist immer Ursache *und* Wirkung.
4. Menschliche Kommunikation bedient sich analoger und digitaler Modalitäten.
5. Kommunikation ist entweder symmetrisch oder komplementär.

Gemäß dem *ersten Axiom* findet bereits Kommunikation statt, auch wenn nichts gesagt wird. Ob durch Gestik, Mimik, Körperhaltung oder einfach durch die Tatsache, dass verbal nichts mitgeteilt wird, werden bereits diverse Informationen an das Gegenüber gesendet.

Das *zweite Axiom* besagt, dass der Beziehungsaspekt der Aussage immer den Inhaltsaspekt übersteigt. Stimmt die Beziehung zweier Gesprächspartner aus welchen Gründen auch immer nicht, wird die Inhaltsebene zweitrangig. Dabei kann es auch dazu kommen, dass beispielsweise die Argumente einer Person, zu der die Beziehung gestört ist, für mich weniger Gewicht haben als die Argumente einer Person, zu der eine intakte Beziehung besteht.

Dem *dritten Axiom* zufolge hat jede Kommunikation eine Wirkung auf das Gegenüber. Sie ist aber immer zugleich auch Wirkung der vorhergehenden Kommunikation und der Beziehung zwischen den Gesprächspartnern. Eine Aussage, die getroffen wird, stellt dann die Ursache für die folgende Kommunikation dar. Kommunikation verläuft in einem geschlossenen Kreis, in dem sich Ursache und Wirkung gegenseitig bedingen und aus dem es kein Entkommen gibt, solange beide Gesprächspartner in der Logik gefangen bleiben.

Die digitale Kommunikation umfasst Satzbau, Wörter, Gestik, Mimik, Körperhaltung. Diese Syntax kann unterschiedliche Bedeutungen aufweisen, je nachdem in welchem Zusammenhang und unter welchen Voraussetzungen sie gezeigt wird. Erst durch die analoge Kommunikation, die Semantik, das Verstehen des Zusammenhangs, wird die Bedeutung der Botschaft klar *(viertes Axiom)*.

Beim *fünften Axiom* wird die Symmetrie oder Komplementarität der Kommunikation postuliert: Beide Gesprächspartner bewegen sich entweder auf der gleichen Kommunikationsebene, Unterschiede sind minimal. Komplementäre Kommunikation findet hingegen zwischen nicht gleich gestellten Personen statt. Das kann beispielsweise zwischen Lehrern und Schülern oder zwischen Eltern und Kindern der Fall sein. Herrscht zwischen Erwachsenen eine komplementäre Kommunikation vor, dann ist die Beziehung zwischen den Gesprächspartnern gestört (Watzlawick et al. 2016).

Verbale Kommunikation ist der Ausdruck über Wörter, die gesprochene Sprache und der Inhalt. Die verbale Kommunikation kann zu verschiedenen Missverständnissen führen, wie oben ausgeführt. Wenn zwei Menschen die gleiche Sprache sprechen, heißt das noch lange nicht, dass sie sich verstehen. Der aktive Wortschatz, den wir täglich benutzen, besteht meist nur aus wenigen Tausend Wörtern. Insgesamt gibt es in der deutschen Sprache nach einer Schätzung der Duden-Redaktion zwischen 300.000 und 500.000 Wörtern. Von wie vielen jeder Einzelne die Bedeutung kennt, ist kaum zu sagen. Schon daraus können also viele Missverständnisse resultieren. Die einzelnen Wörter werden zu Sätzen zusammengebaut, die einer vorgegebenen Grammatik entsprechen. Damit lauern neue Gefahren für Missverständnisse, beispielsweise wenn die unterschiedliche Betonung der Wörter innerhalb eines Satzes dem Satz eine andere Bedeutung gibt. Ein gutes Beispiel dafür ist der (geschrieben eindeutig zu verstehende) Satz: „Wir essen jetzt, Opa!"

Diverse Bereiche des Gehirns sind an der Produktion der Sprache und am Sprachverständnis beteiligt. Überwiegend befinden sich diese bei einem Rechtshänder in der linken Hemisphäre (Hälfte unseres Großhirns), bei einem Linkshänder in der rechten Hemisphäre. Bildgebende Verfahren erkennen zunehmend genauer die Beteiligung weiterer Hirnregionen an der Sprachentstehung, Sprachverarbeitung und der Verarbeitung nonverbaler und paraverbaler Anteile (Leuthe 2012).

Nonverbale Kommunikation (Röhner und Schütz 2016) umfasst die stimmunabhängigen Bereiche der Kommunikation. Das sind in erster Linie Mimik, Gestik und Körperhaltung. Wie sich der Augenkontakt während des Sprechens gestaltet, gehört ebenfalls zur nonverbalen Kommunikation. Der willentlichen Steuerung weitgehend entzogene Aspekte wie Erröten oder Schwitzen sind ihrerseits Teil der nonverbalen Kommunikation. Berührungen bei der Begrüßung (Hände schütteln, Nasen aneinanderreiben) und während des Gesprächs, beispielsweise das Anfassen am Oberarm, fallen ebenso darunter wie der gewählte Abstand zwischen kommunizierenden Menschen. Viele Signale werden auch über die Bekleidung, Frisur, Schmuck und Körperbemalung ausgesendet.

Bei der *paraverbalen Kommunikation* handelt es sich um den nicht sprachlichen Anteil, der mit der Stimme produziert wird. Dazu gehört die Stimmlage, also wie hoch oder tief gesprochen wird, aber auch andere Charakteristika der Stimme im Gespräch, beispielsweise Zittern. Die Lautstärke oder Betonung der Stimme ist ein weiterer Bestandteil der paraverbalen Kommunikation, ebenso wie die Geschwindigkeit, mit der gesprochen wird (Sprechtempo) und die deutliche oder undeutliche Artikulation der einzelnen Wörter. Die Sprachmelodie beschreibt, ob die Stimme singend, eintönig oder anderweitig moduliert wird (Stangl 2019).

Zur sinnvollen Gesprächsführung bedarf es der Sprachkompetenz. Leuthe gibt sechs Empfehlungen zum Sprechen mit Menschen mit Demenz (2012):

- Blickkontakt aufnehmen und halten
- Mit Namen ansprechen
- In kurzen, nicht verschachtelten Sätzen sprechen
- Einfache, klare, präzise Sprache nutzen
- Gelassen und ruhig sprechen und kleine Pausen zwischen den Sätzen einbauen
- Pflegehandlungen mit Sprechen begleiten

Zwei weitere Grundhaltungen zum Sprechen mit Menschen mit Demenz (Specht-Tomann und Tropper 2011) sind:

- Wiederholungen des Gesagten
- „Wer, wie, wo, was" nutzen; „warum" vermeiden

Ein Gespräch mit einem Menschen mit Demenz zu führen setzt diverse, oft unbewusste Fähigkeiten voraus. Bei jeder Kommunikation werden ungeschriebene Regeln befolgt. Die Gesprächspartner gehen aufeinander ein und sind im Dialog miteinander. Das ist etwas qualitativ völlig anderes als das Äußern von Aufforderungen. Beispielsweise kann es im Rahmen der Grundpflege leicht geschehen, dass kein Gespräch stattfindet, sondern eine Aneinanderreihung von Aufforderungen ausgesprochen wird. Ob ein wirkliches Gespräch stattfindet, fällt einem nicht am Gespräch beteiligten Beobachter viel eher auf als den Gesprächspartnern selbst und lässt sich wie folgt festmachen: Die Gesprächspartner gehen aufeinander ein oder, wie Leuthe (2012) es formuliert, stellen sich in Tempo und Form aufeinander ein. Besonders im Gespräch mit Menschen mit Demenz ist es von entscheidender Bedeutung, authentisch zu sein. Dann passen verbale, nonverbale und paraverbale Signale zueinander und es findet eine innere Hinwendung zum Gesprächspartner statt.

Der geringste Anteil an Informationen in einem Gespräch wird über den verbalen Ausdruck mitgeteilt. Paraverbale und vor allem nonverbale Anteile enthalten wesentlich mehr Informationen. Diese Anteile nimmt der Mensch mit Demenz oft sehr feinfühlig wahr, auch wenn er das vielleicht nicht mehr äußern kann.

Die Sprachfähigkeit von Menschen mit Demenz wird nach und nach geringer, die Wörter fehlen, die Sätze werden immer kürzer. Der aktive Wortschatz wird stark eingeschränkt. Unterschiedliche Begriffe werden allgemein als „das", „es", „Ding" oder Ähnliches bezeichnet. Das führt gelegentlich zu merkwürdigen Satzkonstruktionen, die voller „Dings" und „es" und ohne spezielles Wissen des Zuhörers nicht verständlich sind.

Auch das Sprachverständnis geht nach und nach verloren. Kompliziert gebaute, ineinander verschachtelte Sätze können nicht mehr verstanden werden. Ironie wird nicht als solche erkannt. Sätze, die mehrere Informationen hintereinander enthalten, können nicht sinnvoll in die einzelnen Bestandteile zerlegt werden.

Meist wird nur die letztgenannte Information verstanden und eventuell umgesetzt. Daher lautet die Empfehlung, in kurzen Sätzen zu sprechen, die jeweils nur *eine* Information enthalten.

Kann ein längerer Sachverhalt oder ein ganzer Satz nicht mehr zugeordnet und verknüpft werden, beginnen einzelne Wörter mehr Gewicht zu erhalten. Aus dem Zusammenhang gerissene Wörter können aber andere Bedeutungen annehmen und unbeabsichtigte Gefühle auslösen. Bei den „Teekesselchen" ist das der Fall. Beispielsweise kann „Bienenstich" die Erinnerung an eine leckere Schlemmerei aus der Konditorei heraufbeschwören oder das schmerzliche Erlebnis bei einem Ausflug an den See (Leuthe 2012).

Ein Gespräch bezieht sich immer auch auf die Vergangenheit, denn jede Aussage, jedes Gefühl, jeder vom Gesprächspartner ausgesandte Eindruck erzeugt Erinnerungen und lässt früher erlebte Gefühle entstehen. Das aktuell Gehörte wird immer mit früher Erlebtem verknüpft und in Beziehung gesetzt. Sprache kann Geborgenheit und Sicherheit vermitteln. Aufsagen von Gedichten und Reimen, die in der Kindheit gelernt wurden, schafft oft Vertrauen, ebenso das gemeinsame Singen von altbekannten Liedern (Abschn. 5.10.10).

In der Kommunikation mit Menschen mit Demenz kann die Stellung, die dem Zuhören beigemessen wird, gar nicht groß genug sein. Wirklich zuzuhören und alle Nuancen des Inhalts, der para- und nonverbalen Mitteilungen zu registrieren ist eine hohe Kunst (Abschn. 5.8.1).

Specht-Tomann und Tropper (2011) nennen vier grundsätzliche Aspekte, wenn man auf einer Reise in die Innenwelt von Menschen mit Demenz ans Ziel gelangen möchte:

- *Einfühlungsvermögen* – empathisches Empfinden als Grundhaltung
- *Geduld* – es braucht oft sehr lange, bis eine echte Vertrauensbasis entstanden ist.
- *Zeit* – alte Menschen haben viel erlebt, und diese „Zeitreise" zurück in die Jugend und Kindheit dauert oft Stunden.
- *Mut*, sich auf eine Lebensgeschichte einzulassen, die vielleicht abgrundtief grausam und dunkel, schrecklich und abstoßend sein kann

Leuthe (2012) geht auf die *Wichtigkeit von Pausen im Gespräch* ein. Besonders bei der Kontaktaufnahme ist es nach ihrer Aussage wichtig, ausreichend Zeit für eine Reaktion des Menschen mit Demenz einzuplanen. Da die Geschwindigkeit der Reaktion von Menschen mit Demenz nach und nach abnimmt, variiert die Länge der Pause individuell. Also lohnt es sich, Menschen mit Demenz Zeit zu geben, ihren Kopf zu wenden, um zu sehen, wer da ist, und eine Reaktion abwarten. Das kann eine verbale Antwort, ein Lächeln oder Nicken sein.

Im Gespräch kann es sinnvoll sein, *Worte mehrfach* zu *wiederholen*. Das kann die Anrede sein, aber auch die Lenkung der Aufmerksamkeit auf einen Gegenstand kann immer wiederholt werden, beispielsweise während eines Spaziergangs auf ein Tier oder blühende Blumen. Das Gesprächsthema ist so vielfältig, wie es Menschen gibt: Die Vergangenheit kann ein gutes Thema sein, aber vielleicht nicht immer. Jetzt, im momentanen Augenblick, geschehen Dinge, über die Menschen mit Demenz mitunter sprechen möchten und an denen sie Interesse haben; vor allem aber Dinge, an denen sie sich jetzt erfreuen können (Abschn. 5.10.2).

5.5.2 Demenzformen

Die folgenden Ausführungen orientieren sich hauptsächlich an der S3-Leitlinie Demenz (Deuschl und Maier 2016) und an den Darstellungen der Alzheimer Forschung Initiative e. V.

Unter dem Begriff Demenz werden über 50 verschiedene Krankheitsbilder subsumiert. Demenzen sind Erkrankungen des Gehirns, die mit Einbußen im Bereich Gedächtnis, Denken, Orientierung, Auffassung, Rechnen, Lernfähigkeit, Sprache, Sprechen und der Entscheidungsfähigkeit einhergehen.

Hinzu treten funktionelle Störungen, wie beispielsweise zunehmende Unselbstständigkeit in Alltagsverrichtungen oder eine Harn- und Stuhlinkontinenz. Verhaltensauffälligkeiten sind ebenfalls weit verbreitete Begleiterscheinungen, etwa Lauftendenzen, wahnhafte Störungen und Ängste.

Die am häufigsten auftretende Demenz ist die Alzheimer-Demenz mit etwa 50–65 % aller Erkrankungen. Bei der Alzheimer-Demenz treten Ablagerungen von amyloiden Plaques zwischen den Nervenzellen auf. Dabei ist der Abbauprozess der Amyloide gestört, wodurch sich diese im Gehirn anreichern und zu Plaques zusammenlagern. Innerhalb der Nervenzellen bilden sich verdrehte Fasern aus Tau-Protein. Das Tau-Protein ist bei der Alzheimer-Demenz chemisch durch Anlagerung von Phosphatgruppen verändert, sodass es sich zu Fasern zusammenlagert. Weil es seine normale Funktion nicht mehr ausführen kann, wird die Erregungsleitung gestört, die Nervenzellen können ihrer Funktion nicht mehr nachkommen und sterben ab (Alzheimer Forschung Initiative e. V. 2019).

Die Entstehung dieser Veränderungen ist bisher nicht in allen Einzelheiten verstanden, und es konnte bisher auch nicht zweifelsfrei geklärt werden, ob sie die Ursache der Erkrankung sind. Die Folge davon sind auf jeden Fall Störungen der Synapsen im Gehirn, die für die Erregungsleitung verantwortlich sind. Letztlich sterben Nervenzellen ab. Überwiegend betroffen sind die Großhirnrinde und der Hippocampus. In diesen Regionen werden Gedächtnis, Sprache, Denken und Orientierung verortet.

Die Alzheimer-Demenz wird meist in drei Phasen eingeteilt: Gedächtnisstörungen sind die ersten Anzeichen für eine Alzheimer-Demenz. Hinzu kommen Störungen der Sprache, wie beispielsweise Störungen der Wortfindung, der Orientierung, der Wahrnehmung und der Fähigkeit, in die Zukunft zu planen. Damit geht der beginnende Verlust von Alltagsfähigkeiten einher, womit der Rückzug aus der Gesellschaft beginnt. Dies wird als das frühe Stadium oder als leichte Demenz bezeichnet, verbunden mit einem Ergebnis beim Mini-Mental Status Test (MMST) von 20–26 Punkten (Alzheimer Forschung Initiative e. V. 2019).

Im mittleren Stadium oder bei mittelschweren Demenz (MMST: 10–19 Punkte) bestehen zusätzlich Einschränkungen im Langzeitgedächtnis. Auch vertraute Menschen werden nicht immer erkannt. Die Orientierung lässt deutlich in allen vier Qualitäten nach. Selbst in der eigenen Wohnung ist die Orientierung kaum noch möglich, einfache Alltagsaktivitäten können nicht mehr allein bewältigt werden. Durch den zunehmenden Verlust der Erinnerung und eine immer ärmere Sprache können kaum noch Episoden aus dem Leben erzählt werden. Häufig werden in diesem Stadium ausgeprägte Lauftendenz und innere Unruhe beobachtet. Verhaltensauffälligkeiten wie Aggression, Misstrauen, Beschuldigen anderer, Gereiztheit und Nervosität sind typische Erscheinungen (Alzheimer Forschung Initiative e. V. 2019).

Im Stadium der schweren Demenz (MMST: weniger als 10 Punkte) nehmen die körperlichen Symptome zunehmend mehr Raum ein. In diesem Stadium tritt sehr häufig Inkontinenz (Harn und Stuhl) auf. Die Mobilität ist stark eingeschränkt, es kann schnell zu Kontrakturen kommen. Es werden kaum noch Wörter gebildet, es wird eher lautiert. Kauen, Schlucken und letztendlich Atmen fallen immer schwerer (Alzheimer Forschung Initiative e. V. 2019).

Die vaskuläre Demenz wird durch Durchblutungsstörungen des Gehirns verursacht. Zwischen 15 und 20 % aller Demenzen sind vaskulär bedingt. Gründe dafür können ein schwerer Apoplex oder kleine Multiinfarkte sein. Ist die Ursache ein Schlaganfall, können die Symptome plötzlich auftreten (Deuschl und Maier 2016; Maier 2011). Bedingt durch kleine Multiinfarkte kommt es eher schleichend zu Veränderungen. Die Symptome sind etwas anders als bei der Alzheimer-Demenz, hier bleibt das Gedächtnis länger erhalten. Zuerst zeigen sich Orientierungsschwierigkeiten, Einschränkungen im Bereich der Sprache, und die Aufmerksamkeitsspanne verringert sich.

Die Grunderkrankungen und Risikofaktoren können therapiert werden und entsprechen der Prophylaxe von Schlaganfällen: Wichtigste Maßnahmen sind: Hypertonie senken, Blutfettwerte normalisieren, Übergewicht sowie

Rauchen reduzieren und die Blutzuckerwerte in engem Rahmen halten (Alzheimer Forschung Initiative e. V. 2019).

Häufig tritt eine Kombination aus Alzheimer-Demenz und vaskulärer Demenz auf.

Die frontotemporale Demenz oder der Morbus Pick tritt meist zwischen dem 50. und 60. Lebensjahr auf und betrifft weniger als jeden zehnten Menschen mit Demenz. Im Gehirn kommt es zu Ablagerungen sogenannter Pick-Körper. Bei der frontotemporalen Demenz stehen Verhaltensauffälligkeiten im Vordergrund. Hinzu kommen Persönlichkeitsveränderungen, soziale Normen werden nicht mehr eingehalten, es kann zu unangemessenem Verhalten und mitunter zu stark aggressivem Verhalten kommen. Die Essgewohnheiten ändern sich häufig gravierend, und nicht essbare Dinge werden in den Mund gesteckt. Erst im späten Stadium treten Gedächtnisprobleme und eine nachlassende Sprachfähigkeit hinzu.

Die Lewy-Körper-Demenz betrifft ebenfalls weniger als jeden zehnten Menschen mit Demenz. Auch hier lagern sich Eiweiße (Lewy-Körper) im Gehirn ab. Auffallend ist eine starke Schwankung der kognitiven Fähigkeiten, die sowohl im Tagesverlauf als auch über längere Zeiträume hinweg auftreten kann. Visuelle Halluzinationen und Einschränkungen in den Alltagsaktivitäten kommen hinzu. Das Auftreten typischer Parkinson-Symptome wie Tremor und Rigor ist häufig und führt zu verstärkter Sturzneigung.

Die Demenz bei bestehendem Morbus Parkinson beginnt schleichend mit langsamer Progression. Sie tritt im Verlauf einer Parkinson-Erkrankung häufig auf. Die Aufmerksamkeit ist beeinträchtigt, und Planungen in die Zukunft sind stark eingeschränkt. Auch in den Alltagsaktivitäten treten Defizite auf. Es kommt zu Apathie, Persönlichkeitsveränderungen und Stimmungsschwankungen. Auch visuelle Halluzinationen und wahnhaftes Verhalten können vorkommen.

Diverse andere sehr selten vorkommende Formen haben meist somatische Krankheiten als Ursache und sind nach Behandlung der Grunderkrankung teilweise oder vollständig reversibel (Deuschl und Maier 2016; KBV 2015).

5.5.3 Wirkungsweise von Medikamenten auf Menschen mit Demenz

Zur Behandlung der *Alzheimer-Demenz* sind momentan zwei Wirkstoffgruppen zugelassen:

Die Acetylcholinesterase-Hemmer (Rivastigmin, Donezipil, Galantamin) verlangsamen den Abbau von Acetylcholin im Gehirn. Dadurch steigt die Konzentration von Acetylcholinesterase im Gehirn an, wodurch sich kognitive Funktionen verbessern können. Auch Alltagsaktivitäten können besser ausgeführt werden. Diese Medikamente sind zugelassen für die Behandlung bei leichter bis mittlerer Demenz. Bei über 10 % der Patienten treten folgende Nebenwirkungen auf (Deuschl und Maier 2016; Alzheimer Forschung Initiative e. V. 2019):

- Erbrechen
- Übelkeit
- Schwindel
- Appetitlosigkeit
- Diarrhö
- Kopfschmerzen

Memantin verhindert, dass Glutamat in die Nervenzellen einströmen kann. Auch hierdurch können sich kognitive Funktionen und Alltagsaktivitäten verbessern. Das Medikament ist für die Behandlung mittlerer bis schwerer Demenz zugelassen und bei weniger als 10 % der Patienten treten folgende Nebenwirkungen auf (Deuschl und Maier 2016; Alzheimer Forschung Initiative e. V. 2019):

- Schwindel
- Kopfschmerz
- Obstipation
- Hypertonie
- Schläfrigkeit

Eine zusätzliche Therapie mit Ginkgo biloba ist möglich, der Nutzen jedoch wissenschaftlich umstritten (Deuschl und Maier 2016).

Bei der *vaskulären Demenz* werden die Risikofaktoren und Grunderkrankungen therapiert. Das sind beispielsweise Bluthochdruck oder erhöhte Blutfettwerte. Es liegen Anzeichen für eine Wirksamkeit von Acetylcholinesterase-Hemmern und Memantin vor. Diese beiden Wirkstoffgruppen sind jedoch für eine Therapie vaskulärer Demenz nicht zugelassen (Deuschl und Maier 2016).

Bei *Mischformen der Demenz* ist eine Therapie mit Acetylcholinesterase-Hemmern bzw. Memantin und zugleich eine Behandlung der Risikofaktoren und Grunderkrankungen einer vaskulären Demenz angeraten (Deuschl und Maier 2016).

Für die Therapie der *frontotemporalen Demenz* sind momentan keine Medikamente zugelassen.

Demenz bei Morbus Parkinson kann mit dem Acetylcholinesterase-Hemmer Rivastigmin behandelt werden. Dabei zeigen sich ebenfalls Verbesserungen der Alltagsaktivitäten und der Kognition.

Für die Behandlung der *Lewy-Körper-Demenz* gibt es keine zugelassenen antidementiven Medikamente. Die Acetylcholinesterase-Hemmer zeigen in Studien Verbesserungen im Bereich der Verhaltenssymptome.

Die Therapieempfehlungen sind der S3-Leitlinie Demenz entnommen (Deuschl und Maier 2016).

Hans Vogt (2017) diskutiert unter Zuhilfenahme diverser Studien die demenzauslösende Wirkung von Medikamenten. Grundsätzlich scheint Polypharmazie durch unbekannte Wechselwirkungen eine Gefahr für die Entstehung medikamenteninduzierter Demenz zu sein. Bei einer Gabe von mindestens fünf Medikamenten wird von Polypharmazie gesprochen.

Die Gruppe der anticholinergen Medikamente stehen im Verdacht, Symptome der Demenz auszulösen. Dazu gehören häufig eingesetzte Medikamente und Wirkstoffgruppen, wie beispielsweise Atosil, Benzodiazepine oder trizyklische Antidepressiva, aber auch frei verkäufliche Arzneimittel wie die H1-Antihistaminika oder Butylscopolamin gegen Bauchkrämpfe. Gerade die Gefahr der Kombination mit frei verkäuflichen Arzneimitteln, die häufig ohne Wissen des Hausarztes eingenommen und in stationäre Einrichtungen mitgebracht werden, wird übersehen. Ebenso finden sich Hinweise, dass der Einsatz von Levodopa Demenzsymptome auslösen kann. In dem jahrelangen Einsatz des Steroides Prednison wird ebenso ein Gefahrenpotenzial gesehen. Bei entsprechend vulnerablen Patienten eingesetzt, kann auch das Antibiotikum Moxifloxacin zu entsprechenden Symptomen führen, die nach Beendigung der Therapie erhalten bleiben. Viele Fragen zur demenzauslösenden Wirkung von Medikamenten sind noch offen, ein kritischer interdisziplinärer Blick auf die verordneten Medikamente kann zu einem sensibleren Umgang führen.

Die sogenannte PRISCUS-Liste potenziell inadäquater Medikamente für ältere Menschen sollte in der Therapie grundsätzlich beachtet werden. Diese Liste wurde 2011 erstmalig veröffentlicht. Die Zusammenstellung wurde vom Bundesministerium für Bildung und Forschung gefördert.

▶ Die PRISCUS-Liste kann unter http://priscus.net/ heruntergeladen werden.

5.5.4 Teamarbeit

Wissen über Teamentwicklung und Teamarbeit ist nützlich für eine konstruktive Zusammenarbeit. Die Zusammensetzung der Teams schwankt zwischen den Settings stark. *Im Krankenhaus* gibt es eine Vielzahl von Berufsgruppen. Neben Pflegefachkräften und Pflegekräften gehören dort die Ärzte, verschiedene Therapeuten, Psychologen, der Sozialdienst und unterschiedliche andere dazu. *Im ambulanten Bereich* sind die Pflegekräfte als Team auf sich gestellt. Der Versuch, Hausärzte und Therapeuten mit ins Team zu holen, sollte trotz aller damit verbundenen Herausforderungen versucht werden. *In der stationären Langzeitpflege* sind es neben den Pflegekräften die Beschäftigungsassistenten, Hausärzte, eventuell Fachärzte, Therapeuten und Hauswirtschaftskräfte.

Die Angehörigen nehmen in jedem Setting eine Sonderstellung ein. Sie gehören bei der Versorgung auf jeden Fall mit in die Betrachtung hinein. Inwieweit sie zum Team gerechnet werden, muss jede Einrichtung für sich klären.

Die Vielzahl der Akteure zeigt schon auf, dass es für die Pflegefachkräfte, die laut Expertenstandard die Koordination zwischen den Berufsgruppen verantworten, Herausforderungen gibt. Einige Berufsgruppen werden sich möglicherweise zunächst einmal gar nicht dem Team zugehörig fühlen. Die Pflegefachkräfte müssen daher immer wieder darauf hinarbeiten, für den jeweiligen Menschen mit Demenz das zugehörige Team zusammenzustellen. Dies kann beispielsweise im Rahmen der Fallbesprechungen geschehen.

Erste Voraussetzung für Teamarbeit ist, dass sich alle Teammitglieder kennen und wissen, dass für die Koordination der Aufgaben bei Menschen mit Demenz die jeweils zuständige Pflegefachkraft verantwortlich ist. Dies muss in der entsprechenden Verfahrensanweisung festgelegt sein.

Ein Team muss sich zuerst bilden und dann nach und nach entwickeln. Immer noch ist das Mitte der 1960er Jahre von Tuckmann entwickelte Phasenmodell (1965) gebräuchlich. Es unterteilt die Teamentwicklung in vier Phasen, die allerdings nicht in einer festen Abfolge stehen, sondern zwischen denen auch hin- und hergesprungen werden kann.

Hat sich ein Team neu gebildet oder sind einige neue Mitglieder dazugekommen, befindet sich das Team in der *Testphase*. Dabei gehen die Mitglieder höflich miteinander um, sind vorsichtig, da sie die anderen Mitglieder noch nicht einschätzen können. Die Testphase ist geprägt von Verwirrung und Anspannung, erste Regeln der Zusammenarbeit beginnen sich zu etablieren. Das Verhältnis der Teammitglieder untereinander ist im Allgemeinen unpersönlich.

Die *„Nahkampfphase"* ist geprägt von Rivalitäten. Die Rollen innerhalb des Teams bilden sich jetzt heraus, und es kommt mitunter zu heftigen persönlichen Konfrontationen. Je nach Größe des Teams kann es auch zur Cliquenbildung kommen. Das Team ist in dieser Phase überwiegend mit sich selbst beschäftigt und bringt eher wenig Leistung.

In der *Regelungsphase* ist ein Konsens über Teamregeln und den allgemeinen Umgang gefunden, der schriftlich oder als stillschweigende Übereinkunft festgehalten wird. Untereinander wird Feedback gegeben, und die Aufgaben der Gruppe werden klarer. Jedes Teammitglied hat seine Rolle innerhalb der Gruppe gefunden, und eine gute Arbeitsatmosphäre stellt sich ein. Die Aufgaben der Gruppe werden besser bewältigt.

In der *Arbeitsphase* haben die Teammitglieder zur Routine gefunden. Die Arbeit erbringt gute Ergebnisse, die Teammitglieder unterstützen sich untereinander. Es herrscht eine offene Atmosphäre, neue Ideen werden diskutiert und innovative Lösungswege vorgeschlagen. Es sind persönliche Beziehungen entstanden, und es herrscht ein Klima der Wertschätzung und Anerkennung der Leistungen jedes Teammitglieds.

Diese vier Phasen stellen ein theoretisches Laborkonstrukt dar. In der Realität wird immer eine Mischung aus verschiedenen Phasen vorliegen, als Orientierung ist die Einteilung von Tuckmann aber wertvoll. Gerade in der Moderatorenrolle ist es wichtig, immer wieder zu versuchen, das Team ein Stück weit von außen zu betrachten und zu sehen, wie das Arbeitsergebnis und wie die Beziehungen innerhalb des Teams geartet sind.

Wesentlich für eine positive Teamentwicklung ist die Kommunikation im Team. Wenn sich alle Mitglieder der Gruppe dabei an den Prinzipien der Kommunikation mit den Menschen mit Demenz, wie zuhören, aussprechen lassen, wertschätzen, Gefühle erkennen und anerkennen, orientieren, können viele Hürden genommen werden. Die Kenntnis der Grundlagen der Kommunikation (Abschn. 5.1) kann immer wieder hilfreich sein.

Die Teamentwicklung muss von allen Leitungskräften unterstützt und als wichtiger Bestandteil der Arbeit gesehen werden. Sich widersprechende Konzepte zur

Teamentwicklung sind kontraproduktiv und führen zu Verunsicherung aller Beteiligten. Sollte es massive Schwierigkeiten innerhalb eines Teams geben, ist es immer angeraten, mit professioneller externer Unterstützung zu arbeiten.

5.5.5 Aufgaben einer gerontopsychiatrischen Fachkraft/einer Fachkraft für Demenz im Krankenhaus

Der Expertenstandard (DNQP 2018) fordert auf drei Ebenen ein definiertes Qualifikationsniveau:

1. Fortbildungen für alle Mitarbeitenden in der Versorgung (Abschn. 8.2)
2. Demenzspezifische Zusatzausbildung von mindestens einer Pflegefachkraft pro Arbeitsbereich, in dem Menschen mit Demenz versorgt werden (pro Station oder Wohnbereich)
3. Koordination durch eine/n Verantwortliche/n auf Managementebene, verantwortlich für die fachliche Weiterentwicklung der Gesamteinrichtung und die gerontopsychiatrischen Aktivitäten

Die *Weiterbildungen zur gerontopsychiatrischen Fachkraft* sind sehr unterschiedlich strukturiert. Es gibt keine einheitlichen Standards der Inhalte, die in der Weiterbildung unterrichtet werden. Der Umfang beträgt 160–600 Unterrichtseinheiten und kann innerhalb eines Monats oder in bis zu 2 Jahren durchgeführt werden. Inhalte oder Aspekte, die bei den meisten Anbietern vermittelt werden, sind:

- Kenntnisse über verschiedene Demenzformen
- Umgang mit herausforderndem Verhalten
- Abgrenzung anderer Krankheitsbilder
- Medikamentenkunde
- Angehörigenarbeit
- Kommunikation
- Handlungskonzepte zum Umgang mit Menschen mit Demenz (z. B. Validation, Snoezelen)
- Förderung der Lebensqualität
- Ggf. Hospitation und Abschlussarbeit

Die *Weiterbildung zur Fachkraft für Demenz im Krankenhaus* ist ebenfalls sehr unterschiedlich strukturiert. Die Alzheimer Gesellschaft Niedersachsen e. V. (2011) hat ein Curriculum einer 160-stündigen Weiterbildung mit folgenden acht Themengebieten entwickelt, an dem sich Weiterbildungsträger orientieren können:

- Beobachtung und (Selbst-)Wahrnehmung
- Demenz und Delir
- Verstehen und Annehmen
- Menschen mit demenziellen Einschränkungen im Krankenhaus
- Beispiele guter Praxis – Erarbeitung eigener Lösungsansätze
- Kontakt und Umgang mit demenziell eingeschränkten Menschen
- Zusammenarbeit mit den Angehörigen
- Hospitation und Praxisreflexion

Die Aufgabenfelder von *Demenzbeauftragten im Krankenhaus* werden auf der Internetseite Wegweiser Demenz (2019) des Bundesministeriums für Familie, Senioren, Frauen und Jugend wie folgt beschrieben:

- An einer ganzheitlich ausgerichteten Versorgung mitzuwirken, die sich an den besonderen Bedürfnissen von Patienten mit Demenz orientieren
- Dazu mit verschiedenen Fachabteilungen des Krankenhauses zusammenzuarbeiten
- Entsprechende Projekte, Arbeitskreise oder Qualitätszirkel im Krankenhaus einzuführen und zu begleiten
- Krisen vorzubeugen und im Krisenfall zu intervenieren
- Angehörige, Pflegekräfte und Ärzte zu beraten
- Mitarbeiterinnen und Mitarbeiter zu schulen und zu Multiplikatoren zu machen
- Dokumentation und Überleitungsmanagement weiterzuentwickeln und zu verbessern
- Ehrenamtliche für die direkte Patientenbegleitung zu schulen
- Informationsveranstaltungen durchzuführen

▶ **Praxistipp** Auf der Homepage der Alzheimer Gesellschaft Niedersachsen e. V. https://www.alzheimer-niedersachsen.de/ kann sowohl das Curriculum für die 160-stündige Weiterbildung als auch ein Curriculum für eine 14-stündige Schulung für alle Mitarbeitenden – die dann durch die Demenzbeauftragten durchgeführt werden kann – heruntergeladen werden.

Der Einsatz von Demenzbeauftragten im Krankenhaus oder von gerontopsychiatrischen Fachkräften in der Betreuung im Bereich des SGB XI kann ähnlich gestaltet werden. Inwieweit ein persönlicher Kontakt zu Menschen mit Demenz in der direkten Pflege besteht oder überwiegend administrative Aufgaben und Begleitungen übernommen werden, kann durch eine entsprechende Stellenbeschreibung festgelegt werden. Weitere Aufgaben, die übernommen werden können, sind:

- Fachliche Begleitung des interdisziplinären Teams
- Fortbildungen für alle Berufsgruppen
- Moderation von Fallbesprechungen (Abschn. 8.4)
- Moderation von Reflexionsrunden (Abschn. 8.6)
- Unterstützung bei der Dokumentation

Beispiel

Ein Beispiel für anleitende Tätigkeiten Demenzbeauftragter im Krankenhaus:
  Die Hauswirtschaftskraft wartet vor dem Patientenzimmer, in dem die Demenzbeauftragte in der Versorgung tätig ist. Die Hauswirtschaftskraft bejaht die Frage „Wartest du auf mich?" der Demenzbeauftragten und teilt ihr mit, dass der Patient in Zimmer 13 immer nach ihr rufen würde, sie verstehe nicht, was er wolle. Die Demenzbeauftragte geht zu dem Patienten in Zimmer 13, der bei Eintritt sein Rufen einstellt. Nach einem kurzen Moment der beruhigenden Ansprache verlässt die Demenzbeauftragte das Patientenzimmer wieder, und der Patient beginnt augenblicklich wieder zu rufen. In einem kurzen Gespräch mit der Hauswirtschaftskraft erklärt die Demenzbeauftragte mögliche Gründe für das ständige Rufen des Patienten, etwa Angst und Unsicherheit in der ungewohnten Umgebung. Da der Patient sich verbal nicht verständlich ausdrücken kann, liegt die Verständigungsschwierigkeit nicht an den geringen Deutschkenntnissen der Hauswirtschaftskraft, wie diese erst vermutet hat. Ein kurzer gemeinsamer Besuch beim Patienten mit Demenz führt augenblicklich wieder zu einer Ruhephase. Am nächsten Tag berichtet die Hauswirtschaftskraft, sie gehe immer wieder mal zu dem Patienten in Zimmer 13 und er beruhige sich daraufhin immer gleich und freue sich scheinbar sogar, sie zu sehen. Das fände sie richtig schön!

Eine Pflegefachkraft übernimmt die Koordination der Weiterentwicklung in der Organisation. Die Einrichtung spezieller Zirkel zur Weiterentwicklung der Gesamteinrichtung ist ebenso möglich wie die Integration in bestehende Besprechungen, beispielsweise einen Qualitätszirkel. Zur Weiterentwicklung der Gesamteinrichtung im Bereich Versorgung von Menschen mit Demenz können folgende Elemente zählen:

- Kontinuierliche Überprüfung der Konzepte und Verfahrensanweisungen
- Auswertung der Mitarbeitervisiten
- Auswertung der Pflegevisiten
- Auswertung der Fallbesprechungen
- Auswertung durchgeführter Informationen, Schulungen, Beratungen
- Planung und Durchführung von Fortbildungen
- Auswertung der Fortbildungen
- Auswertung der Anzahl der Pflegefachkräfte mit Zusatzausbildung im Bereich Demenz
- Anregung von Zusatzausbildungen im Bereich Demenz
- Auswertung von Einarbeitungschecklisten
- Auswertung der Angebote zur Beziehungsgestaltung
- Ergebnisdarstellung
- Ideenentwicklung

5.6 Das personzentrierte Konzept

Im Expertenstandard wird die Erstellung eines personzentrierten Konzepts gefordert. Das Konzept soll mindestens fünf Elemente enthalten:

- Beschreibung personzentrierter Pflege
- Zielgruppen
- Settingspezifische Besonderheiten in der Beziehungsförderung und -gestaltung
- Regelungen von Strukturen und Prozessen
- Erwartbare Ergebnisse

Die konkrete Beschreibung, was die Einrichtung unter personzentrierter Pflege versteht, steht am Anfang des Konzepts. Dabei können verschiedene Ansätze personzentrierter Pflege dargestellt werden. Dazu kann beispielsweise der personzentrierte Ansatz von Kitwood dargestellt werden (Abschn. 5.4). Es gibt aber auch weitere Ansätze, die Personzentrierung beinhalten und die beschrieben werden können. Dazu zählen DCM und der von Booker entwickelte VIPS-Ansatz. Auch das Realitäts-Orientierungs-Training kann dargestellt werden, ebenso wie die Validation.

Welche Zielgruppen mit dem Konzept angesprochen werden sollen, muss die Einrichtung festlegen. Das können neben den Menschen mit Demenz und den Mitarbeitenden auch Angehörige sein. Ehrenamtliche Mitarbeitende können gegebenenfalls gesondert betrachtet werden. Zu jeder Zielgruppe kann kurz dargelegt werden, welches ihre spezifischen Aufgaben sind bzw. wie sie in die Versorgung eingebunden werden. Die Beschreibung der interdisziplinären Teamarbeit ist dabei ebenfalls erforderlich.

Bei den settingspezifischen Besonderheiten können die Angebote zur Beziehungsförderung und -gestaltung dargestellt werden und die Art, wie diese in der Einrichtung umgesetzt werden. Auch Kooperationen in das Gemeinwesen hinein können dort erläutert und dargestellt werden.

Strukturen und Prozesse zur Beziehungsgestaltung werden anschließend aufgezeigt. Dabei ist auch auf die interdisziplinäre Verfahrensanweisung einzugehen, die die Aufgaben der einzelnen Berufsgruppen regelt. Ferner ist die klare Zuweisung der Verantwortung einer Pflegefachkraft als kontinuierlicher Ansprechpartner für den Menschen mit Demenz und seine Angehörigen hier zu regeln. Das ist im Idealfall die Pflegefachkraft, die auch die Dokumentation erstellt und den Pflegeprozess koordiniert. Hier ist nochmals festzulegen, wie sichergestellt wird, dass alle an der Versorgung Beteiligten ausreichende und für sie relevante Informationen zeitnah erhalten.

Abschließend werden die erwartbaren Ergebnisse der personzentrierten Pflege dargestellt. Die Ergebnisse können sich auf die Menschen mit Demenz beziehen, aber auch auf die Ergebnisse von Fortbildungen, Mitarbeitervisiten und -gesprächen. Im Rahmen von Pflegevisiten und Fallbesprechungen können die Angehörigen befragt werden, inwieweit sie sich in den Pflegeprozess eingebunden fühlen. Wie Wohlbefinden beobachtet wird, kann dabei ebenfalls dargelegt werden (DNQP 2018) (Kap. 6).

5.7 Die Verstehenshypothese

Der Expertenstandard postuliert, dass der Umgang mit Menschen mit Demenz wertschätzender und angemessener erfolgt, wenn deren Verhalten besser verstanden wird. Dazu wird die Erstellung einer Verstehenshypothese für jeden Menschen mit Unterstützungsbedarf in der Beziehungsgestaltung gefordert. Dabei steht die Beantwortung von drei zentralen Fragen im Mittelpunkt:

- Wie erlebt die Person sich selbst, andere Menschen und ihre Welt?
- Aus welchem Denken, Fühlen und Erleben heraus ergeben die Verhaltensweisen, Befindlichkeiten und Erscheinungsweisen einen subjektiven Sinn?
- Was ist die Funktion von Verhaltensweisen, was wird mit dem Verhalten kompensiert, auf welche inneren Antriebe, Fragen, Themen gibt das Verhalten eine Antwort? (DNQP 2018)

Ziel der Verstehenshypothese ist, eine Vorstellung von der inneren Motivation der Handlungen zu bekommen, die den Menschen mit Demenz antreibt. Dabei gilt es herauszufinden, welche Problemlösung mit dem gezeigten Verhalten erreicht werden soll und worin der subjektive Sinn in den Verhaltensweisen sowie mögliche Ziele liegen.

Ist eine schlüssige Verstehenshypothese erstellt, reduzieren sich bei den Mitarbeitenden vorhandene Stereotype und Vorstellungen des Menschen mit Demenz. Mitunter erfolgen die Zuschreibungen, mit denen Menschen mit Demenz in Schubladen gesteckt werden, ganz unbewusst und resultieren aus den Erfahrungen, die jeder Einzelne mit Menschen mit Demenz gesammelt hat.

Wesentlich ist dabei die Erkenntnis, dass mit dem gezeigten Verhalten nicht die Person des Gegenübers gemeint ist. Die als störend empfundenen Verhaltensweisen werden oft auf einen selbst bezogen und als Angriff auf die eigene Person erlebt. Pflegefachkräfte und alle anderen an der Versorgung beteiligten Mitarbeitenden, denen es gelingt, sich von dieser Sichtweise zu befreien, können einen wesentlich entspannteren Umgang mit Menschen mit Demenz pflegen. Dadurch erfolgt eine Rückkopplung auf den Menschen mit Demenz, der die Interaktion als wertschätzend, ehrlich und entspannt erlebt und darauf eventuell entsprechend ruhig und entspannt reagiert.

Durch den Perspektivenwechsel und das damit einhergehende Verständnis für die Sichtweise des Menschen mit Demenz kann wesentlich leichter eine Beziehung aufgebaut werden, die authentisch und ehrlich ist. Der Mensch mit Demenz nimmt sein Gegenüber dann als jemanden wahr, der Sicherheit vermittelt und Halt geben kann. Durch eine schlüssige Verstehenshypothese ist es der Pflegefachkraft möglich, Maßnahmen zu planen, die dem Menschen mit Demenz die Erfüllung seiner Ziele ermöglichen oder zumindest für ihn angenehme Situationen schaffen. Die Planung von Maßnahmen zur Beziehungsförderung und -gestaltung bezieht sich dabei sowohl auf über den Tag verteilte Interaktionen als auch auf spezielle Betreuungs- und Beschäftigungsangebote, die für den Menschen mit Demenz sinnstiftend sind, die sein Wohlbefinden fördern und sein Gefühl stärken, gehört, verstanden und angenommen zu werden sowie mit anderen Personen verbunden zu sein.

Anhaltspunkte für beziehungsfördernde und -gestaltende Maßnahmen sind die in Abschn. 5.11.3 aufgeführten positiven Interaktionen nach Kitwood und die in Abschn. 5.10 beschriebenen Angebote. Die Angebote sollen sich über die gesamte Wachzeit erstrecken und flexibel an fluktuierende Zustände angepasst werden. Es geht dabei immer um die konkrete Situation des Menschen mit Demenz und nie um die starre Einhaltung eines festgelegten Tagesplans. Die zuständige Pflegefachkraft informiert die anderen an der Versorgung beteiligten Berufsgruppen über die geplanten individuellen Maßnahmen. Wenn erforderlich, leitet sie Pflege- und Betreuungskräfte an mit dem Ziel, die Umsetzung des Maßnahmenplans flexibel auf die aktuellen Bedürfnisse des Menschen mit Demenz abzustimmen (DNQP 2018).

Die Verstehenshypothese ist keine dauerhaft abgeschlossene Erkenntnis, sondern muss kontinuierlich auf ihre Stimmigkeit überprüft werden. Informationen zur Formulierung einer Verstehenshypothese werden aus allen verfügbaren Quellen herangezogen: Zuerst werden die Informationen genutzt, die der Mensch mit Demenz selbst gibt. Sei es, dass er von Erlebnissen aus der Vergangenheit berichtet oder auf aktuelle Ereignisse reagiert. Die Beobachtungen aller beteiligten Berufsgruppen im Rahmen des Pflege- und Betreuungsprozesses sind eine weitere wichtige Quelle für Informationen über Reaktionen des Menschen mit Demenz in unterschiedlichen Situationen. Die Angehörigen können vielfältige Informationen über Sozialisation und Prägung, biografische Ereignisse, Normen und Werte, Vorlieben und Abneigungen sowie den bisherigen Alltag beisteuern. Ärztliche Diagnosen, Krankenhausberichte und therapeutische Einschätzungen runden das Bild ab.

Wie eine Verstehenshypothese konkret gebildet wird, überlässt der Expertenstandard der Entscheidung jeder Einrichtung. Eine Möglichkeit stellt die Nutzung der verstehenden Diagnostik dar (Abb. 5.3).

5.7 Die Verstehenshypothese

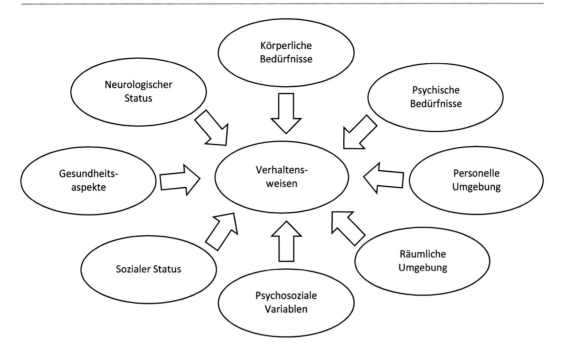

Abb. 5.3 Einflussfaktoren der verstehenden Diagnostik

Die verstehende Diagnostik wurde entwickelt, um herausforderndes Verhalten einschätzen zu können. Mit ihrer Hilfe lässt sich jedoch auch jedes andere Verhalten entsprechend einordnen. Sie ermöglicht es, zu einer Idee zu gelangen, aus welchem Grund das Verhalten gezeigt wird.

Der verstehenden Diagnostik liegt das NDB-Modell (Need-Driven dementia-compromised Behavior) zugrunde, das Kolanowski entwickelt hat (Algase et al. 1996). Beim NDB-Modell wird davon ausgegangen, dass das Verhalten von Menschen mit Demenz durch Faktoren aus dem Menschen mit Demenz und aus der Umgebung bedingt ist. Kolanowski zählt hierzu drei *Hintergrundfaktoren:*

Beim neurologischen Status wird betrachtet, wie der Tag-Nacht-Rhythmus aussieht, welche motorischen Fähigkeiten vorhanden sind, wie es um Gedächtnis und Merkfähigkeit steht, ob es sprachliche Auffälligkeiten oder Besonderheiten im Bereich der Sinneswahrnehmungen gibt. Zum Gesundheitsstatus und den demografischen Variablen zählen Allgemeinzustand, Funktionsfähigkeit, Geschlecht und Ethnie, Familienstand, Schulbildung und Beruf. Unter psychosozialen Variablen werden die Persönlichkeit und die Verhaltensreaktion auf Stress subsumiert.

Des Weiteren sieht Kolanowski die Einwirkung von vier *direkten Faktoren:* Unter den physiologischen Bedürfnissen subsumiert Kolanowski Hunger und Durst, Ausscheidungen, Schmerzen, Unwohlsein und Schlafstörungen. Zu den psychosozialen Bedürfnissen zählt er Affekte und Emotionen. Die physikalische Umgebung beinhaltet die Gestaltung und das Design, Routine und Stationsalltag, Vorhandensein, Intensität und Ausprägung von Licht, Geräuschen und Temperatur. Die soziale Umgebung setzt sich aus der Personalausstattung, der Stabilität der Umgebungsatmosphäre und der Präsenz anderer Menschen zusammen.

Ob Verhalten als herausfordernd erlebt wird, hängt in vielen Fällen von den Mitarbeitenden und ihrem Erleben ab. Das als anders erlebte Verhalten von Menschen mit Demenz wird als Symptom der Demenz gewertet und muss deshalb minimiert oder abgeschaltet werden. Dies geschieht oft durch sedierende Medikamente oder Psychopharmaka. Wenn das als anders erlebte Verhalten, ob als herausfordernd oder nur anders erlebt, als Ausdruck des Versuchs von Kommunikation und des Ausdrucks von Bedürfnissen oder als Reaktion auf subjektiv erlebte Vorkommnisse und Welten verstanden wird, eröffnen sich mehr Optionen als lediglich eine Medikamentengabe. Im Rahmen einer passgenauen Beziehungsgestaltung eröffnen sich neue Möglichkeiten der sinnstiftenden Betätigung.

Die verstehende Diagnostik sollte im Rahmen einer *interdisziplinären Fallbesprechung* durchgeführt werden (Halek 2018). Ob die Angehörigen daran direkt beteiligt werden oder vorab zu den relevanten Fragen Stellung nehmen können, muss von der Einrichtung oder dem Dienst entschieden werden, kann aber auch von Fall zu Fall variieren. Neben den Pflegefachkräften sollten je nach Setting unterschiedliche Berufsgruppen einbezogen werden: Im Krankenhaus können das diverse Therapeuten, Psychologen und Ärzte sein, in der stationären Langzeitpflege die Pflegekräfte ohne dreijährige Ausbildung, Beschäftigungsassistenten, Hauswirtschaftskräfte und, falls möglich, behandelnde Ärzte. Im ambulanten Bereich muss geschaut werden, welche Berufsgruppen zu integrieren sind. Auszubildende sollten immer einbezogen werden, um von Anfang an einen wertschätzenden Umgang mit Menschen mit Demenz einzuüben.

Im Rahmen der Fallbesprechung kann dann gemeinsam das innovative demenzorientierte Assessment ausgefüllt oder, falls bereits vorab geschehen, zumindest um die Perspektiven der anderen Beteiligten ergänzt werden. Das innovative demenzorientierte Assessment (IdA) wurde 2010 von Margareta Halek im Rahmen ihrer Dissertation für stationäre Langzeitpflegeeinrichtungen entwickelt und getestet (Buscher et al. 2012; Halek und Holle 2017; Halek 2010; Halek und Bartholomeyczik 2009). IdA gliedert sich in zwei Elemente: Beim ersten Element steht die „Erfassung des herausfordernden Verhaltens und seiner Effekte" an, beim zweiten Element wird anhand von fünf Bereichen mit 14 Leitfragen nach den Ursachen der Verhaltensweisen gesucht.

▶ Auf den Internetseiten des Deutschen Zentrums für Neurodegenerative Erkrankungen (DZNE) kann das „Wittener Fallbesprechungskonzept mit dem Innovativen demenzorientierten Assessmentsystem – WELCOME-IdA" heruntergeladen werden. Dort findet sich auch eine Anleitung zur Handhabung von IdA.

Bei der „Erfassung des herausfordernden Verhaltens und seiner Effekte" wird zuerst nach der Art des Verhaltens gefragt. Von passivem Verhalten mit den Beispielen „sich zurückziehen, apathisch sein, nicht reagieren, nicht kommunizieren" bis zu körperlich aggressivem Verhalten mit „schlagen, beißen, kratzen, spucken" werden fünf unterschiedliche Verhaltensweisen beschrieben. Wie bei jeder Frage im gesamten Assessment mit Auswahlmöglichkeiten besteht auch hier die Möglichkeit, in einem Freitextfeld nicht aufgeführtes Verhalten zu dokumentieren. Die zutreffenden beispielhaften Verhaltensweisen können dann unterstrichen und ergänzt werden.

Im nächsten Punkt soll in einem Freitext genau beschrieben werden, wie sich der Mensch mit Demenz in der Situation verhält. Falls bekannt, kann danach der Zeitpunkt benannt werden, zu dem das Verhalten zuerst aufgetreten ist, woran sich die Frage nach besonderen Ereignissen in unmittelbarem zeitlichem Zusammenhang zum ersten Auftreten anschließt.

Bei den nächsten Fragen soll der Zeitraum der letzten 14 Tage betrachtet werden. Auf einer Skala von 0 bis 23 können dann die Zeiten markiert werden, zu denen das Verhalten beobachtet wird. Die Antwortmöglichkeiten für die Dauer des Verhaltens reichen von „nur kurzfristig, wenige Minuten" über die Möglichkeit, die Anzahl der Stunden pro Tag anzugeben bis zu „fast ununterbrochen". In sieben Abstufungen von „selten, weniger als einmal pro Woche" über „einmal täglich" bis zu „dauernd/immer" kann erfasst werden, wie häufig das Verhalten auftritt.

Im Freitext wird angegeben, an welchem Ort das Verhalten für gewöhnlich auftritt, ob es bestimmte Situationen gibt, in denen sich das Verhalten zeigt und welche Emotionen das Verhalten bei anderen Beteiligten auslöst. Ob die ausgelösten Emotionen eine Rückkopplung für den Menschen mit Demenz darstellen und sich dadurch sein Verhalten ändert, kann ebenfalls dokumentiert werden. Während des Verhaltens anwesende Personen können durch Ankreuzen und im Freitext aufgezählt werden. Ob der Mensch mit Demenz, Mitbewohner oder Mitarbeitende das Verhalten als belastend oder unangenehm empfinden und ob das Verhalten die Sicherheit gefährdet, kann wieder im Ankreuzverfahren beantwortet werden.

Bei fast allen Fragen zur Erfassung des Verhaltens besteht die Möglichkeit, die Option „Unklar" anzukreuzen. In diesem Fall sollen in diesem Bereich weitere Beobachtungen durchgeführt werden.

Allein durch die detaillierte Erfassung des Verhaltens kann für Mitarbeitende mitunter bereits eine Reduktion der subjektiven Belastungssituation erreicht werden. Beispielsweise kann das der Fall sein, wenn bei einem als permanent auftretend empfundenes Verhalten im Rahmen der Dokumentation klar wird, dass es nur zu bestimmten Tageszeiten und in klar umrissenen Situationen auftritt.

Im Bereich der Ursachenforschung ist es ebenfalls möglich, die Option „Unklar" anzukreuzen. Ferner gibt es zu jeder Frage den Bereich „Was ist zu tun?", in dem die drei Möglichkeiten „Klärung nötig", „Maßnahmen notwendig" und „Bleibt wichtig" angekreuzt werden können.

Der *erste Bereich „Gesundheitszustand und Selbstständigkeit im Alltag"* ist in drei Unterbereiche aufgegliedert:

Die erste Frage im *Unterbereich „Kognitiver Zustand"* bezieht sich auf den Ausschluss eines Delirs oder einer anderen akuten Bewusstseinseintrübung, da diese eine akute Intervention von ärztlicher Seite nach sich ziehen muss, weil der Zustand reversibel ist. Kann ein Delir nicht vollständig ausgeschlossen werden oder gibt es sogar Anzeichen dafür, ist umgehend ein Arzt zu informieren.

Die Diagnose einer Demenz inklusive einer differenzierten Einschätzung der Demenzform wird erfragt, da bestimmte Verhaltensformen bei einer Demenzform vermehrt auftreten können. So geht eine frontotemporale Demenz häufig mit massiven Persönlichkeitsveränderungen einher (Abschn. 5.5.2). Der Schweregrad der Demenz (leicht, mittel und schwer) wird notiert; wenn noch nicht festgestellt, soll er hier eingeschätzt werden. Das kann anhand des MMST erfolgen: Bei einem Wert von unter 10 liegt eine schwere Demenz vor, bei 10 bis unter 20 eine mittlere und bei 20 bis unter 24 eine leichte.

Die Frage nach den erhaltenen Gedächtnisfunktionen ist in mehrere Unterfragen aufgeschlüsselt und beinhaltet die situative, zeitliche, örtliche Orientierung sowie die Orientierung zur Person. Je nach vorhandener Fähigkeit, sich in der Umwelt und zur Person zu orientieren, sind orientierende Hinweise für den Menschen mit Demenz zu gestalten oder aber komplett zu unterlassen und auf ein Gefühl der Sicherheit und Geborgenheit einzugehen.

Hinzu kommen Fragen nach der Fähigkeit, biografische Ereignisse zu erzählen, und zum Kurzzeitgedächtnis. Lebt der Mensch mit Demenz in einer anderen Zeit seines Lebens, können daraus Antriebe für Verhaltensweisen erklärbar sein. Die Versorgung der Kinder, morgens zur Schule zu müssen oder der Berufstätigkeit nachgehen zu wollen, können dann im subjektiven Erleben unaufschiebbare Tätigkeiten sein.

Die Fähigkeit, begonnene Alltagshandlungen zu Ende zu führen, wird ebenfalls erfragt. Ständige Unterbrechungen der Alltagshandlungen durch andere Aktivitäten oder völlige Inaktivität können ihre Ursache darin haben, dass die Weiterführung der Handlung nicht erinnert wird oder eine Aufforderung nicht verstanden und umgesetzt werden kann.

Inwieweit Alltagsgegenstände als solche erkannt werden können, schließt den Fragenkomplex zu den Gedächtnisfunktionen ab. Dabei werden in den Antwortmöglichkeiten auch fluktuierende Zustände berücksichtigt, die für die Ursachenforschung wichtig sein können. Werden Alltagsgegenstände nicht mehr in ihrer Funktion erkannt, liefert das für einige Verhaltensweisen bereits eine mögliche Ursache. Beispielsweise wenn die Zahnbürste zum Kämmen genutzt wird oder wenn die Ausscheidung nicht auf der Toilette, sondern an einem anderen Ort, wie dem Kleiderschrank, erfolgen.

Zusammenfassend wird im Bereich „kognitiver Zustand" in zwei Fragen erfasst, ob sich das Verhalten durch die Demenzform oder das Stadium der Demenz erklären lässt oder/und durch die identifizierten kognitiven Einschränkungen.

Im zweiten Unterbereich *„Körperlicher Zustand und Beschwerden"* werden die Fähigkeiten im Bereich Mobilität, Nahrungs- und Flüssigkeitsaufnahme sowie Ausscheidung erfasst. Herausforderndes Verhalten kann als Bewältigungsstrategie von Defiziten in diesen Bereichen auftreten. Es kann aber auch eine Form des Hilfe-Einforderns darstellen. Ebenso kann es Ausdruck der Ängste, Wut oder anderer Affekte über den Verlust der Fähigkeiten, der erlebten Hilflosigkeit oder der Abhängigkeit von anderen sein. Einschränkungen der Mobilität führen zu zunehmender Ortsfixierung und Isolation, aber auch zur Unfähigkeit, gewohnte Tätigkeiten selbst auszuführen. Eingeschränkte Nahrungs- oder Flüssigkeitsaufnahme kann in Defiziten des Zahnstatus' oder der Mundgesundheit liegen sowie durch Schluckstörungen verursacht werden. Können Hunger und Durst nicht geäußert werden, lässt sich herausforderndes Verhalten auch als unbefriedigtes Grundbedürfnis deuten. Auch die fehlende Fähigkeit, den Wunsch nach Ausscheidung zu verbalisieren, kann zu Verhaltensauffälligkeiten führen. Die Gründe können in unerkannten schmerzhaften Zuständen wie einer Zystitis oder Obstipation liegen.

Die nächste Frage beschäftigt sich mit Schlafproblemen. Diese führen oft dazu, dass eine Person in der Nacht aufsteht und umhergeht oder andere Tätigkeiten ausübt. Leidet ein Mensch mit Demenz an Schlafproblemen, wird seine Bewältigungsstrategie schnell als nächtliches Umherirren klassifiziert. Schlafprobleme können vielfältige Ursachen haben. Die Zeit, die ein Mensch mit Demenz insbesondere in einer Institution im Bett liegend verbringt, muss kritisch hinterfragt werden. Nicht selten sind das 14 h oder mehr pro Tag, die sicherlich nicht schlafend verbracht werden. Eine Demenz kann Einfluss auf die Steuerung des Schlafens und Wachens durch das Gehirn nehmen, was zu einer Verschiebung des Tag-Nacht-Rhythmus' führen kann. Dieser Zustand lässt sich kaum pflegerisch beeinflussen und sollte dann durch entsprechende Angebote, beispielsweise ein Nachtcafe, aufgefangen werden. Lange Schlafphasen am Tag können durch unerwünschte Arzneimittelwirkungen bedingt sein.

Probleme mit Vitalfunktionen, nach denen als Nächstes gefragt wird, können zusätzliche Unruhe verursachen. Schwankender Blutdruck, Probleme mit der Atmung, insbesondere im Liegen, oder akute Infekte führen zu Unruhe und vermehrtem Aufstehen oder zu Apathie, wenn sie auf andere Art nicht geäußert werden können. Zusätzlich zu bestehender Demenz kann eine Depression auftreten. Auch diese vermag Apathie, Agitiertheit oder zerstörerisches Verhalten auszulösen, was aber durch eine Therapie der Depression rückläufig sein wird. Eine entsprechende Differenzialdiagnostik durch den behandelnden Arzt ist hier wünschenswert.

Die Frage nach möglichen Schmerzen nimmt in der Ursachenforschung eine wichtige Stellung ein. Schmerzen können im Rahmen einer Demenz häufig nicht adäquat geäußert werden und führen zu unterschiedlichen Verhaltensweisen. Das können verbale Auffälligkeiten wie Summen oder Schreien sein, motorische Verhaltensauffälligkeiten wie Sich-Wiegen, Wandern oder der Nichtgebrauch von Extremitäten. Allgemeine Agitiertheit, körperliche Aggressivität oder Apathie können schmerzbedingt auftreten. Wenn eine Selbsteinschätzung der Schmerzsituation nicht mehr möglich ist, kann eine Fremdeinschätzung die Abschätzung der Wahrscheinlichkeit von Schmerzen ermöglichen (Abschn. 7.4). In Zweifelsfällen kann versucht werden, ob die Verhaltensweisen durch die Gabe von Analgetika rückläufig sind.

Die Frage nach Wahnvorstellungen oder Halluzinationen schließt sich an. Insbesondere bei Menschen mit Demenz bei zugleich bestehender Parkinson-Erkrankung treten sehr häufig visuelle Halluzinationen auf. Dies im Blick zu behalten, kann viele Verhaltensweisen erklären und die Reaktionen darauf verändern. Wahnvorstellungen und Halluzinationen können auch als Nebenwirkungen von Medikamenten verursacht werden. Eine Abklärung möglicher

Nebenwirkungen sollte in Kooperation mit behandelnden Ärzten und Apothekern erfolgen.

Daran anschließend wird nach allgemeinen Neben- oder Wechselwirkungen von Medikamenten gefragt. Auch dadurch können Apathie oder Agitiertheit verstärkt werden. Die abschließende Frage in dem Unterbereich „körperlicher Zustand und Beschwerden" ist eine offene Frage nach anderen Beschwerden, körperlichen Einschränkungen oder wesentlichen Erkrankungen, die noch nicht beachtet wurden und nach Ansicht der Pflegefachkraft einen Einfluss auf anderes Verhalten haben können. Die Beantwortung der zusammenfassenden Frage, ob die identifizierten körperlichen Einschränkungen und Beschwerden mit dem beobachteten Verhalten zusammenhängen können, kann durch Ankreuzen und in einer Begründung im Freitext erfolgen.

Im dritten *Unterbereich „Selbstständigkeit im Alltag"* schließt sich die Frage nach der emotionalen Belastung durch die Pflegeabhängigkeit in den Bereichen Mobilität, Körperpflege, Ankleiden, Nahrungs- und Flüssigkeitsaufnahme sowie Ausscheidung an. Pflegeabhängigkeit kann bei Pflegebedürftigen diverse Reaktionen hervorrufen. Während eine Person damit relativ entspannt umgehen kann und die Hilfe sogar gerne annimmt, gibt es viele Personen, die sich durch die Pflegeabhängigkeit in ihrem Selbstwertgefühl stark eingeschränkt fühlen. Die Reaktionen darauf können sowohl in Resignation als auch im Ankämpfen gegen die Situation bestehen. Bei Menschen mit Demenz kann das dann zu Rückzug, Apathie oder Ähnlichem oder zu agitiertem Verhalten mit aggressiven Episoden führen. Hierbei ist es wichtig, die im Leben des Menschen mit Demenz üblicherweise angewandten Bewältigungsstrategien und biografische Daten zu kennen. Angehörige können wieder wertvolle Hinweise und Informationen liefern.

Im Rahmen des Pflegeprozesses ist immer wieder zu reflektieren, ob nur so viel Hilfe angeboten wird, wie tatsächlich notwendig ist, oder ob eine Überversorgung vorliegt. Aufgrund der Rahmenbedingungen in allen Pflegesettings werden insbesondere Pflegehandlungen, die der Pflegebedürftige sehr langsam ausführt, aber durchaus selbst bewältigen kann, durch Pflegepersonen übernommen. Ebenso können intrinsische Faktoren der Pflegepersonen, beispielsweise die Einstellung, dass die Pflegebedürftigen ihr ganzes Leben so viel geleistet haben und jetzt verwöhnt werden sollen, zu einer Überversorgung führen. Selbstständigkeit und Unabhängigkeit sollten aber immer im Vordergrund stehen und gefördert werden.

Bei der zweiten Frage des Unterbereichs geht es um Belastung und Stress durch die ausgeführten Pflegemaßnahmen. Störungen der Nachtruhe zur Kompensation der Inkontinenz, Auskleiden zum Abend oder das erneute Auskleiden zur Durchführung der Körperpflege sind nur einige Beispiele, die zu abwehrenden Verhaltensweisen führen können. Letztlich kann jede Pflegehandlung bei Menschen mit Demenz unterschiedliches Verhalten auslösen oder verstärken.

Zusammenfassend wird danach gefragt, ob die Pflegeabhängigkeit oder Pflegemaßnahmen den Grund für das herausfordernde Verhalten darstellen. Wenn dies nicht sicher ausgeschlossen werden kann, sollte es im Umgang mit dem Menschen mit Demenz berücksichtigt werden.

Der *zweite Bereich* von IdA befasst sich mit unterschiedlichen Facetten der *Kommunikationsfähigkeit*. Kommunikation stellt den Schlüssel zur Beziehung dar. Auf welche Weise kommuniziert werden kann ist daher für das Verständnis der herausfordernden Verhaltensweisen essenziell.

In den beiden Eingangsfragen wird nach den Fähigkeiten Sehen und Hören gefragt. Sinneseinschränkungen können leicht zu Missverständnissen im Bereich der Kommunikation führen und stellen deshalb die Basis dar, um Kommunikationspotenziale zu eruieren. Die Frage nach der Sprache, mit der verbale Kommunikation möglich ist, schließt sich an. Wenn Deutsch nicht die Muttersprache ist, können Menschen mit Demenz mitunter kein Deutsch mehr sprechen oder/und verstehen, obwohl sie ihr ganzes Leben oder viele Jahre die Sprache sehr gut gesprochen haben. Wenn Deutsch nicht mehr verstanden wird, kann die Suche nach einem Gesprächspartner in der Muttersprache sehr gewinnbringend sein und für den Menschen mit Demenz eine große Entlastung bringen.

Wie verständlich sich der Mensch mit Demenz verbal und nonverbal äußern kann, ist ein weiterer Punkt, um zu einem Verständnis der Kommunikationsfähigkeiten zu gelangen. Herausforderndes Verhalten kann einen Kommunikationsversuch des Menschen mit Demenz darstellen, der von den Pflegekräften als Empfänger nicht als solcher wahrgenommen wird. Wie stark die Fähigkeiten der verbalen Kommunikation ausgeprägt sind, ob in ganzen Sätzen gesprochen wird oder Silben monoton wiederholt werden, ist wichtig, um die Chance einschätzen zu können, dass der Mensch mit Demenz von anderen verstanden wird. Auch die Äußerung von einzelnen Lauten kann für den Menschen mit Demenz Willensäußerung und Aufforderung zu einer Handlung sein, die aber nicht von allen verstanden werden kann. Erst durch intensive Beobachtung und Ausprobieren kann es gelingen, rudimentäre verbale Äußerungen teilweise zu verstehen, was fast immer zu einer deutlichen Entspannung des Menschen mit Demenz führt.

Die Fähigkeit des Menschen mit Demenz, schriftliche, verbale und nonverbale Äußerungen anderer zu verstehen, ist wichtig, um eine passende Form der Ansprache wählen zu können. Ist eine Wahrnehmung der Umwelt möglich? Kann der Mensch mit Demenz auf die Kommunikationsangebote überhaupt reagieren? Dies sind dabei zu bedenkende Fragen. Auch wenn die schriftliche Kommunikation im Alltag normalerweise keine große Rolle spielt, kann es für einzelne Menschen mit Demenz ein wichtiges Ausdrucksmittel sein, das sie verstehen können. Auch für das Angebot passender Beschäftigungsmöglichkeiten ist es wichtig, das Verständnis schriftlicher Inhalte in Erfahrung zu bringen. Zeitschriften oder Rätsel, schriftliche Hinweisschilder oder Namensschilder an Türen machen ohne entsprechendes Verständnis wenig Sinn.

In der nächsten Frage, die eine Zusammenfassung der bisherigen Erkenntnisse widerspiegelt, wird nach der Fähigkeit der Äußerung eigener Bedürfnisse und Wünsche gefragt. Äußert der Mensch mit Demenz seine Bedürfnisse verbal adäquat oder nonverbal, aber in unmissverständlicher Form, ist eine Kommunikation deutlich leichter, als wenn keine adäquaten Äußerungen möglich sind. Plötzlich auftretendes herausforderndes Verhalten bei Menschen, die ihre Bedürfnisse nicht unmissverständlich äußern können, kann auf ein akutes körperliches Unwohlsein hindeuten. Unabhängig davon, ob es sich um Schmerzen, Obstipation oder eine Zystitis handelt, sind körperliche Beschwerden eine häufige Ursache herausfordernden Verhaltens.

Inwiefern eine Person in der Lage ist, Kontakt zu anderen Personen herzustellen, ist für die Umsetzung des Expertenstandards von entscheidender Bedeutung und spielt auch für die Einschätzung herausfordernden Verhaltens eine Rolle. Wenn eine Person nicht in der Lage ist, auf herkömmliche Weise Kontakt zu anderen Menschen herzustellen, kann herausforderndes Verhalten den Versuch einer Kontaktaufnahme darstellen. Insbesondere häufiges Rufen und ständiges Fragen können darauf hindeuten. Das Gefühl der Einsamkeit und Verlassenheit kann selbst dann auftreten, wenn viele Menschen in der Nähe sind. Das subjektive Empfinden, inwieweit man in Kontakt mit anderen steht, ist nicht immer mit den vorhandenen Gegebenheiten in Übereinstimmung zu bringen.

Die beiden zusammenfassenden Fragen zum Bereich Kommunikation sollen noch einmal verdeutlichen, ob Kommunikationsprobleme Ursache des herausfordernden Verhaltens sein können oder ob das herausfordernde Verhalten die einzige Möglichkeit für den Menschen mit Demenz darstellt, seine Bedürfnisse und Wünsche zu kommunizieren. Dies kann wieder im Ankreuzverfahren mit anschließendem Freitext beantwortet werden und mit Maßnahmenplanungen bzw. der Berücksichtigung im Umgang mit dem Menschen mit Demenz einhergehen.

Ist das herausfordernde Verhalten für den Menschen mit Demenz wahrscheinlich die einzige Art, Wünsche und Bedürfnisse zu kommunizieren, so ist es besonders wichtig, nach körperlichen Ursachen zu suchen. In Kap. 7

wird auf das Problem der mangelnden Schmerzerkennung bei Menschen mit Demenz näher eingegangen.

Der *dritte Bereich* beschäftigt sich mit *Persönlichkeit und Lebensstil vor der Demenzerkrankung*. Dieser Bereich kann nur bearbeitet werden, wenn Personen vorhanden sind, die den Menschen mit Demenz bereits vor der Erkrankung gut gekannt haben. Im Rahmen der Frage nach der Persönlichkeit des Menschen mit Demenz vor der Erkrankung werden fünf Paare gegensätzlicher Persönlichkeitsmerkmale gegenübergestellt. Auf einer Verbindungslinie dazwischen kann die Tendenz angegeben werden, zu welcher Eigenschaft der Betreffende mehr neigte. Diese fünf Paare sind: „emotional robust – verletzlich", „extrovertiert – introvertiert", „offen für Neues – konservativ", „vertrauensvoll, hilfsbereit – misstrauisch, egozentrisch" und „zielstrebig, zuverlässig, pflichtbewusst – nachlässig, wechselhaft, spontan". Neben den aufgezählten Persönlichkeitsmerkmalen können in einem Freitext weitere bei der Person ausgeprägte Merkmale angegeben werden.

In der nächsten Frage wird die Stresstoleranz des Menschen mit Demenz in eine der Kategorien „niedrige", „normale" oder „hohe Stresstoleranz" eingruppiert. Daran schließt sich die Frage nach den üblichen Bewältigungsstrategien in Stresssituationen an. Dabei werden sechs Möglichkeiten mit Mehrfachnennungen angeboten, von „eher aktiv", „eher passiv" bis „eher ängstlich". Weitere Bewältigungsstrategien können im Freitext genannt werden.

Danach wird nach einschneidenden negativen und positiven Erlebnissen im Leben gefragt. Sowohl positive als auch negative Erlebnisse können immer wieder präsent und für aktuelle Stimmungen verantwortlich sein. Anschließend werden gerne ausgeführte Freizeitaktivitäten abgefragt. Dabei liegt der Fokus auf der Art der Aktivität, nicht nur auf der Aktivität selbst. War der Mensch mit Demenz eher ein Einzelgänger, werden Beschäftigungsangebote, die das Zusammenarbeiten mit anderen Personen erfordern, vielleicht weniger erfolgreich sein. Umgekehrt wird bei einem Menschen, der viel mit anderen unternommen hat, gesellig war und Mannschaftssport betrieben hat, schneller Langeweile aufkommen, wenn er allein ist.

Bei der Frage nach der Berufstätigkeit wird zwischen körperlich eher aktiven und eher passiven Arbeiten unterschieden sowie nach dem Umfang des Kontakts mit anderen Personen im Rahmen der Tätigkeit. Aus früher ausgeübten Hobbies oder Berufstätigkeiten lässt sich manchmal als herausfordernd erlebtes Verhalten erklären. Beispielsweise macht der ehemalige Chefarzt eines Krankenhauses, der abends immer hinter den Pflegekräften in jedes Zimmer eintritt, vor seinem Feierabend noch die letzte Visite. Durch Hinweise, dass es sich nicht um sein Zimmer handelt, wird sich die Situation nicht verbessern.

Die sich anschließende Frage zielt auf bestehende Tagesrituale und -rhythmen. Dazu zählen sowohl fest eingehaltene Zeiten im Tagesverlauf, beispielsweise Aufstehen um 7.00 Uhr, als auch Veränderungen im Wochenrhythmus, wie späteres Aufstehen am Wochenende; ebenso allgemeine und besondere Kleidungsstile, die berufsbedingt sein können oder mit speziellen Aktivitäten wie sonntäglichem Kirchgang zusammenhängen können. Die Fragen, ob im Schlafanzug gefrühstückt wurde und ob sich nach der Berufstätigkeit umgekleidet wurde, kann hilfreiche Hinweise geben. Alle Rituale, die im Alltag eine wichtige Rolle spielten, können hier genannt werden.

In den drei zusammenfassenden Fragen zu diesem Bereich wird danach gefragt, ob das herausfordernde Verhalten eine Reaktion auf Stress sein kann, mit Lebensereignissen und Lebensstil zusammenhängt oder ein Ausdruck von Persönlichkeitsmerkmalen ist.

Stimmungen und Emotionen bilden den *vierten Bereich*. Ob der Mensch mit Demenz den Eindruck vermittelt, ängstlich zu sein, kann mit „nein", „manchmal" und „häufig" beantwortet werden. Dabei geht es um eine diffuse allgemeine Ängstlichkeit, die nicht auf ein spezielles Ereignis zurückgeführt werden kann. In der nächsten Frage geht es dagegen um konkrete Auslöser für Angstzustände. Das können sowohl Situationen als auch Tageszeiten sein, die mit Angst korrelieren. Aktuelle Angstzustände können erfragt oder anhand von Körpersprache, Äußerungen und Verhalten eingeschätzt werden. Die Sichtweise der Angehörigen ist wie immer mit einzubeziehen.

Die nächste Frage zielt darauf, in Erfahrung zu bringen, ob es bestimmte Tageszeiten gibt, an denen der Mensch mit Demenz den Eindruck vermittelt, müde und erschöpft zu sein. Auf einer Skala von 0 bis 23 werden die Tageszeiten eingetragen, zu denen Erschöpfung „manchmal" oder „häufig" auftritt. Anschließend wird nach Situationen und Ereignissen gefragt, die zu Erschöpfung führen können. Müdigkeit kann bei einem Menschen mit Demenz vielfältige Ursachen haben. In der Erkrankung selbst, durch die permanente Anstrengung, den kognitiven Anforderungen des Alltags gerecht zu werden, und durch altersbedingte Anstrengungen bei eingeschränkter Kraft und Mobilität. Nebenwirkungen von Medikamenten können immer eine Ursache von Müdigkeit und Erschöpfung sein.

Die Frage nach dem Eindruck von Einsamkeit und Isolation schließt sich an, wobei ebenfalls die Zeiten markiert werden können. Wie findet ein Kontakt mit anderen Personen statt? Wie häufig am Tag und wie intensiv ist dieser dann? Auch der Rückzug in das eigene Zimmer und das Vermeiden der Teilnahme an Gruppen können Ausdruck von Einsamkeit sein. Die Tatsache vieler Menschen in der Umgebung bedeutet nicht, in Kontakt mit ihnen zu stehen. Auch im Trubel kann sich ein Mensch mit Demenz einsam fühlen. Findet das herausfordernde Verhalten zu Zeiten statt, in denen der Eindruck entsteht, dass Einsamkeit empfunden wird, kann das herausfordernde Verhalten als Kontaktanbahnungsversuch gewertet werden.

Beim nächsten Punkt kann angegeben werden, welche Personen ein näheres Verhältnis zum Menschen mit Demenz haben oder ob es kein solches Verhältnis besteht. Ob bei bestehenden Beziehungen Vertrauen, Sicherheit, Körperkontakt und Akzeptanz bestehen, wird ebenfalls abgefragt. Werden die Bedürfnisse nach Nähe und Berührung dauerhaft nicht erfüllt, so kann dies herausforderndes Verhalten auslösen. Regelmäßige intensive Umarmungen und Körperkontakt sind für das Gefühl von Sicherheit und Geborgenheit entscheidende Einflussfaktoren.

Mit der Frage, ob das herausfordernde Verhalten mit Langeweile oder Überforderung zusammenhängen kann, beschäftigen sich die nächsten drei Fragen. Zuerst wird nach beschäftigungsfreien Zeiten im Tagesverlauf gefragt, womit Zeiten ohne angebotene Aktivitäten, wie Mahlzeiten, Körperpflege oder Beschäftigungsangebote, und ohne eigenständige Beschäftigung gemeint sind. Auch diese Zeiten können wieder auf einem Zeitstrahl markiert werden. Werden Angebote entsprechend der Neigungen des Menschen mit Demenz unterbreitet, lautet die Folgefrage, die sich mit subjektiv als angenehm empfundenen, ausgefüllten Tagen beschäftigt. Angebote, die dem Charakter und den Interessen des Menschen mit Demenz entsprechen, müssen zuvor identifiziert und ausprobiert werden. Auch hier können Angehörige wieder wertvolle Hinweise beisteuern und selbst entsprechende Angebote anbieten. Abschließend wird nach Zeiten des Eindrucks von Langeweile gefragt.

Die zusammenfassenden Fragen in diesem Bereich eruieren die Möglichkeit des Ausdrucks von Stimmungen und Emotionen durch das herausfordernde Verhalten sowie die Möglichkeit der Selbststimulation durch herausforderndes Verhalten.

Der *fünfte Bereich* befasst sich mit den *Umwelteinflüssen* als Ursachen für herausforderndes Verhalten. Die Umgebungsgestaltung kann vielfältige herausfordernde Verhaltensweisen provozieren. Sowohl Reizüberflutung als auch Deprivation können zu anderen Verhaltensweisen führen (Abschn. 7.1). Bei der Betrachtung der Umwelteinflüsse ist es besonders wichtig, die Perspektive des Menschen mit Demenz einzunehmen und diese nicht nach eigenen Präferenzen zu beurteilen. Auch hierbei spielt Biografiearbeit eine entscheidende Rolle sowie die intensive Beobachtung des Menschen mit Demenz.

Bei den Umgebungsmerkmalen werden sieben Facetten betrachtet, jeweils mit Ankreuzmöglichkeit und Freitextfeld. Hierbei sollen alle Plätze in Augenschein genommen werden, an denen sich der Menschen mit Demenz häufig aufhält. In der eigenen Wohnung sind dies zumindest Küche, Badezimmer, Wohnzimmer und Schlafzimmer, im Krankenhaus neben dem Patientenzimmer auch die Flure und in Einrichtungen der stationären Langzeitpflege das eigene Zimmer, Aufenthalts- bzw. Speiseräume und Flure. Aufenthaltsmöglichkeiten im Außenbereich sind in die Betrachtung einzubeziehen.

Für die Beleuchtung gibt es sieben Antwortmöglichkeiten, unter anderem „hell/grell" und „viele Schatten oder Spiegelungen". Vielfältige körperliche Prozesse werden durch Lichtintensität und Lichtfarbe gesteuert. Für die Schlafqualität ist die Produktion von Melatonin ein entscheidender Faktor, der durch Licht gesteuert wird. Für die Geräusche der Umgebung stehen die Antwortmöglichkeiten „laut", „leise" und „viele verschiedene Geräusche" zur Verfügung.

Die Beurteilung, ob die Geräuschsituation als angenehm oder belastend empfunden wird, hängt von der vorherigen Wohnsituation ab. Wurde an einer Straße mit viel Verkehrslärm gewohnt, ist eine leise Umgebung ungewohnt und kann Verunsicherung auslösen. Hat der Mensch mit Demenz die letzten Jahre vor der Erkrankung allein gelebt und seine Mahlzeiten allein eingenommen, können die Geräusche während der Mahlzeiten im Speiseraum einer Einrichtung der stationären Langzeitpflege irritierend wirken und die Mahlzeiteneinnahme erschweren.

Bei der Betrachtung der Gerüche in der Umgebung kann zwischen „unangenehmen", „vielen verschiedenen" und „keinen häuslichen/ vertrauten Gerüchen" unterschieden werden. Jede Wohnung hat ihren eigenen persönlichen Geruch. Erfolgt eine Aufnahme in ein Krankenhaus oder der Umzug in eine Gemeinschaftswohnform, gehen die meisten persönlichen Gerüche verloren. Reinigungs- und Desinfektionsmittel haben einen anderen Geruch, ebenso das Waschmittel für die Bekleidung und eventuell sogar die Produkte zur Körperpflege, beispielsweise bei einer bakteriellen Sanierung aufgrund von MRSA. Gerüche haben einen starken Einfluss auf die Emotionen und das Gefühl von Vertrautheit. Unangenehme Gerüche, wie beispielsweise von Ausscheidungen oder Küchendünste und Abgase, können Auslöser für agitiertes Verhalten sein.

Die Wirkung der Einrichtungsgestaltung spielt eine Rolle für das Wohlbefinden des Menschen mit Demenz. Empfindet er die Gestaltung unpersönlich und unfreundlich, wird er in diesen Räumen nicht lange verweilen wollen. Dabei ist wieder auf die Lebensgewohnheiten vor der Demenz zu schauen. Die Einrichtung der eigenen Wohnung gibt Hinweise darauf, in welcher Umgebung sich eine Person wohlfühlt. Wie vertraut und sicher fühlt sich der Mensch mit Demenz in den Räumen, in denen er sich hauptsächlich aufhält? Findet er Orientierungshinweise, die er verstehen kann, oder gibt es Gefahren und Einschränkungen in der Bewegungsfreiheit, so sind dies Hinweise darauf, ob sich die Person sicher fühlt. Vertrauten Personen, seien es Angehörige oder Mitarbeitende, die regelmäßig vor Ort sind, können Sicherheit und Geborgenheit vermitteln, ebenso altbekannte Gegenstände. Ein Foto vertrauter Personen, die auch als solche erkannt werden, kann in jedem Setting genutzt werden, um wenigstens ein Minimum Vertrautheit zu gewährleisten.

Mit der Gestaltung der Privat- und Intimsphäre beschäftigt sich die nächste Frage. Wenn der Tagesablauf selbst bestimmt werden kann, eine geschützte Privatsphäre besteht und Rückzugsmöglichkeiten vorhanden sind, wird die Umgebung weniger bedrohlich wirken, als wenn diese Punkte nicht erfüllt sind. Gerade in Situationen, in denen mehrere Menschen zusammen wohnen, vielleicht sogar im Doppelzimmer, ist es schwer, die Privatsphäre ausreichend zu schützen: Die Gemeinschaftsräume werden von vielen Personen genutzt, ein Rückzug ins eigene Zimmer ist oft kaum möglich. Das eigene Zimmer wird mehrfach am Tag von fremden Menschen betreten, sei es zur Zimmerreinigung, zum Wäsche-Verteilen, zur Körperpflege und zu vielem mehr. Der Schutz der Privatsphäre, zu der auch die Selbstbestimmung über die Tagesstruktur und die Aktivitäten gehört, ist immer ein Balanceakt zwischen der Freiheit des Menschen mit Demenz und seinem Schutz vor Gefahren und Verletzungen.

Ob es Personen und Gegenstände gibt, die positive Anreize schaffen, soll in der nächsten Frage beantwortet werden. Dabei kann es sowohl eine Unterstimulation als auch eine Überstimulation geben. Zu den Auswirkungen unterschiedlicher Intensitäten von Sinnesreizen siehe Abschn. 7.1. Die als angenehm empfundene Menge von Sinnesreizen ist von Mensch zu Mensch unterschiedlich und muss bei Menschen mit Demenz durch Beobachtung, Informationen der Angehörigen und Befragungen herausgefunden werden.

In der nächsten Frage geht es um eine kontaktfördernde Umgebung. Dabei gibt es neben der Möglichkeit, Ja und Nein anzukreuzen, die näher zu erläuternden Antwortmöglichkeiten „keine Möglichkeit der selbstständigen Kontaktaufnahme", „lange Zeitabstände ohne Ansprache" und „keine angemessenen, den Bedürfnissen und Fähigkeiten entsprechenden Ansprechpartner". Dazu kann geschaut werden, ob sich dauerhaft ein Mitarbeitender im Tagesraum befindet und wie die Zeitabstände der Kontakte bei bettlägerigen Personen gestaltet werden.

Werden bestimmte Pflegekräfte von dem Menschen mit Demenz bevorzugt, kann dies nun dokumentiert werden. Dabei soll im Freitext beschrieben werden, wie sich diese Bevorzugung äußert, beispielsweise durch leichteren Zugang der Pflegekraft oder das Zulassen der Körperpflege. Die Beziehungen zwischen Pflegekräften und Menschen mit Demenz sind individuell verschieden, und es wird nie gelingen, dass alle Mitarbeitenden zu allen Menschen mit Demenz die gleiche Beziehungsqualität aufbauen. Diese individuellen Unterschiede zu nutzen und entsprechend einzusetzen fördert das Wohlbefinden der Menschen mit Demenz.

Daran schließt sich die Frage nach der Kontinuität in der Versorgung an. Sind die Pflegekräfte für mehrere Tage vor Ort, oder wechselt das Personal täglich? Eine Beziehung, die Sicherheit und Geborgenheit vermittelt, kann nur aufgebaut werden, wenn es sich um vertraute und verlässliche Mitarbeitende handelt, die regelmäßig vor Ort sind. Bei häufigem Personalwechsel können sich kaum Beziehungen entwickeln, wodurch die Gefahr herausfordernden Verhaltens steigt, da auf die individuellen Bedürfnisse weniger eingegangen werden kann, weil die individuellen Anzeichen und Ausdrucksweisen der Bedürfnisse nicht erkannt werden.

Die Einschätzung des Einflusses der Umgebung auf die Entstehung herausfordernden Verhaltens erfolgt in den drei zusammenfassenden Fragen des Bereichs „Umwelteinflüsse". Eine angemessene Umgebung kann herausforderndes Verhalten dämpfen oder gar nicht erst entstehen lassen. Ob die Umgebungsmerkmale fehlendes Sicherheits- oder Vertrautheitsgefühl bzw. die Personalstruktur mit dem herausfordernden Verhalten zusammenhängen, wird in den drei Fragen bewertet.

Mit diesem ausführlichen Assessment kann ein guter Eindruck gewonnen werden, welche Faktoren das herausfordernde Verhalten beeinflussen.

Die Erfassung des IdA ist ein zeitintensiver Prozess. Zur Erstellung einer Verstehenshypothese unter Nutzung der verstehenden Diagnostik kann auch im Rahmen einer Fallbesprechung das NDB-Modell zugrunde gelegt werden, und die beeinflussenden Faktoren lassen sich auf diese Weise in Erfahrung bringen. Dazu folgt eine Fallgeschichte in Abb. 5.4.

> **Beispiel**
>
> Rückmeldungen von Mitarbeitenden des multiprofessionellen Teams zur Erstellung von Verstehenshypothesen mit dem NDB-Modell und der verstehenden Diagnostik:
>
> „Der Bewohner verändert sich ja mit der Zeit, manchmal geht es im täglichen Arbeiten unter. Die Meinungen gehen sonst ja teilweise auseinander."
>
> „Jeder hat einen anderen Blickwinkel auf den Bewohner und nimmt etwas anderes wahr. Ich sehe es als Bereicherung für das Team und den Bewohner. Gerade der Austausch mit allen Berufsgruppen ist sehr bereichernd, jeder hat einen anderen Blick auf den Bewohner, und dieser verhält sich in den verschiedenen Situationen mitunter ja auch ganz unterschiedlich."
>
> „Der Austausch auf der fachlichen Ebene erweitert immer den Horizont und schärft den

5.7 Die Verstehenshypothese

Beispiel Verstehenshypothese Ilse Mueller

<u>Personelle Umgebung:</u>
Erkennt ihre Tochter, freut sich
Lautes Lachen von Mitbewohnern stört sie
Bleibt meist in ihrer Welt

<u>Räumliche Umgebung:</u>
Platz im Tagesraum, von dort beobachtet sie alles
Bett mit Blick auf Segelboot (Bild an der Wand)
Bevorzugt Chanel No 5

<u>Psychische Bedürfnisse:</u>
Streitet sich mit Tischnachbarin
Weint, kann es verbal nicht erklären
Beschäftigt sich selbst, findet Sinn darin (Kleiderschutz falten)
Blättert in der Zeitschrift, Gespräche führen

<u>Körperliche Bedürfnisse:</u>
Äußert morgens verbal Durstgefühl
Lehnt essen und trinken ab, wenn sie nicht möchte
Zeigt durch Unruhe Stuhldrang an (gelegentlich auch verbal)
Äußert kein Kälteempfinden, sagt bei Berührung aber „Du bist aber schön warm" oder „Hach bist du kalt"
Lehnt sich gerne an einen anderen Menschen an
Genießt Kopfmassage, Haare kämmen, Rücken streicheln
Mag nicht duschen

<u>Neurologischer Status:</u>
Benennt Obst und Tiere auf Bildern sicher
Hat Zeitempfinden, wenn jemand mehrere Tage nicht im Haus war
Hat trockenen Humor, Gespür für Situationskomik
Lebt in ihrer maritimen Welt
Spricht gerne, selten ganze Sätze

<u>Gesundheitsaspekte:</u>
Hüft-TEP
Kann nicht alleine gehen und stehen
Zähne putzen morgens meist selbst
Grundpflege komplett abhängig

<u>Psyche:</u>
Positive Grundeinstellung
Keine Hektik

<u>Sozialer Status:</u>
Verwitwet
Eine Tochter, Schwiegersohn, Freundin seit über 40 Jahren
Früher Engagement für Theater (Fördermitglied)
An Kultur interessiert
Hat ein offenes Haus geführt
Gut betucht, Geld war nie ein Problem
Segeln (größtes Hobby)

Wie erlebt Frau Mueller sich selbst, andere Menschen, ihre Welt?
Frau Mueller nimmt sich mit ihrem Status wahr. Sie hat ein positives Selbstbild. Frau Mueller reagiert positiv auf andere Menschen und freut sich über Kontaktaufnahme. Sie pflegt die Beziehungen, die sie zu Mitarbeitenden und Familienangehörigen hat, kann von sich aus keine Beziehung aufbauen. Sagt bei Kontakt häufig „Da bist du ja". Frau Mueller lebt oft in ihrer maritimen Welt. Spricht von Segelschiffen und dem Segeln.

Aus welchem Denken, Fühlen, Erleben heraus ergeben die Verhaltensweisen, Befindlichkeiten und Erscheinungsweisen einen subjektiven Sinn?
Auf dem Weg in ihr Zimmer hält sich Frau Mueller an jeder Möglichkeit fest. Auf dem Segelboot musste sich Frau Mueller immer festhalten, möglicherweise ist das Verhalten darauf zurückzuführen. Frau Mueller schiebt den Esstisch gezielt von links nach rechts und umgekehrt. Eventuell steuert Frau Mueller in diesen Momenten ein großes Segelschiff.

Was ist die Funktion von Verhaltensweisen, was wird mit dem Verhalten kompensiert auf welche inneren Antriebe, Fragen, Themen ist das Verhalten eine Antwort?
Frau Mueller wähnt sich häufig auf einem Segelschiff.

Abb. 5.4 Beispielhafte Verstehenshypothese von Probandin Ilse Mueller

Blick für das Wichtigste in Bezug auf den Bewohner."

„Es gibt immer wieder Verhaltensweisen, die einfach total nerven. Da kann man noch so viel Verständnis aufbringen, nerven tut es trotzdem. Mit der Verstehenshypothese ist es manchmal etwas leichter zu ertragen, da wir die wahrscheinliche Ursache gefunden haben. Es hat auch schon geklappt, dass das Verhalten deutlich weniger stark auftrat, weil wir passendere Maßnahmen genutzt haben. Und manchmal liegt es auch einfach daran, wer im Dienst ist. Der kann noch so validierend sein, das passt dann einfach nicht."

„Mir ist als besonders tolles Beispiel Frau F. im Gedächtnis geblieben. Da muss ich immer wieder dran denken. So einfach: nur morgens vor dem Frühstück in den Garten, und der Tag verläuft ganz anders."

Außer der Nutzung der verstehenden Diagnostik lassen sich weitere Varianten zur Erstellung einer Verstehenshypothese finden. Neben einer interdisziplinären Sicht auf den Menschen mit Demenz sollten immer auch biografische Daten berücksichtigt werden. Wurde eine Verstehenshypothese gebildet, muss diese dokumentiert und allen an der Versorgung Beteiligten bekannt gemacht werden. Anschließend müssen daraus passende Maßnahmen abgeleitet, ausprobiert und evaluiert werden. Wurde die passende Verstehenshypothese gefunden, werden sowohl der Mensch mit Demenz als auch die Mitarbeitenden dadurch entlastet. Die Verstehenshypothese ist kein starres Konstrukt, das als feste Zuschreibung zum Menschen mit Demenz gehört. Sie befindet sich permanent in der Evaluation und muss ständig auf ihre Stimmigkeit hinterfragt werden.

5.8 Information, Anleitung und Beratung zur Beziehungsförderung und -gestaltung

Eine Kernaufgabe der Pflegefachkräfte sind Information, Schulung und Beratung. Das ist nicht immer die geplante Unterweisung mit einem Umfang von 90 min. Meist sind es ganz kurze Sequenzen, wenige Minuten, quasi im Vorbeigehen schnell mit erledigt und meist noch nicht einmal selbst wahrgenommen.

Die Information beginnt bei den ganz elementaren Dingen: Welche Medikamente gegeben werden, und wann sie wie einzunehmen sind, sind beispielsweise schon Informationen. Diese können mündlich, schriftlich oder mithilfe von Medien verbreitet werden (Zegelin 2015). In manchen Arztpraxen oder Notaufnahmen gibt es ein Patientenfernsehen, das in Endlosschleife Informationen weitergibt. Schriftliche Informationen gibt es meist bei der Aufnahme in eine Versorgungsart: die Patientenmappe im Krankenhaus, die Hausordnung im Heimbereich, grundlegende Notfallregeln im ambulanten Bereich.

Beratung ist ein ergebnisoffener Dialog (Zegelin 2015). Auch sie findet häufig ungeplant und ohne spezielle Vorbereitung statt. Bleiben wir bei der Medikamenteneinnahme. Die Schilderung, welches die Folgen einer der Verordnung entsprechenden oder keiner Einnahme oder einer der Verordnung nicht entsprechenden Einnahme von Medikamenten sind, ist bei der Akzeptanz der anschließenden Entscheidung des Unterwiesenen bereits eine Beratung.

Die Schulung ist dann ein zielorientierter didaktischer Prozess mit Bündelung und Ergebnissicherung (Zegelin 2015). Schulungen sind immer geplant. Sie können als Einzel- oder Gruppenschulungen durchgeführt werden. Eine Schulung kann zu einem konkreten Thema, etwa dem Medikamentenmanagement, erfolgen oder zu einer ganzen Bandbreite von Themen, beispielsweise in Pflegekursen für pflegende Angehörige. Anleitung soll hier verstanden werden als eine handlungsbegleitende Verbalisierung (Zegelin 2015). Das kann beispielsweise eine Erklärung des Ablaufs der Verabreichung von Medikamenten über eine Sonde sein, während diese Handlung durchgeführt wird.

Diese Begriffsbestimmungen scheinen notwendig, da sich viele Pflegefachkräfte über die Bedeutung und Wertigkeit ihrer Tätigkeit nicht bewusst sind. Es werden unglaublich viele Leistungen nebenbei erbracht, die in anderen

Berufsgruppen mit eigenen Abrechnungsziffern versehen sind.

Die Einrichtung ist laut Expertenstandard dazu angehalten, passgenaues Informationsmaterial zur Verfügung zu stellen, um Information, Schulung und Beratung sicherzustellen. Neben den Informationen zu verschiedenen Aspekten der demenziellen Erkrankungen sind das Hinweise auf Selbsthilfegruppen, externe Beratungsstellen oder Demenznetzwerke.

In der Einrichtung sind entsprechende Räumlichkeiten vorzuhalten, in denen bei Bedarf ein ungestörtes Gespräch in angenehmer Atmosphäre möglich ist. Ebenfalls ist es erforderlich, dass die Pflegefachkräfte zur Information, Schulung und Beratung befähigt sind und ausreichend Zeit dafür zur Verfügung steht. Dazu muss gegebenenfalls der Dienstplan entsprechend gestaltet werden, um feste Gesprächstermine vereinbaren zu können.

Die Lernpsychologie hat diverse Faktoren ausgemacht, die die Aufnahme von Wissen im Rahmen von Information, Schulung und Beratung unterstützen. Wichtig ist dabei, dass die Aufmerksamkeit auf den Moment gelenkt und die Aufmerksamkeitsspanne im Blick behalten wird. Die Bedeutsamkeit für das Gegenüber muss herausgearbeitet und mit dessen Vorwissen verknüpft werden. Die Sachverhalte müssen verständlich und anschaulich dargestellt werden, beispielsweise durch Ansprache verschiedener Sinne. Das Gesagte muss zwischendurch immer wieder zusammengefasst und auf den Punkt gebracht werden, um die wesentlichen Inhalte zu vermitteln. Gestik und Mimik sollen so eingesetzt werden, dass Nachfragen zustande kommen und durch Feedback und Ermutigung positive Gefühle ausgelöst werden (Segmüller et al. 2015).

Alle angebotenen und/oder durchgeführten Maßnahmen im Bereich Information, Schulung, Beratung und Anleitung müssen den individuellen Vorgaben entsprechend dokumentiert werden (Kap.9).

5.8.1 Information, Schulung, Beratung und Anleitung von Menschen mit Demenz

Menschen mit einer frisch gestellten Diagnose Demenz sind eine besonders vulnerable Zielgruppe. Sie haben eventuell einen Arzt oder ein Krankenhaus aus einem ganz anderen Grund aufgesucht und stehen plötzlich mit einer ihr Leben komplett verändernden Diagnose da. Gerade zu Beginn der Erkrankung sind deshalb umfangreiche Informationen nötig. Das betrifft Möglichkeiten des selbstständigen Lebens, der Unterstützungsmöglichkeiten, welche Ansprechpartner überhaupt zur Verfügung stehen, Möglichkeiten von Verhaltensänderungen und Medikamenteneinnahme. Rechtliche Fragen beispielsweise nach Vollmachten können eine Rolle spielen sowie ganz lebenspraktische, wie es denn jetzt weitergehen soll. Auch ein Gesprächsangebot in einer Selbsthilfegruppe kann bei beginnender Demenz entlastend wirken.

Die Hauptaufgabe der Pflegefachkraft besteht darin, dem Menschen mit Demenz zuzuhören, einfach nur zuzuhören und damit Entlastung zu ermöglichen, ihn ein Informationsangebot zu machen und dann abzuwarten, ob er es annimmt. Menschen mit Demenz sind meist schon zum Zeitpunkt der Diagnosestellung langsamer in der Verarbeitung von Informationen und bei Entscheidungen als zu früheren Zeiten. Informationen sind deshalb auch bei Annahme des Informationsangebots langsam und in aufnehmbaren Etappen zu geben. Vermittelt man zu viel Information in zu kurzer Zeit, wird der Mensch mit Demenz das Angebot möglicherweise nicht erneut in Anspruch nehmen.

Im Anfangsstadium einer Demenz sind Beratung und Schulung, beispielsweise zu der Notwendigkeit von Verhaltensänderungen bei vaskulärer Demenz, möglich. Mit fortschreitender Demenz werden Beratung und Schulung als Angebote nicht mehr infrage kommen. Informationen zu vermitteln bleibt aber weiter möglich. Dabei geht es nicht um umfangreiche krankheitsbewältigende Informationen, sondern um die tägliche Information im Alltag. Die Anleitung als handlungsbegleitende Verbalisierung ist bei einem Menschen mit Demenz eine stärkende und unterstützende Maßnahme. Durch die Verbalisierung des Tuns kann der Mensch mit Demenz der Handlung meist besser folgen und diese nachvollziehen. Dies kann zur Akzeptanz der Maßnahmen beitragen. Die Information kann etwas Alltägliches wie der gemeinsame Spaziergang sein, der währenddessen erklärt wird, die dabei eingeschlagene Richtung, das angesteuerte Ziel oder die Begegnungen unterwegs.

Beispiel
Frau M. ist eine Dame mit fortgeschrittener Demenz. Sie geht selbstständig am Rollator, spricht einzelne Worte, lautiert sonst meist in singendem Tonfall. Frau M. hat eine ausgeprägte Lauftendenz innerhalb der Einrichtung. Heute ist sie wieder besonders laut singend unterwegs und wird dabei zunehmend gereizt. Sie fährt mit ihrem Rollator gegen geschlossene Türen und fragt, ob keiner hier sei. Die Frage des Beschäftigungsassistenten, ob sie einen Spaziergang im Garten machen wolle, beantwortet sie mit „ja, ja". Gemeinsam gehen beide aus dem Haus. Der Beschäftigungsassistent erklärt dabei, dass sie eine Runde im Garten drehen können und dann zurück ins Haus gehen. Während des Spaziergangs gibt er immer wieder den Richtungswechsel an und berührt dabei sanft den Arm von Frau M., um in die vorgeschlagene Richtung zu weisen. Frau M. scheint der Spaziergang zu gefallen, sie antwortet weiter mit „ja, ja", singt nicht mehr, schaut sich aufmerksam um. Zeigt der Begleiter ihr eine blühende Pflanze, schaut Frau M. diese an. Nach etwa 15 min sind beide wieder am Eingang angekommen, was Frau M. dabei mitgeteilt wird. Den gesamten Spaziergang über hat der Beschäftigungsassistent die gemeinsamen Handlungen erklärt, denen Frau M. weitgehend folgen konnte.

5.8.2 Erstellung von Informationsmaterial

Zum Thema Demenz gibt es eine schier unüberschaubare Menge an Informationsmaterialien. Broschüren, Flyer, Bücher, die ganze Bandbreite ist in verschiedensten Ausführungen und für jeden Anspruch vorhanden.

Beispielhaft werden hier drei Quellen für fundiertes Informationsmaterial genannt:

- Bundesministerium für Gesundheit: Ratgeber Demenz für die häusliche Pflege
- Zentrum für Qualität in der Pflege (ZQP): Demenz: Impulse und Ideen für pflegende Partner
- Alzheimer Gesellschaft Deutschland e. V.: Diverse Broschüren und noch viel mehr zum Download

Dennoch kann es sinnvoll sein, eine eigene Informationsbroschüre oder einen eigenen Flyer zum Expertenstandard „Beziehungsgestaltung in der Pflege von Menschen mit Demenz" für die Einrichtung oder den Dienst zu entwickeln. In einer selbst entwickelten Informationsbroschüre können spezifische Informationen weitergegeben werden, die die eigene Arbeit mit Menschen mit Demenz betreffen. Die umgesetzten Maßnahmen, um die Ziele des Expertenstandards zu erreichen, können ja stark variieren. Der zweite, vielleicht noch entscheidendere Punkt ist die Selbstvergewisserung, was die Einrichtung/der Dienst alles leistet.

In der Entwicklungsphase, die beispielsweise durch das Projektteam, das die Einführung des Expertenstandards begleitet, gestaltet werden kann, werden die eigenen Maßnahmen und Ziele für alle deutlich und transparent. Dabei kann alles, was im Augenblick vorhanden ist, auf den Prüfstand und infrage gestellt werden. Am Ende des Entwicklungsprozesses steht etwas ganz Individuelles, das nur für die eigene Einrichtung genau zutrifft. Sollte jemand dies später kopieren, kann man sicher sein, dass die Broschüre gut gelungen ist.

In der sogenannten Wittener Liste (Abb. 5.5) sind Anforderungen an eine zielgerichtete Broschüre formuliert:

Zunächst betreffen diese das Erscheinungsbild. Da Menschen mit Demenz und meist auch ihre Angehörigen bereits im fortgeschrittenen Alter sind, sollte eine angemessene Schriftgröße gewählt werden. Reiner Text wirkt erschlagend und weckt kein Interesse zu lesen. Die Auswahl von Bildern und Fotos sollte fundiert erfolgen. Mit Bildern werden Emotionen transportiert (Kocks und Abt-Zegelin 2014). Die Wirkung der Bilder sollte deshalb vorab von mehreren Probanden beurteilt werden.

Ein erkennbarer roter Faden sollte die Broschüre durchziehen, um Struktur in die Informationen zu bringen. Die Nennung des Erstellungsdatums ist entscheidend, um die Aktualität erkennen zu können, und fehlt häufig. Hinweise zum Autor oder Herausgeber sind ebenso wichtig wie die Angabe von Quellen, falls dies nicht aus dem Titel hervorgeht. Wird für die Erstellung der Broschüre zum Expertenstandard keine weitere Literatur genutzt als der Expertenstandard selbst, ist ein Hinweis darauf nicht notwendig. Der Hinweis auf Selbsthilfe- oder Angehörigengruppen vor Ort kann hilfreich sein.

Des Weiteren gibt es inhaltliche Anforderungen. Der Adressat muss klar benannt werden, bei der Information zum Expertenstandard können das je nach Setting die Menschen mit Demenz oder/und deren Angehörige sein. Der Inhalt sollte konkret und handlungsleitend formuliert sein. Für eine Informationsbroschüre zum Expertenstandard bietet es sich an, eine kurze Einführung in das Themenfeld Demenz zu geben, bevor konkrete Hinweise zu Möglichkeiten der positiven Unterstützung durch Angehörige folgen. Je nach Umfang der Einbindung der Angehörigen in die Pflege – diesbezüglich sind die Unterschiede zwischen ambulanter Versorgung, Krankenhaus und stationärer Langzeitpflege meist groß – können Informationen zu entlastenden Angeboten hilfreich sein. Die Leistungen, die durch den Dienst oder die Einrichtung erbracht werden, sollten detailliert und umfangreich dargestellt werden, da für Außenstehende gerade im Umgang mit Menschen mit Demenz nicht immer ersichtlich ist, wie der professionelle Umgang aussieht.

Fachbegriffe müssen erläutert werden, damit sie für alle verständlich sind. Die Sprache sollte immer einfach sein, aber den Inhalt korrekt und mit allen notwendigen Informationen wiedergeben. Der Satzbau ist kurz und strukturiert zu gestalten. Ist die Entwicklung fremdsprachiger Informationsmaterialien geplant, sollten weitere Kriterien beachtet werden. Es ist nicht zielführend, eine auf Deutsch entwickelte Information in eine andere Sprache zu übersetzen. Informationsmaterial beinhaltet immer auch kulturelle Besonderheiten (Kocks 2015). Im Deutschen kann das beispielsweise schon mit der Anrede, dem „du" oder „Sie", beginnen. In anderen Sprachen ist diese Unterscheidung nicht so klar oder gar nicht vorhanden. Daher ist es wünschenswert, wenn entsprechendes Informationsmaterial in Zusammenarbeit mit Menschen erstellt wird, die die kulturellen und sprachlichen Besonderheiten gut kennen. Ein Informationsflyer hat eine Länge einer ein- oder doppelseitig bedruckten DIN-A4-Seite. Eine Informationsbroschüre sollte den Umfang von 20 Seiten nicht überschreiten, damit sie intensiv genutzt wird (Abb. 5.5).

> **Beispiel**
>
> Im Rahmen der modellhaften Implementierung wurde im Seniorenheim „Haus Malta" ein eigener Informationsflyer für Angehörige entwickelt.
>
> Einige Rückmeldungen von Pflegefachkräften über ihre ersten Erfahrungen in der Nutzung der selbst erstellten Informationsbroschüre:
>
> „Toll ist, dass man es in einer kurzen Form zusammengebracht hat. Jetzt habe ich etwas schwarz auf weiß, um es in der Beratung zu nutzen und den Angehörigen mitzugeben. Ich glaube, dass die Rubrik „Was Sie für Ihren Angehörigen tun können" wahnsinnig hilfreich ist. Ganz konkret. Gleichzeitig ist es für mich als Fachkraft eine Wertschätzung meiner Arbeit mit Menschen mit Demenz. Bei der Fülle von Tätigkeiten und Aufgaben kann

1. Zielgruppe und Ziel angegeben?
   Für wen und wozu?
2. Alltagsbezug vorhanden? Relevanz der Information?
   konkrete, wesentliche Punkte
3. Positive Bewältigung beabsichtigt? Persönliche Ansprache?
   positive Seiten herausstellen
4. Umfang und Schriftgröße?
   nur so viel wie nötig (Grundsatz: eine DIN-A4-Seite)
5. Verständlichkeit?
   Fachbegriffe wenn nötig erklären
6. Layout/Überschriften/Abbildungen/Gliederung?
   ansprechende Aufmachung mit rotem Faden
7. Neuzeitliches Wissen/Literaturstützung/Quellen/Datum?
   Aktualität und Professionalität
8. Autorenhinweise/Finanzierung/Abhängigkeit?
   Herausgeber nennen
9. Weiterführende Hinweise/Adressen?
   eventuell Selbsthilfegruppen
10. Vollständigkeit?

Abb. 5.5 Wittener Liste zur Beurteilung guter Broschüren. (Mit freundlicher Unterstützung des Netzwerks Patientenedukation)

ich mich erneut einlesen und an diesem Flyer orientieren."

„Ist alles gut beschrieben, was eine Demenz ist, was wir mit den Angehörigen tun können. Das Zusammenspiel zwischen den Pflegekräften, Ärzten und Angehörigen finde ich gut. Viele Angehörige wissen ja nicht, was eine Demenz bedeutet, und das ist in diesem Flyer richtig schön erklärt worden."

„Oft haben sich die Angehörigen noch gar nicht damit auseinandergesetzt. Mit dem Vertrag, den die Angehörigen hier unterschreiben, sollte gleich eine Beratung zum Umgang mit Menschen mit Demenz anhand des Flyers erfolgen. Ich find den sehr wichtig. Die ersten Erfahrungen sind gut, der ist richtig positiv angekommen."

„Ich finde die Aufmachung und die Bilder sehr schön. Mich berühren die jedesmal wieder."

Sollen eigene Informationsmaterialien in Form von Videos entwickelt werden, können ebenfalls die Kriterien der Wittener Liste angelegt werden. Bei der Erstellung von Videos ist besonders darauf zu achten, dass diese enorm viele Emotionen transportieren. Die professionelle Kameraführung, der gelungene Zusammenschnitt der Bildsequenzen, die Tonqualität und die damit transportierte Botschaft sind einige Kriterien, die angelegt werden müssen.

Welches Medium auch genutzt wird, bevor die Informationsmaterialien freigegeben werden, sollten sie von einigen Adressaten auf ihre Wirkung und Verständlichkeit getestet werden. Das müssen Menschen sein, die bereit sind, auch ehrliche Kritik und Verbesserungsvorschläge zu äußern.

Wenn die Freigabe erfolgt ist und die Informationsmaterialien verfügbar sind, können alle Mitarbeitenden über den Umgang mit den Materialien informiert werden. Die Pflegefachkräfte sollten dabei die Inhalte kennen und die Materialien für Beratungen einsetzen können. Ob die Informationsmaterialien an einem frei zugänglichen Ort ausgelegt oder nur von

5.8.3 Information, Schulung und Beratung von Angehörigen

Die Einbindung der Angehörigen geht von der zuständigen Pflegefachkraft aus und wird aktiv angeboten. Der Expertenstandard stellt im Rahmen von Information, Schulung und Beratung von Angehörigen drei *Themenfelder* vor:

- Inhalte, die mit Interaktion, Kommunikation und Beziehungsgestaltung korrespondieren
- Inhalte, die mit personzentrierter Pflege korrespondieren
- Inhalte, die mit der Belastung der Angehörigen korrespondieren

Angehörige von Menschen mit Demenz können in ihrer Lebenssituation sehr belastet sein. Die Verarbeitung der Erkrankung, das Wissen um den progredienten Verlauf, die bevorstehende Übernahme der Pflege oder die Trennung aufgrund eines Einzugs in eine Wohngemeinschaft oder ein Heim. Viele Bereiche des Lebens sind betroffen, wenn ein Mensch eine Demenz entwickelt. Auch innerhalb der Familie kann es dadurch zu Zerwürfnissen kommen. Häufig sind keine Vorkehrungen getroffen für den Fall, dass der Mensch mit Demenz nicht mehr für sich selbst entscheiden kann, weder Vorsorgevollmacht noch Patienten- oder Betreuungsverfügung existieren. Es gibt also mindestens drei Bereiche, in denen Information, Schulung und Beratung stattfinden können: rechtliche Aspekte, pflegefachliche Aspekte und persönliche Aspekte.

Im persönlichen Bereich steht die Annahme und Verarbeitung der Erkrankung des Angehörigen zu einem bestimmten Zeitpunkt an. Für manche Angehörige kann es dabei hilfreich sein, ein Buch zu lesen, in dem Erfahrungen, Erlebnisse und Wissen zu Menschen mit Demenz vermittelt werden. Es gibt viele populärwissenschaftliche Bücher zu Demenz und etliche Romane, die sich dem Thema widmen. Ebenso gibt es viele Filme rund um das Thema Demenz. Einige Medien, die empfohlen werden können, um Angehörige in der Situation zu begleiten und vielleicht auch Trost und Hoffnung zu spenden, sind in Abb. 5.6 zusammengestellt.

Informationen zu Demenz, Krankheitsverlauf, möglichen Verhaltensänderungen und Ähnlichem müssen dem Bedarf und den Bedürfnissen der Angehörigen entsprechend vermittelt werden. Gerade kurz nach Diagnosestellung, bei ungeklärter Weiterversorgung oder bei Einzug in eine Einrichtung ist es wichtig, die Informationen in einer passenden Situation und einem geschützten Rahmen zu geben. Kurz mal einen Flyer auf dem Flur zu übergeben entspricht in dieser Situation nicht den Bedürfnissen.

Wenn die Verarbeitung der neuen Situation im Vordergrund steht, kann es hilfreich sein, andere Berufsgruppen mit einzubinden. Im Krankenhaus lässt sich meist relativ unproblematisch die Vermittlung von Psychologen umsetzen. Vielleicht ist andernfalls eine Vermittlung zu Seelsorgern oder Selbsthilfegruppen möglich, um Entlastung zu bringen. Die Pflegefachkräfte können nicht die ganze Last der Krankheitsbewältigung der Angehörigen tragen.

Die Deutsche Alzheimer Gesellschaft e. V. bietet die Seminarreihe „Hilfe beim Helfen" an. In acht Modulen werden viele praxisnahe und erprobte Hilfestellungen für Angehörige von Menschen mit Demenz gegeben. Die Durchführung kann durch jede Institution erfolgen, das Material kann bei der Deutschen Alzheimer Gesellschaft e. V. angefordert werden. Es gibt bundesweit viele Anbieter, die die Seminarreihe im Programm haben. Vielleicht findet sich ein Seminar in der jeweiligen Umgebung.

Beratung zur möglichen weiteren Versorgung kann ebenfalls anstehen. Dann sind neben den Pflegefachkräften auch immer Sozialarbeiter/innen involviert, um passgenaue Lösungen zu finden.

Bei Beginn der Versorgung sollte eine Beratung zur Einbindung der Angehörigen in den Pflegeprozess erfolgen. Die Erklärung,

> **Bücher:**
>
> Bettina Tietjen: Unter Tränen gelacht. Mein Vater, die Demenz und ich. Piper
>
> Margaret Forster: Ich glaube, ich fahre in die Highlands. Fischer
>
> Arno Geiger: Der alte König in seinem Exil. Carl Hanser Verlag
>
> Martina Rosenberg: Mutter, wann stirbst du endlich. Blanvalet Verlag
>
> Edda Klessmann: Wenn Eltern Kinder werden und doch die Eltern bleiben: Die Doppelbotschaft der Altersdemenz. Hogrefe
>
> Udo Baer, Gabi Schotte-Lange: Das Herz wird nicht dement. Rat für Pflegende und Angehörige. Beltz
>
> **Filme:**
>
> Still Alice – Mein Leben ohne gestern
>
> Die Auslöschung
>
> Vergiss mein nicht

Abb. 5.6 Medienempfehlungen für Angehörige

wie notwendig und stabilisierend die Aufrechterhaltung von lange bestehenden Beziehungen für das Wohlbefinden des Menschen mit Demenz ist, gehört unbedingt dazu. Möglichkeiten der Einbindung können settingspezifisch dargestellt werden.

Auch Informationen zu Maßnahmen zur Beziehungsförderung und -gestaltung, die von den Mitarbeitenden angeboten werden, sind wichtig, um von Anfang an die Handlungsweisen transparent zu gestalten.

Die proaktive Information ist gerade bei Maßnahmen unabdingbar, die bei Angehörigen auf besonderes Unverständnis stoßen können, beispielsweise die besondere – in den Augen der Angehörigen vielleicht unordentliche – Lage der Bettdecken oder Kissen, um eine Habituation zu vermeiden (Abschn. 7.1).

Die Einbindung der Angehörigen in Fallbesprechungen beinhaltet bereits Beratungsleistungen. Zusätzlich kann dabei die Beziehungsgestaltung des Angehörigen in den Blick genommen und positiv unterstützt werden, etwa bei einer gemeinsamen Reflektion (Abschn. 8.4). Dabei können auch besondere Verhaltensweisen des Menschen mit Demenz besprochen werden, die auf besondere Bedarfe wie Hunger, Durst, Ausscheiden oder Schmerzen hindeuten.

Der Expertenstandard nennt einige Grundregeln der Kommunikation mit Menschen mit Demenz, die in der Angehörigenarbeit vermittelt werden können:

- Zugewandte Haltung
- Verwendung kurzer, verständlicher Sätze
- Formulierung von Aussagen
- Vermeidung von Fragen
- Zeit für Reaktionen lassen
- Bedeutung von Mimik, Gestik, Körpersprache
- Bedeutung von Tonhöhe, Stimmlage, Satzmodulation etc. (DNQP 2018)

Auch gemeinsame Anleitungen des Menschen mit Demenz und seiner Angehörigen können hilfreich sein. Gerade bei weit fortgeschrittener Demenz und stark reduzierten verbalen Äußerungen kann eine Anleitung zu Beziehungsaufbau und wohltuenden Angeboten hilfreich sein, um einen Rückzug der Angehörigen zu verhindern.

Informationen zu Möglichkeiten der Erinnerungspflege können hilfreich sein (Abschn. 5.10.1). Möglichst bereits vor dem Einzug in eine Wohnform ist die persönliche und individuelle Gestaltung des Zimmers im Rahmen einer Beratung anzusprechen.

Eine Beratung zur Veränderung der Rolle des Angehörigen mit Demenz kann hilfreich und wichtig sein, damit nicht dauerhaft nur über den Verlust bestimmter Fähigkeiten und Persönlichkeitsmerkmale gesprochen wird, sondern auch die schönen Momente, die aktuell möglich sind, beachtet und genossen werden können.

Abschließend kann eine Beratung zur Einbindung ins Gemeinwesen und zur Aufrechterhaltung von Kontakten wesentlich zum Wohlbefinden des Menschen mit Demenz beitragen. Das kann der vorher regelmäßig stattfindende Besuch des Wochenmarktes ebenso sein wie die Begleitung ins Theater oder zum Schützenfest. Abzuwägen ist, ob Vereinsmitgliedschaften und feststehende Termine (beispielsweise der wöchentliche Skatabend) in einer Einrichtung weiter aufrechterhalten werden können.

> **Beispiel**
>
> Frau K. zog mit Einsetzen einer leichten Demenz in ein Seniorenheim ein. Sie unterhielt sich gerne, konnte sich zwar meist nicht an das Gegenüber erinnern und erzählte die Geschichten mehrfach am Tag, fand sich aber gut zurecht. Sie konnte innerhalb des Hauses am Rollator gehen und besuchte fast alle vom Haus angebotenen Veranstaltungen. Regelmäßig erhielt Frau K. Besuch von ihrer Tochter, die sie im Rollstuhl sitzend durch den Garten schob, was beiden sichtlich guttat.
>
> In einem Gespräch etwa 10 Wochen nach dem Einzug stellte sich heraus, dass Frau K. bis kurz vor ihrem Einzug jeden Montag am Nachmittag für zwei Stunden zum Seniorenkaffeetrinken in ihrer Kirchengemeinde gegangen war. Dabei wurde sie immer von einem Nachbarn mitgenommen und von ihrer Tochter abgeholt. Die Tochter hatte wie selbstverständlich mit Einzug in das Seniorenheim die Aktivität eingestellt. Nach Rücksprache innerhalb des Teams wurde mit der Tochter ein Termin für ein Beratungsgespräch vereinbart. Im Rahmen des Beratungsgesprächs wurde ihr die positive Wirkung der Beibehaltung vertrauter Rituale erläutert und gemeinsam besprochen, wie eine Teilnahme der Mutter an den Kaffeerunden ermöglicht werden könnte.
>
> Einige Wochen später war mit Unterstützung des Sozialdienstes der Sonderfahrdienst organisiert, der jeden Montag die Fahrten zur Kirchengemeinde und zurück übernahm. Auch wenn Frau K. vorher keine Anzeichen von Traurigkeit gezeigt hatte oder darüber geklagt hatte, dass ihr etwas fehle, erzählte sie nach den Besuchen in der Gemeinde jedes Mal, wie gut ihr die alten Bekannten täten.

Ob die Angehörigen auf die Angebote eingehen, wird sowohl vom Setting als auch von der Bereitschaft der Angehörigen, sich auf den Krankheitsverlauf einzulassen, abhängen.

5.9 Rahmenbedingung und Wissen für die Umsetzung von Maßnahmen

Für die Umsetzung von Maßnahmen muss vor allem ausreichend Zeit zur Verfügung stehen. Eine personzentrierte Beziehungsgestaltung verlangt daher eine Änderung des bestehenden Finanzierungssystems, um ausreichend Mitarbeitende vor Ort zu haben. Die Mitarbeitenden müssen über entsprechendes Fachwissen verfügen, um eine personzentrierte Versorgung zu ermöglichen (Abschn. 5.5). Neben den Mitarbeitenden, die der entscheidende Faktor sind, spielen geeignete Räumlichkeiten bei der Umsetzung von Maßnahmen eine Rolle. Passende, angemessen ausgestattete Räume zur Durchführung von Gruppen- und Einzelangeboten sind vorzuhalten. Sollen spezielle Angebote, wie beispielsweise Snoezelen, ermöglicht werden, müssen dafür die entsprechenden Räumlichkeiten geschaffen werden. Auch der Außenbereich muss den Bedürfnissen von Menschen mit Demenz entsprechen. Eine kontinuierliche, verlässliche Dienstplanung erleichtert den Beziehungsaufbau und verschafft den Menschen mit Demenz ein größeres Sicherheitsempfinden.

Für die Umsetzung von Maßnahmen der Erinnerungspflege ist es notwendig, sich mit den Ereignissen der Jugend und frühen Erwachsenenzeit des Menschen mit Demenz, vertraut zu machen. Das können sowohl politische, wirtschaftliche, gesellschaftliche und wissenschaftliche Ereignisse, aber auch den Alltag bestimmende Gegebenheiten wie Musik, Mode, Filme und Haushaltsgegenstände sein.

Die *1930er-Jahre* brachten die *Lieder* von Zarah Leander (Der Wind hat mir ein Lied erzählt), Siegfried Arno (Wenn die Elisabeth nicht so schöne Beine hätt') und Heinz Rühmann (Ich brech die Herzen der stolzesten Frauen). Die *Musik* der Comedian Harmonists (Ein Freund, ein guter Freund) und Marlene Dietrich (Ich bin von Kopf bis Fuß auf Liebe eingestellt) sind heute noch oder wieder bekannt und können bei Menschen mit Demenz Erinnerungen auslösen (Sirotzki 2019).

In der *Damenmode* werden figurbetonte, wadenlange Kleider im Alltag getragen. Bei Sommerkleidern ist der Ausschnitt relativ freizügig. Im Laufe der 1930er-Jahre werden die Schultern immer stärker betont. Mit Beginn des Nationalsozialismus kommt die Trachtenmode wieder mehr zum Vorschein und wird viel getragen. Daher werden die Damenhüte kleiner, wie bei Trachten üblich, und lassen mehr vom Gesicht erkennen. Bei Mädchen sind zwei geflochtene Zöpfe weit verbreitet. In der *Herrenmode* wird nun meist auf die Weste verzichtet, der Anzug mit Krawatte bleibt aber die übliche Bekleidung. Herren tragen einen Hut, meist einen breitkrempigen, aber auch Kappen mit Schirm kommen in Mode (Bürklin 2019).

Das *Kino* erfreut sich in den 1930er-Jahren großer Beliebtheit. Filme mit Marlene Dietrich und Hans Albers werden viel gesehen. Fritz Lang bringt „M – Eine Stadt sucht einen Mörder" heraus. Die Filme von Charlie Chaplin bringen Abwechslung in den Alltag, und das Komikerpaar Stan Laurel und Oliver Hardy kommen mit „Zwei ritten nach Texas" groß heraus. Ab Mitte der 1930er-Jahre werden Propagandafilme des Nationalsozialismus gedreht, darunter „Heimat" und „Tanz auf dem Vulkan" sowie die Filme von Leni Riefenstahl. Heinz Rühmann ist in „Der Himmel auf Erden" zu sehen, und „Durch die Wüste" wird als erster Roman von Karl May verfilmt. Die in den 1930er-Jahren gedrehten Klassiker „Vom Winde verweht" und „Der Glöckner von Notre Dame" kommen erst in den 1950er-Jahren in Deutschland in die Kinos (Bürklin 2019).

Die deutschsprachige *Literatur* der 1930er-Jahre ist vielfältig und bunt. Beliebte Autoren sind Hermann Hesse, Joseph Roth, Robert Musil, Carl Zuckmayer und Erich Maria Remarque. 1933 bilden die Bücherverbrennungen eine Zäsur: Viele Werke beliebter deutschsprachiger Autoren, beispielsweise von Heinrich und Thomas Mann, Erich Kästner, Franz Werfel und Erich Maria Remarques, werden eingesammelt und verbrannt. Auch diverse internationale Schriftsteller kommen auf den Index und ihre Werke auf den Scheiterhaufen (Bürklin 2019).

Überraschend wird Max Schmeling nach Disqualifikation seines Gegners 1930 Boxweltmeister.

Das *Sportereignis* der 1930er-Jahre waren die Olympischen Spiele 1936 in Berlin. Auch wenn es sich um eine Machtdemonstration der Nationalsozialisten handelt, bleiben sie vielen in positiver Erinnerung. Alle Sportveranstaltungen werden als Propagandainstrument missbraucht. Bei der Fußballweltmeisterschaft 1934 erringt die deutsche Mannschaft den dritten Platz (Bürklin 2019).

Die Weltwirtschaftskrise mit deutlich steigender Arbeitslosigkeit in Deutschland läutet die 1930er-Jahre ein. Die Nationalsozialisten erringen bei der Wahl zum deutschen Reichstag 1930 Mandate für 95 Abgeordnete hinzu. Unsichere Machtverhältnisse bestimmen die nächsten Jahre. Die Machtergreifung Hitlers erfolgt 1933. Die Freizeitorganisation der

Nationalsozialisten, KdF, Kraft durch Freude, wird gegründet. In den folgenden Jahren werden insbesondere die KdF-Reisen innerhalb Deutschlands und bis nach Italien, zu einem großen Erfolg. 1937 machen mit KdF etwa 9 Mio. Menschen Urlaub.

Die Wehrpflicht wird 1935 wieder eingeführt. Damit beginnen die Vorbereitungen auf den 2. Weltkrieg. Marine, Luftwaffe und Heer werden in den nächsten Jahren aufgebaut. In der Reichsprogromnacht 1938 erfolgen planmäßige Verbrechen gegen Juden. Über 20.000 Juden werden verhaftet, Geschäfte und Wohnungen geplündert und zerstört sowie Synagogen in Brand gesteckt. Am 1. September 1939 beginnt der 2. Weltkrieg mit dem Einmarsch deutscher Truppen in Polen (Friedrichs 1988).

Die *1940er-Jahre* bringen die Musik von Frank Sinatra und Ella Fitzgerald, die nach dem 2. Weltkrieg auch in deutschen Radiosendern gespielt werden. Bing Crosby bringt 1942 das Lied „White Christmas" heraus, das jedes Jahr in der Weihnachtszeit gespielt wird. Hans Albers singt „Auf der Reeperbahn nachts um halb zehn" und Lale Andersen „Lilli Marleen". Die „Capri-Fischer" von Rudi Schuricke und Marika Röcks „In der Nacht ist der Mensch nicht gern alleine" sind weitere immer noch bekannte Lieder (Sirotzki 2019).

In der Mode gibt es während und nach dem 2. Weltkrieg kaum Veränderungen. Die Kleider der Damen sind am Hals höher geschlossen, ansonsten spielt Mode keine besondere Rolle, da es um das nackte Überleben geht (Bürklin 2019).

Während des 2. Weltkriegs dominieren Propagandafilme, die direkt von den Nationalsozialisten in Auftrag gegeben werden, darunter „Der große König", „Die große Liebe" und „Münchhausen", die entweder den Krieg glorifizieren oder zum Durchhalten animieren.

Die Filme unterliegen wie alle Medien während des 2. Weltkrieges einer strengen Zensur. 1944 wird „Die Feuerzangenbowle" zugelassen. Direkt nach dem Ende des Krieges kommt „Große Freiheit Nr. 7" in die Kinos. Nach 1945 entwickelt sich das Genre der sogenannten Trümmerfilme. Dazu zählen beispielsweise „Die Mörder sind unter uns" und „Irgendwo in Berlin". Das Filmmusical „Ich küsse ihre Hand, Madame" von Billy Wilder bringt Ende der 1940er-Jahre wieder Lebensmut nach Deutschland. Die beiden legendären Filme „Casablanca" mit Humphrey Bogart und „Der große Diktator" von und mit Charlie Chaplin werden erst in den 1950er-Jahren in deutschen Kinos aufgeführt (Bürklin 2019).

Während des 2. Weltkriegs leben viele deutschsprachige Autoren, insbesondere die, deren Werke im Rahmen der Bücherverbrennung vernichtet wurden, im Exil. Propagandaliteratur wird gedruckt, die zum Durchhalten motivieren soll und den Gewinn des Krieges vor Augen führt. Einige wichtige literarische Autoren der 1940er-Jahre in Deutschland sind Bertolt Brecht, Franz Werfel, Thomas Mann und Hermann Hesse. Nach Kriegsende bildet sich die „Gruppe 47", ein loser Zusammenschluss von Autoren. Hans Werner Richter lädt ab 1947 regelmäßig bis 1967 Schriftsteller aus dem deutschsprachigen Raum ein. Dadurch wird die Erneuerung der deutschen Literatur nach dem 2. Weltkrieg deutlich vorangebracht (Bürklin 2019).

Viele Sportler jüdischen Glaubens wurden während des Nationalsozialismus verfolgt, verließen das Land oder wurden in Konzentrationslagern ermordet. An internationalen Wettkämpfen darf Deutschland nach dem Krieg kaum teilnehmen. Auch eine Teilnahme an den Olympischen Spielen wird nicht gestattet (Bürklin 2019).

Bis 1945 tobt der 2. Weltkrieg, in den unzählige Staaten mit hineingezogen werden. Millionen Tote sind auf allen Seiten zu beklagen. Der Holocaust an den Juden hat mehrere Millionen Menschenleben gekostet. Nach zwei Atombombenabwürfen der Amerikaner auf Hiroshima und Nagasaki kapituliert Japan am 2. September 1945 und der 2. Weltkrieg ist beendet.

In den Nürnberger Prozessen werden die Hauptkriegsverbrecher 1946 zum Tode verurteilt. Die Siegermächte Großbritannien, Frankreich, USA und die Sowjetunion teilen Deutschland in Besatzungszonen auf. Mit dem

Marshall-Plan von 1947 beginnt der Wiederaufbau Deutschlands. In den westlichen Besatzungszonen wird Mitte 1948 die D-Mark eingeführt. Daraufhin versucht Stalin mit der Blockade Berlins die Entstehung einer Westzonen-Republik zu verhindern: Von Ende Juni 1948 bis zum Frühling 1949 wird Berlin über die sogenannte Luftbrücke mit Lebensmitteln und allen anderen notwendigen Gütern versorgt. 1949 wird die Verfassung für die „Deutsche Demokratische Republik" erstellt und am 23. Mai das Grundgesetz für die Bundesrepublik Deutschland verabschiedet. Der erste Bundestag wird am 14. August 1949 von den Einwohnern der Westzonen gewählt. Konrad Adenauer wird zum ersten Bundeskanzler gewählt. Die Wirtschaft erholt sich nach dem Krieg insbesondere in den Westzonen (Friedrichs 1988).

Die *1950er-Jahre* bringen den Rock and Roll nach Deutschland. Viele Musiker werden gerne gehört, allen bekannt ist Elvis Presley. Auf Deutsch werden so bekannte Lieder wie „Ich hab noch einen Koffer in Berlin" von Bully Buhlan und Lieder von Caterina Valente (Ganz Paris träumt von der Liebe) gespielt und gerne gehört. Freddy Quinn (Heimatlos) und Peter Alexander (Das machen nur die Beine von Dolores) begeistern die Menschen. Unvergessen bleiben auch Conny Froboess' „Pack die Badehose ein", „Der Mann am Klavier" von Paul Kuhn sowie „Der schönste Platz ist immer an der Theke" vom Steingass Terzett (Sirotzki 2019).

Die 1950er-Jahre bringen mit der Kunstseide einen neuen Stoff und mit ihm viel Farbe in die Modewelt. Zu wadenlangen Röcken werden eng anliegende Blusen getragen, und Mieder erfreuen sich großer Beliebtheit. Petticoats, sehr breite Röcke, werden viel getragen. Die Hüte werden wieder größer und farblich auf Schuhe und Handtasche abgestimmt. Bei den Herren werden weiter Hemden getragen, jetzt aus den neuen Kunstfasern. Anzüge sind nicht mehr die einzig mögliche Bekleidung. Nach und nach beginnen Bluejeans das Straßenbild zu erobern (Bürklin 2019).

In den 1950er-Jahren läuft vor jedem Hauptfilm die „Wochenschau", die schnell zu einem wichtigen Informationsmedium gedeiht. Hildegard Knef wird mit dem Film „Die Sünderin" berühmt, der aufgrund seines Inhalts und einer Nacktszene sehr umstritten ist und für einen Skandal sorgt. Verschiedenen Genres werden in den Kinos bedient. So kommen „Der dritte Mann" und Alfred Hitchcocks „Das Fenster zum Hof" heraus, ebenso „Wenn der weiße Flieder wieder blüht". Romy Schneider ist in den Filmen der „Sissi"-Reihe zu sehen. Bernhard Grzimek bringt mit „Serengeti darf nicht sterben" erstmals ein Naturschutzthema in die breite Öffentlichkeit (Bürklin 2019).

In den 1950er-Jahren hat die neue deutsche Literatur verschiedene Ausdrucksformen gefunden. Günther Grass veröffentlicht „Die Blechtrommel" und von Friedrich Dürrenmatt erscheint „Der Richter und sein Henker". International erfolgreich ist Patricia Highsmith mit ihren Kriminalromanen. Max Frisch und Heinrich Böll sind tonangebende deutsche Autoren (Bürklin 2019).

In den 1950er-Jahren wird die Vierschanzentournee ins Leben gerufen, die bis heute eine der Attraktionen des Wintersports darstellt. 1954 gewann die deutsche Mannschaft die Fußballweltmeisterschaft in Bern. Bei den Olympischen Spielen 1956 stellen beide deutsche Staaten ein gemeinsames Team. Bei den Springreitern gewinnt Hans Günter Winkler mit seiner „Wunderstute" Halla zwei Goldmedaillen für Deutschland. Auch im Zweierkajak gibt es eine Goldmedaille für Deutschland (Bürklin 2019).

Am 17. Juni 1953 treten die Bauarbeiter der Stalinallee in Ostberlin in den Streik. Der Streik der Bauarbeiter schwappt als Demonstration über die gesamt sowjetische Besatzungszone. Es werden Parteibüros zerstört und politische Gefangene befreit. Der Aufstand wird durch Sowjetsoldaten und Volkspolizisten blutig niedergeschlagen. Diplomatische Beziehungen zwischen beiden deutschen Staaten werden aufgenommen. Nach und nach kehren auch die letzten Kriegsgefangenen zurück. 1956 wird in beiden deutschen Ländern eine Armee geschaffen und die Wehrpflicht eingeführt. In den 1950er-Jahren herrscht ein relativ gutes Klima in den Ost-West-Beziehungen. Zwischen der Sowjetunion und den USA beginnt ein technologischer Wettlauf zur Eroberung des Weltraums. Die Sowjetunion bringt 1957 zwei Satelliten (Sputnik 1 und 2) mit Raketen in eine Erdumlaufbahn bringen und befördern mit der Hündin Laika das erste Lebewesen in den Weltraum (Friedrichs 1988).

Die *1960er-Jahre* bringen die Beatles groß heraus, deren Lieder fast auf der ganzen Welt gehört werden und auch in Deutschland die Charts stürmen. Die Rolling Stones beginnen ihre Musikkarriere und finden viele Fans. Auch Lieder der Beach Boys braingen ein neues Lebensgefühl. Manuela landet mit „Schuld war nur der Bossa Nova" einen Hit, und Nana Mouskuri singt „Weißen Rosen". Trude Herr bleibt mit ihrem Song „Ich will keine Schokolade" im Gedächtnis. Louis Armstrong bringt „What a wonderful world" heraus, und die Lieder von Simon & Garfunkel finden ihre Hörer. Heintje und Udo Jürgens sind in aller Munde, und Drafi Deutschers „Marmor, Stein und Eisen bricht" erobert die Herzen der Zuhörerinnen und Zuhörer (Sirotzki 2019).

Die Mode verändert sich in den 1960er-Jahren enorm. Frauen tragen zunehmend Hosen, oft mit Schlitz an der Seite, oder Hosenanzüge. Bei den Männern verliert der Anzug seine Vorrangstellung, und Jeans mit Karohemden werden viel getragen (Bürklin 2019).

Krimi- und Thrillerfilme werden in den 1960er-Jahren reihenweise gedreht. Die Verfilmungen der Romane von Edgar Wallace erfolgen ebenso wie die vier Filme mit Margaret Rutherford als Agatha Christies „Miss Marple". Alfred Hitchcock veröffentlicht „Psycho" und „Die Vögel". Der erste James-Bond-Film wird gedreht. Viele Verfilmungen der Bücher von Karl May, beispielsweise mit Winnetou und Old Shatterhand, finden ein großes Publikum. Der Italowestern beginnt seinen Siegeszug mit „Für eine Handvoll Dollar". Die Filme mit Louis de Funes bringen eine neue Art Humor nach Deutschland. Walt Disney produziert mit „Das Dschungelbuch" einen Klassiker (Bürklin 2019).

Die Literatur der 1960er wird weiter von den etablierten deutschen Autoren geprägt. Rolf Hochhuth (Der Stellvertreter) und Heinar Kiphardt (In der Sache J. Robert Oppenheimer) sind zwei wichtige Vertreter des Dokumentarismus. Authentische Dokumente werden literarisch bearbeitet und damit politischen Aussage getroffen. Michael Ende gelingt mit „Jim Knopf und Lukas der Lokomotivführer" die Verzauberung von Generationen. Die Kinderbücher von Astrid Lindgren werden immer populärer und bis heute viel gelesen und noch mehr vorgelesen (Bürklin 2019).

1960 wird die Vierschanzentournee zum ersten Mal von einem westdeutschen Skispringer (Max Bolkart) gewonnen. Marika Kilius und Hans-Jürgen Bäumler begeistern als Eiskunstlaufpaar die Zuschauer und gewinnen viele Veranstaltungen. Im ZDF wird der „Sport-Spiegel" regelmäßig ausgestrahlt, der über ein breites Spektrum an Sportarten informiert. Bei der Fußballweltmeisterschaft 1966 belegt die deutsche Nationalmannschaft den zweiten Platz (Bürklin 2019).

Nachdem immer mehr Bürger die DDR in Richtung Bundesrepublik verlassen, kommt es 1961 zum Bau der Berliner Mauer. Die DDR wird von der Bundesrepublik Deutschland auch physisch durch einen stark gesicherten Grenzstreifen getrennt. Ludwig Erhard wird 1963 zum Bundeskanzler gewählt. Israel und die Bundesrepublik nehmen 1965 diplomatische Beziehungen auf. Viele Studenten in der Bundesrepublik sind unzufrieden und wollen den Staat verändern. Nach dem Attentat auf den Studentenführer Rudi Dutschke kommt es zu gewaltsamen Protesten.

In der Tschechoslowakei beginnt 1968 der „Prager Frühling", der mehr Freiheit für die Bürger bringen soll. Sowjetische Truppen beenden ihn im August 1968 durch ihren Einmarsch in das Partnerland. Neil Armstrong betritt am 21. Juli 1969 als erster Mensch den Mond. Das Wettrennen zum Mond zwischen Sowjetunion und USA haben die USA für sich entschieden. 1969 wird Willy Brandt zum Bundeskanzler gewählt (Friedrichs 1988).

Die 1970er-Jahre bringen vielfältige Musikrichtungen hervor. Rockbands begeistern viele Fans, unter ihnen AC/DC, Led Zeppelin und Bruce Springsteen und Queen. Die

Bee Gees und ABBA sind im Popbereich angesagte Bands. „Daddy Cool" von Boney M. oder „Y.M.C.A." von den Village People sind immer noch extrem bekannte Songs aus den 1970er-Jahren. In deutscher Sprache hebt sich besonders die Gruppe Kraftwerk mit einem ganz eigenen Stil hervor. Der deutsche Schlager blieb weiter sehr beliebt, und „Griechischer Wein" von Udo Jürgens kann auch heute noch von den allermeisten mitgesungen werden. Rudi Carrell mit „Wann wird's mal wieder richtig Sommer" und „Ein Bett im Kornfeld" von Jürgen Drews bleiben ebenso unvergessen wie Bernd Clüvers' „Der Junge mit der Mundharmonika". Für hohe Einschaltquoten sorgt ab den 1970er-Jahren die ZDF-Hitparade mit Moderator Dieter-Thomas Heck, durch die der Musikgeschmack einer ganzen Generation geprägt wird (Sirotzki 2019).

Die Hippiebewegung prägt auch die Modewelt. Schlaghosen sind ebenso wie Hotpants ein Markenzeichen. Die Lederjacke wird wieder salonfähig, und Plateauschuhe erleben eine Blütezeit. Sonnenbrillen mit großen, verspiegelten Gläsern sind ein beliebtes Accessoire. Große, bunte Muster aus Blumen oder geometrischen Figuren zieren die Oberteile (Bürklin 2019).

Das Kino erfreute sich trotz der weiten Verbreitung von Fernsehgeräten in den Wohnungen weiterhin großer Beliebtheit. Diverse Filme mit Terence Hill und Bud Spencer werden gezeigt. In Deutschland sind die Filme mit Heinz Ehrhard besonders beliebt, zeigen sie doch auf humorvolle Weise die Errungenschaften des zunehmenden Wohlstands. Einer der erfolgreichsten Filme der DDR ist „Die Legende von Paul und Paula". Die Dirty-Harry-Reihe mit Clint Eastwood wird begonnen und füllt die Kinosäle. „Der weiße Hai", „Der Pate" und „Einer flog über das Kuckucksnest" gehören zu den bekanntesten Filmen der 1970er-Jahre. Im Fernsehen beginnt die Ära der Krimireihe „Tatort" (Bürklin 2019).

Einer der bekanntesten deutschen Lyriker ist seit den 1970er-Jahren Reiner Kunze. Die Literaturszene in Deutschland wird immer vielfältiger, und es werden alle denkbaren Genres bedient. Heinrich Böll veröffentlicht „Die verlorene Ehre der Katharina Blum", mit dem er sein Statement zum Thema Gewalt abgibt. Ingeborg Bachmann und Gabriele Wohmann sind zwei bekannte Autorinnen, die in den 1970er-Jahren erfolgreich sind. Von Anna Seghers erscheint „Das siebte Kreuz". Es entsteht die „Neue Innerlichkeit", die eine stärkere Hinwendung zur eigenen Identität beinhaltet. Der Dramatiker Botho Strauß ist einer ihrer wichtigen Vertreter (Bürklin 2019).

Bei der Fußballweltmeisterschaft 1970 in Mexiko belegt Deutschland den dritten Platz. Die Olympischen Spiele finden 1972 in München statt, die Fußballweltmeisterschaft 1974 in der Bundesrepublik, zu der sich auch die Nationalmannschaft der DDR qualifiziert hat. Im Finale gewinnt die deutsche Nationalmannschaft gegen das Team aus den Niederlanden. 1975 und 1977 gewinnt der Österreicher Niki Lauda die Formel-1-Weltmeisterschaft (Bürklin 2019).

Bundeskanzler Willy Brandt trifft sich mehrfach mit dem Vorsitzenden des Ministerrats der DDR Willy Stoph. Brandt besucht Polen und zeigt mit seinem Kniefall am Mahnmal der Opfer des Aufstands des Warschauer Ghettos die Verpflichtung der Bundesrepublik gegenüber den ermordeten Polen und Juden. Bei diesem Besuch wird der deutsch-polnische Grundlagenvertrag für Frieden, wirtschaftliche Zusammenarbeit und kulturellen Austausch unterzeichnet. 1971 erhält Willy Brandt für seine Bemühungen um die Aussöhnung der Bundesrepublik mit den früheren Kriegsgegnern den Friedensnobelpreis. Erich Honecker wird erster Sekretär des Zentralkomitees der SED. Die sogenannte Rote-Armee-Fraktion (RAF) wird unter anderem von Andreas Baader und Ulrike Meinhof gegründet. Bis zu ihrer Auflösung Ende der 1990er-Jahre werden von der RAF 33 Morde verübt. Während der Olympischen Spiele 1972 in München kommt es zu einem Terroranschlag palästinensischer Terroristen auf israelische Sportler. Dabei sterben insgesamt 17 Menschen, und das Land befindet sich in tiefer Verwirrung. 1973 kommt es zu einer Ölkrise, die weltweite Auswirkungen hat; in der Bundesrepublik werden Sonntagsfahrverbote verhängt. Helmut Schmidt wird

1974 Bundeskanzler und bei der Bundestagswahl 1975 in seinem Amt bestätigt. 1977 gerät die Bundesrepublik im sogenannten Deutschen Herbst in eine Krise: RAF-Terroristen entführen den Arbeitgeberpräsidenten Hanns-Martin Schleyer, um inhaftierte Mitglieder der RAF freizupressen. Die Entführung der Lufthansa-Maschine „Landshut" auf dem Flug von Mallorca nach Frankfurt unterstreicht die Forderungen der Terroristen. Letztlich werden die Geiseln in der „Landshut" durch die Antiterroreinheit GSG9 des Bundesgrenzschutzes in der somalischen Hauptstadt Mogadischu befreit. Der Arbeitgeberpräsident Schleyer wird von seinen Entführern ermordet. Die inhaftierten Terroristen, die mit den Anschlägen freigepresst werden sollten, begehen Selbstmord (Friedrichs 1988).

5.10 Maßnahmen zur Beziehungsförderung und -gestaltung

Im Folgenden werden diverse Beschäftigungsideen dargestellt, die sich im Einsatz in verschiedenen Settings bewährt haben. Dabei finden sich viele Fallgeschichten, die – meist gelungene – Interaktionen mit Menschen mit Demenz darstellen. Ferner wird auf verschiedene Aspekte der Kommunikation mit Menschen mit Demenz eingegangen. Alles immer unter der Prämisse, dass es wichtiger ist, wie etwas getan wird als was getan wird. Aber ein paar Ideen können trotzdem nicht schaden.

5.10.1 Klassische (Gruppen-) Aktivitäten

Einzel- und Gruppenaktivitäten finden in jeder Einrichtungsart statt. Die Zusammenstellung der Gruppe ist dabei eine wichtige Voraussetzung, damit eine Aktivität zum Wohlbefinden aller beitragen kann. Nach Erwin Böhm (1988) ist ein Mensch am Leben, wenn er sich streiten kann. Doch dies sollte sicherlich nicht in jeder Gruppensituation provoziert werden. Also ist ein Auswahlkriterium: Personen, die sich miteinander verstehen, können gemeinsam in eine Gruppe gehen.

Die Gruppengröße hängt sowohl von der gewählten Aktivität als auch von den Fähigkeiten der einzelnen Menschen mit Demenz ab, sollte aber 15 Personen nicht überschreiten, damit sinnvolle Interaktionen möglich bleiben. Die Vorbereitung einer Gruppenaktivität beinhaltet neben der Herrichtung der Räumlichkeiten immer die Bereitstellung von Getränken. Bei Bedarf sollte schnell Unterstützung zur Stelle sein. Da Gruppenaktivitäten von diversen Berufsgruppen angeboten werden können, sollte die Gruppenleitung über Besonderheiten bei den Menschen mit Demenz informiert werden. Da meist einige Teilnehmende abgeholt werden müssen, muss sichergestellt werden, das nicht zu viel Zeit zwischen dem Eintreffen der ersten Teilnehmer und dem Beginn der Aktivität verstreicht. Sonst haben die ersten schon wieder das Interesse verloren und verlassen bereits wieder den Raum.

Musikgruppe
Ein Klassiker unter den Gruppenaktivitäten ist die Musikgruppe. Ob dabei gemeinsam gesungen, mit Klanginstrumenten gearbeitet oder zugehört wird, wird von der Gruppenleitung geplant und mitunter von der Gruppe spontan entschieden. Musikgruppen finden in Krankenhäusern, Tagespflege-, Kurzzeitpflegeeinrichtungen, Einrichtungen der stationären Langzeitpflege, im betreuten Wohnen und in Wohngemeinschaften statt (Abb. 5.7).

> **Beispiel**
> Frau L. ist vor wenigen Tagen in das Seniorenheim eingezogen. Sie versteht nicht, warum sie hier ist, sie konnte doch gut zu Hause leben. Frau L. nimmt ihre Mahlzeiten in ihrem Zimmer ein und verbringt auch sonst den ganzen Tag dort. Angebote, ihr das Haus zu zeigen oder an einer Beschäftigung

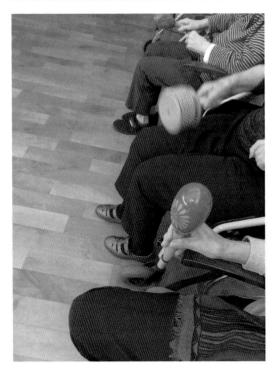

Abb. 5.7 Musikgruppe mit Rhythmusinstrumenten

Ob es sich um eine Gruppe zur Sturzprävention, um allgemeine Gymnastik oder sogar spezielle Angebote, beispielsweise zur Atmungsunterstützung, handelt, ist unerheblich. Wichtig ist, dass es den Menschen mit Demenz Freude bereitet. Bei der Auswahl der Gruppenteilnehmer hat es sich bewährt, die Gruppen nach Fähigkeiten im Bereich Mobilität und kognitiven Fähigkeiten der Umsetzung der Anleitung zusammenzustellen. So kann auch mal eine Übung im Stehen durchgeführt werden oder etwas speziell für Rollstuhlfahrer im Programm sein. Die gemeinsame Bewegung fördert das Gemeinschaftsgefühl und kann durch kleine Bewegungsspiele zu einem echten Gruppenerlebnis werden (Abb. 5.8).

teilzunehmen, lehnt sie mit der Frage „Wann kann ich wieder nach Hause?" ab. So auch die Einladung zur Musikgruppe.

Heute wird Klavier gespielt, und dazu werden zünftige Wanderlieder gesungen. Die Teilnehmenden singen textsicher mit und haben sichtlich Freude am Geschehen. Frau L. öffnet nach einer Weile ihre Zimmertür und schaut in Richtung Gruppenraum. Sie kann von ihrer Position aus nur einen sitzenden Herrn sehen, der kräftig mitsingt. Frau L. lässt die Zimmertür offen stehen und setzt sich auf ihr Bett. Nach der Stunde bringt die Gruppenleiterin die Teilnehmenden in den Tagesraum. Dabei kommt sie an Frau L.s offener Tür vorbei. Diese sitzt noch auf dem Bett, und als sie die Gruppenleiterin sieht, huscht ein Lächeln über ihr Gesicht.

Gymnastikgruppe
Sehr großer Beliebtheit erfreut sich auch die Gymnastikgruppe. Diese kann ebenfalls von verschiedenen Berufsgruppen angeleitet werden.

Kegeln
Ein Bewegungerlebnis ist auch das gemeinsame Kegeln. Das kann in jedem Raum durchgeführt werden, der dafür groß genug ist. Kegel sind schnell aufgestellt, und das Spiel kann von Rollstuhlfahrern ebenso gespielt werden wie von mobilen Personen. Wenn die ersten Kegel fallen, ist es für alle Beteiligten immer ein großes „Hurra", und alle freuen sich. Auch Menschen, die sich nur sehr eingeschränkt selbst bewegen, können dabei mitunter deutlich größere Bewegungen ausführen und tun dies sichtlich voller Freude. Wie bei allen Gruppenaktivitäten kommt der Gruppenleitung eine entscheidende Aufgabe zu: die Menschen mit Demenz dort abzuholen, wo sie sich gerade befinden, und zu

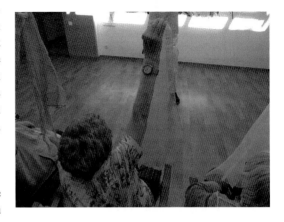

Abb. 5.8 Gymnastikgruppe

unterstützen. Erfolgreiche Würfe zu unterstützen und bei Fehlwürfen keine Traurigkeit aufkommen zu lassen sind die Herausforderungen der Gruppenleitung (Abb. 5.9).

Reminiszenzarbeit
Eine Möglichkeit mit Menschen mit Demenz in ihre Vergangenheit, in biografische Erlebnisse einzutauchen, ist die Nutzung eines Erinnerungskoffers. Diese stellt für Einrichtungen der stationären Pflege und für Wohngemeinschaften eine einfach umsetzbare Form der Erinnerungsarbeit dar. Bei der Aufnahme in die Einrichtung werden die Angehörigen gebeten, eine Tasche oder einen Koffer mit Erinnerungsstücken zusammenzustellen. Wichtig ist, dass der Mensch mit Demenz einen Bezug zu diesen Gegenständen hat. Ganz unterschiedliche Dinge können in solch einem Koffer Platz finden: Von der Kerze, die immer auf dem Geburtstagstisch stand, über den Stopfpilz bis zu Nippes ist alles möglich.

Bei der Nutzung des Erinnerungskoffers kann dann in Einzelbeschäftigung mit dem Menschen mit Demenz gemeinsam geschaut werden, was sich im Koffer findet. Oft kommen dabei Erinnerungen zum Vorschein. Es wird von Erlebnissen und Begebenheiten erzählt, es huscht ein Lächeln über das Gesicht, vielleicht kullern auch mal Tränen. Auf jeden Fall werden Erinnerungen wach, selbst wenn diese nicht immer in Worte gekleidet werden können.

Eine weitere Nutzungsmöglichkeit besteht in der Arbeit in der Kleingruppe. Wenn ein Mensch mit Demenz bereit ist, seine „Schätze" vorzuzeigen und davon zu berichten, kommt es schnell zu regem Austausch über ähnliche Erlebnisse und Erfahrungen. So kann ein Gesprächsthema gefunden werden, zu dem alle etwas beisteuern (Zegelin und Langner 2019) (Abb. 5.10).

Der Klassiker in der Reminiszenzarbeit ist die Nutzung von Fotoalben. Kindheit und Jugend von Menschen mit Demenz sind oft gut auf Fotos dokumentiert. Noch besser sind die eigene Familie und eventuell unternommene Reisen in Alben festgehalten. Das gemeinsame Durchblättern von Fotoalben ist eine gute Gelegenheit, um Erinnerungen zu wecken. Es kann aber auch ganz konkret anhand von ein oder zwei Bildern ein längeres Gespräch geführt werden. Dabei werden mitunter detaillierte Erinnerungen wach, die ohne Hilfe einer Fotografie nicht mehr erinnert worden wären. Fotoalben oder zumindest einzelne Fotografien können in jedes Setting mitgebracht werden oder sind in der ambulanten Betreuung vorhanden.

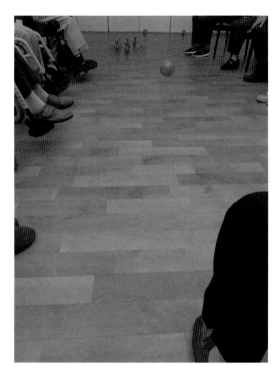

Abb. 5.9 Kegeln

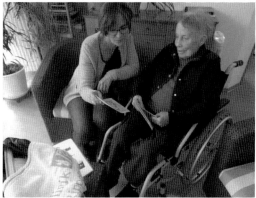

Abb. 5.10 Kofferprojekt

Beschäftigungswagen
Ein Beschäftigungswagen bietet gerade im Krankenhaus die Möglichkeit, ein flexibles Angebot für Menschen mit Demenz zu nutzen, mit dem in die Patientenzimmer gefahren werden kann. Der Wagen kann mit allem gefüllt werden, was für die Generation passend erscheint. Verschiedene Zeitungen zum Durchblättern haben sich sehr bewährt. Das sind Zeitschriften mit vielen Bildern und Themen wie Kochen und Backen, Handarbeiten, Mode, Autos oder Sport. Ein Fach kann mit kleinen Handwerksgegenständen gefüllt werden, wobei auf die Verletzungsgefahr zu achten ist. Näh- oder Strickzeug sind weitere Möglichkeiten, um sich direkt zu betätigen. Postkarten aus der Jugendzeit der heutigen Patienten, also aus den 50er-, 60er-Jahren aus Italien erfreuen sich großer Beliebtheit.

Der Wagen kann allen Menschen mit Demenz angeboten werden. Er lädt zum Erkunden und Ausprobieren ein, vielleicht sogar zum Austausch über die Inhalte. Wenn er an strategisch günstigen Plätzen aufgestellt wird, kann er beruhigend auf Menschen mit Lauftendenz wirken und zum Verweilen einladen. Gerade in der nächtlichen Betreuung hat sich der Beschäftigungswagen sehr bewährt. Wenn die Nacht kein Ende nehmen will, finden Menschen mit Demenz damit für eine gewisse Zeit eine sinnvolle Beschäftigung (Abb. 5.11).

Klinikclowns
Eine weitere Möglichkeit der Einzel- oder Kleingruppenaktivität besteht im Krankenhausbereich in der Nutzung des Angebots der Klinikclowns. Dort gibt es inzwischen auch Clowns, die sich auf die Arbeit mit Menschen mit Demenz spezialisiert haben. Der Einsatz von Clowns schafft einen anderen Zugang zu Menschen mit Demenz. Positive Erinnerungen an frühere Zeiten und Erlebnisse, vielleicht mit eigenen Kindern, können erinnert werden, und die Freude über die Ansprache kann groß sein. Clowns können aber gerade auch Menschen mit Demenz Angst machen und negative Gefühle zum Vorschein bringen. Ein Einsatz von Klinikclowns bei Menschen mit Demenz sollte daher immer von einer Pflegefachkraft begleitet werden.

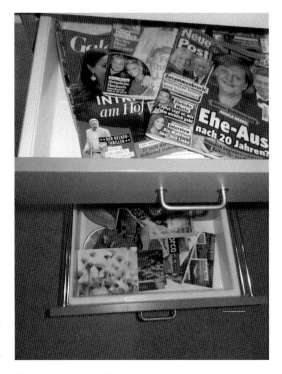

Abb. 5.11 Beschäftigungswagen

10-Minuten-Aktivierung
Die 10-Minuten-Aktivierung ist eine der klassischen Beschäftigungsarten in der Kleingruppe und eine weitere Form der Reminiszenzarbeit. Anfang der 1990er-Jahre von Ute Schmidt-Hackenberg entwickelt, hat sie weite Verbreitung in der Pflege von Menschen mit Demenz gefunden. Ziel der 10-Minuten-Aktivierung ist, durch Schlüsselreize Erinnerungen zu wecken und die Menschen mit Demenz zum Erzählen zu ermuntern. Die Aktivierung gründet sich auf die Erfahrung, dass die Konzentrationsfähigkeit maximal 10 min für ein Thema gegeben ist.

Die Durchführung der 10-Minuten-Aktivierung kann durch jede Berufsgruppe erfolgen. Fachfremde Berufsgruppen, wie die weiter unten erwähnte Friseurin, können in die 10-Minuten-Aktivierung schnell eingeführt und angeleitet werden. Die Methode lässt sich ohne aufwendige Vorbereitungszeit oder Ausbildung anwenden und ist daher im Alltagsgeschehen leicht umsetzbar. Die Durchführung sollte häufig, nach der Vorstellung von Schmidt-Hackenberg (2013) täglich, erfolgen.

Die Einrichtung von fertig zusammengestellten Kisten mit Aktivierungsmaterialien wird empfohlen. Das können klassische Küchenutensilien und Nähzeug ebenso wie Handwerksgegenstände sein. Aber auch Büromaterialien wie Locher, Radiergummi oder Hefttacker regen zu Gesprächen und zum Anfassen an. Utensilien der Haarpflege, wie Lockenwickler, Handspiegel, Lockenstab oder Glätteisen können sehr anregend sein. Interessante Erfahrungen werden mit alten Geldscheinen (aus der Zeit der Inflation), Münzen, Portemonnaie und Aktienscheinen gesammelt. Erstaunlich viele Menschen mit Demenz können dazu etwas erzählen. Ideen für die Zusammenstellung entsprechender Aktivierungskisten gibt es unendlich viele, und der Kreativität sind keine Grenzen gesetzt (Abb. 5.12).

Malen

Ein Beschäftigungsangebot für die Kleingruppe kann das gemeinsame Malen darstellen. Malen fördert den kreativen Ausdruck und bereitet Freude. Die Bereitstellung verschiedener Farben, Pinsel, Stifte und Kreiden kann jedem Menschen mit Demenz helfen, eine eigene Ausdrucksweise zu entwickeln. Ob ein Thema vorgegeben wird, vielleicht sogar ein anregender Gegenstand oder ein Foto dargestellt werden, kann in jeder Gruppenstunde variiert werden. Sinnvoll ist der Einsatz eines Maltherapeuten, der zu den verschiedenen Techniken anleiten und einfühlsam die Entstehung der Werke begleiten kann. Hat ein Mensch mit Demenz ein Bild abgeschlossen, zeigt er meist Stolz und Freude darüber.

Eine schöne Idee ist, aus den angefertigten Bildern eine Galerie im Haus auszustellen. So können die Menschen mit Demenz, aber auch Mitarbeitende, Besucher und Angehörige die Bilder immer wieder betrachten. Dadurch erfährt der Mensch mit Demenz zusätzliche Wertschätzung, und das Gefühl, gebraucht zu werden, kann sich einstellen.

Nach Brettschneider (2005) unterstützt die Maltherapie die Konzentration und die Orientierungsfähigkeit. Auch Menschen mit Demenz mit einer ausgeprägten Lauftendenz finden beim Gestalten eines Bildes mitunter für 90 min Ruhe und Konzentration. Die Wahl der Farben kann beruhigend oder aktivierend wirken. Auch eine zeitliche Orientierung wird durch die passende Auswahl der Motive möglich. Diese können sich beispielsweise an den Jahreszeiten oder jahreszeitlichen Festen orientieren. Die Maltherapie ist sowohl für Neulinge, die vielleicht seit der Schulzeit keinen Pinsel mehr in der Hand gehabt haben, als auch für Menschen geeignet, die ihr ganzes Leben über gemalt oder gezeichnet haben (Abb. 5.13).

> **Beispiel**
>
> Frau V. hat sich ihr ganzes Leben über durch selbst verfasste Gedichte, Erzählungen und gemalte Bilder ausgedrückt. Frau V. hat eine starke Lauftendenz und findet sich nach dem Einzug ins Seniorenheim noch weniger zurecht als zuvor. Sie ist gut zu Fuß und läuft von der Einrichtung bis zu ihrer ehemaligen Wohnung über drei Kilometer. Den Weg zurück findet sie nicht allein. Da sie immer diesen Weg wählt, kann sie von dort leicht abgeholt werden und ist dafür jedes Mal sehr dankbar. Ihr umfang-

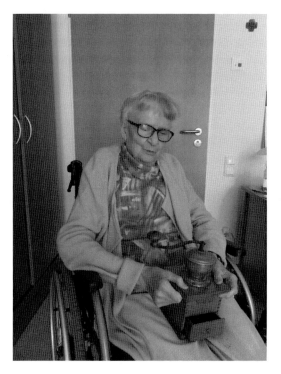

Abb. 5.12 10-Minuten-Aktivierung mit einer alten Kaffeemühle

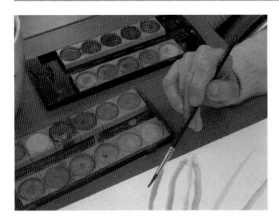

Abb. 5.13 Maltherapie

reicher Wortschatz wird langsam immer kleiner, sie spricht seltener und immer weniger und zieht sich mehr und mehr aus der Gemeinschaft zurück. Außer am Dienstag, denn auch bei nachlassender zeitlicher Orientierung hat sie den Tag der Maltherapie immer in Erinnerung behalten. Sie freut sich bereits am Morgen auf die Zeit am Nachmittag. Sie sagt, dort herrsche Ordnung und alles laufe ganz geregelt ab. An diesem Tag ist die Lauftendenz deutlich reduziert, und Frau V. bleibt auf dem Gelände, meist sogar innerhalb des Hauses.

Nach der Mittagsruhe ist es dann so weit. Frau V. fährt selbst mit dem Fahrstuhl in die richtige Etage und geht in das Atelier, wo sie bereits von dem Kunsttherapeuten erwartet wird. Freundlich begrüßen sich beide und tauschen floskelhaft, aber herzlich ein paar Sätze aus. Die Plätze der Teilnehmenden sind schon mit dem angefangenen Werk vorbereitet. Daneben stehen ein Glas Wasser und entsprechende Farben und Pinsel. Nachdem die Gruppe von fünf Personen vollzählig ist, beginnt nach kurzen einleitenden Worten mit leiser Hintergrundmusik die Maltherapie.

Jeder Teilnehmende ist auf das eigene Werk konzentriert, und der Maltherapeut hält sich deutlich im Hintergrund. Einfühlsam bietet er seine Unterstützung an, wenn das Gefühl aufkommt, jemand wisse nicht weiter. Nach 90 min hat Frau V. ihr Bild für heute beendet. Skeptisch schaut sie darauf und meint, toll sei es ja nicht geworden. Die anerkennenden Worte des Kunsttherapeuten und der Mitmalenden helfen ihr allerdings schnell über diese Ansicht hinweg. An diesem Tag blickt Frau V. auf ein gelungenes und erfülltes Tagewerk zurück.

Andachten, Gottesdienste, religiöse Feiern
Religiöse Feiern können Menschen mit Demenz Sicherheit und Verbundenheit mit anderen Menschen schenken. Der Besuch von Andachten und Gottesdiensten gehörte für viele Menschen zur Kindheit dazu und ist meist mit angenehmen Erinnerungen verbunden. Gerade Andachten und Gottesdienste können durch ihre feste und immer wieder gleiche Struktur zum Wohlbefinden beitragen. Die Verbundenheit mit allen Teilnehmenden stellt sich dabei fast automatisch ein, weil es so in früher Kindheit gelernt worden ist. Das kann die wöchentliche Wiederholung sein, aber auch die Wiederholung in größeren Zeitabständen im Laufe des Jahres.

Die Erinnerungen zu den beiden großen christlichen Festen Ostern und Weihnachten sind häufig von Emotionen geprägt und werden lange erinnert. So ziemlich jeder Mensch mit Demenz hat ein besonderes Erlebnis unter dem Weihnachtsbaum erfahren. Ob er das ausdrücken und kommunizieren kann, wie viel er davon wahrnimmt und welche Emotionen damit einhergehen, ist von Mensch zu Mensch sehr unterschiedlich. In manchen ländlich geprägten Gebieten Deutschlands war auch die Fronleichnamsprozession ein wichtiges Ereignis im Jahr, für das schon Tage vorher Vorbereitungen getroffen wurden. Gleiches gilt für die Feier des Erntedankfests, für das viele Gaben zusammengetragen wurden. Die Geschichte von Sankt Martin, der seinen Mantel mit einem Bettler teilte, bewegt viele Menschen mit Demenz jedes Jahr aufs Neue, und die Sternsinger, die von Haus zu Haus ziehen und den Segen bringen, sind weithin bekannt. Es gibt viele Möglichkeiten, mit religiösen Festen und Feiern Erinnerungen zu wecken und das Zusammengehörigkeitsgefühl zu stärken.

5.10.2 Aktuelles genießen

Überwiegend wird in der Beschäftigung mit Menschen mit Demenz immer von Erinnerungsarbeit und Gesprächen über die Vergangenheit gesprochen. Doch Menschen mit Demenz leben nicht ausschließlich in der Vergangenheit. Was aktuell geschieht, muss auch anerkannt und eingeordnet werden. Sich an dem zu erfreuen, was gerade im Augenblick passiert, ist ja bei allen Aktivitäten mit im Spiel. Es kann aber gerade bei fortgeschrittener Demenz und seltenen Momenten der Interaktion gut sein, sich dies wieder bewusst zu machen.

Der Mensch mit Demenz lebt im Hier und Jetzt. Auch wenn er manchmal oder häufig an die Vergangenheit denkt und sich in längst zurückliegender Zeit einordnet, können trotzdem die schönen Momente in der Gegenwart genossen werden. Das ist insbesondere in der Angehörigenarbeit hilfreich. Häufig werden dort nur die Verluste gesehen und die Tatsache, dass der Mensch mit Demenz jetzt ganz anders ist als früher. Der Moment des Friedens und der Freude kann in tausend verschiedenen Momenten aufleuchten. Diesen zu erfassen und sich daran zu erfreuen hilft dem Menschen mit Demenz ebenso wie demjenigen, der ihn dabei begleitet.

5.10.3 Einbindung in das Gemeinwesen

Die Einbindung in das Gemeinwesen kann für einen Menschen mit Demenz ein Gefühl der Normalität und Zugehörigkeit schaffen. Das kann die Teilnahme an Dorf- oder Stadtteilfesten ebenso sein wie der regelmäßige Besuch des Wochenmarktes. Traditionelle öffentliche Festivitäten strukturieren den Jahreslauf. Das können Schützenfeste ebenso sein wie Fastnachtsumzüge. Besuche in Kindergärten oder Schulen können den Kontakt zu Kindern herstellen und für beide Seiten gewinnbringend sein. Der Besuch passender Theater- oder Musikveranstaltungen oder eines Tanztees können schöne Erlebnisse vermitteln.

Es gibt Projekte zu geführten Museumsbesuchen mit Menschen mit Demenz (Lübbers 2015). Diese werden in verschiedenen Städten angeboten und finden in kleinen Gruppen meist bis maximal acht Menschen mit Demenz statt. Es gibt eine Vielzahl an kulturellen Angeboten, die für Menschen mit und ohne Demenz angeboten werden (Kühni 2017). Umgekehrt kann es gelingen, das Gemeinwesen in eine Einrichtung zu holen. Besuche von Kindergärtengruppen im Seniorenheim können eine Bereicherung darstellen. Anfang Januar können Sternsingergruppen eingeladen werden, die auch Krankenhäuser besuchen. Karnevalsvereine freuen sich ebenfalls über eine Gelegenheit aufzutreten, und vielleicht gibt es in der einen oder anderen Region die Möglichkeit, zur Walpurgisnacht jemanden zu Besuch zu bitten. Zu bestimmten Tageszeiten ungenutzte Räumlichkeiten in Einrichtungen können als Probenraum oder Ähnliches zur Verfügung gestellt werden. Damit besteht die Möglichkeit, Menschen mit Demenz an Alltagsaktivitäten zu beteiligen (Abb. 5.14).

> **Beispiel**
> Ein Seniorenheim stellt seit vielen Jahren jeden Montagabend den Gemeinschaftsraum einem Männergesangsverein als Probenraum zu Verfügung. Für ungefähr 2 Stunden üben 15 sangesfreudige Herren einen bunten Strauß meist bekannter Lieder ein. Eine mal

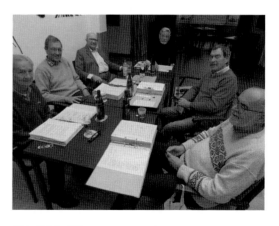

Abb. 5.14 Männergesangsverein

größere, mal kleinere Gruppe von Bewohnern nimmt als Zuhörer an der Probe teil. Frau T. ist auf den Rollstuhl angewiesen, fährt damit allerdings mit beachtlichem Tempo im Wohnbereich. Nach dem Hinweis, der Männergesangsverein komme gleich, rollt sie mit einem Lächeln auf dem Gesicht in den Probenraum. Nach und nach treffen die Herren ein, und Frau T. wird von allen freundlich begrüßt, da sie eine eifrige Zuhörerin ist und keine Probe versäumt.

Kaum beginnen sich die Herren einzusingen, fängt Frau T. an, sich im Takt der Musik mit dem Rollstuhl vor- und zurückzubewegen. Gelegentlich singt sie ein Stückchen leise mit. Vom Gesang ist die Kehle schnell trocken, und der Verein legt eine Pause ein. Zur gemütlichen Pause gehört ein Gläschen Bier. Frau T. erhält ebenfalls ein Glas, wofür sie sich jedes Mal überschwänglich bedankt und dabei strahlend lächelt. Nach der Pause mit geölter Kehle wird nochmal so gut gesungen, und die 2 Stunden vergehen wie im Flug. Frau T. wird von allen freundlich verabschiedet und rollt gut gelaunt in ihr Zimmer zurück.

5.10.4 Den Alltag leben

Der Alltag ist für uns alle der Normalzustand. Er zeichnet sich durch eine wiederkehrende Struktur und ähnliche Tätigkeiten aus. Es gibt auch Menschen mit Demenz Halt und Sicherheit, wenn der Alltag immer wiederkehrende Elemente enthält. Dabei sind biografische Elemente, soweit möglich, in den Alltag zu integrieren. Gewohnte Zeiten für bestimmte Tätigkeiten sollten ebenso erhalten bleiben wie die Nutzung vertrauter Gegenstände und Alltagsutensilien. Der geliebte, bereits verbeulte Schuhanzieher aus Metall soll nicht durch einen neuen ersetzt werden. Die Auswahl von Cremes, Seifen, Bodylotions und Ähnlichem soll sich an dem orientieren, was immer schon genutzt wurde.

Tagesstruktur geben insbesondere die Mahlzeiten, die dem Tag eine zeitliche Abfolge verleihen. Die Mahlzeiten nehmen inklusive Vor- und Nachbereitung häufig sehr viel Zeit in Anspruch. Sie so zu gestalten, wie es die Menschen mit Demenz aus ihrem Leben kennen, hilft bei der Orientierung. Rituale zu den Mahlzeiten, beispielsweise gemeinsam die Mahlzeit zu beginnen, nachdem man sich einen guten Appetit gewünscht oder ein Tischgebet gesprochen hat, schaffen zusätzliche Sicherheit. Die Menschen mit Demenz nach ihren Fähigkeiten und Wünschen in hauswirtschaftliche Tätigkeiten einzubinden, sei es durch Tische-Decken und Abräumen, die Tischdekoration oder gar die gemeinsame Zubereitung der Mahlzeiten, kann neben der Strukturierung des Tages von Menschen mit Demenz als sinnvoll erlebt werden. Das Gefühl, gebraucht zu werden, stärkt dabei den Menschen mit Demenz in seinem Selbstwert und fördert seine Selbstbestimmung.

Beispiel
Frau G. lebt seit mehreren Jahren in einer Einrichtung. Sie ist eine gebildete Dame und legt Wert auf Ordnung und Pünktlichkeit. Sie erzählt gerne davon, dass ihr Vater jeden Sonntag mit ihr ins Museum gegangen ist. Auch die Besuche von Konzerten standen seit der Kindheit auf dem Programm. Als Kind hat sie Klavierunterricht erhalten, im Erwachsenenalter jedoch nicht mehr aktiv gespielt. Frau G. leidet an Schwerhörigkeit.

An einem Donnerstag wird das Mittagessen gemeinsam von einer Gruppe von Bewohnern zubereitet. Es werden Spargel und Kartoffeln geschält und in der direkt daneben liegenden kleinen Küche frisch zubereitet. Die Tische werden mit weißen Tischdecken, Servietten und Weingläsern eingedeckt. Die Teilnehmenden der Kochgruppe sind alle bester Dinge und warten dann, bis die Mahlzeit zubereitet ist. Aus der Küche verbreitet sich langsam ein verführerischer Duft. Unerwartet kommt der Klavierstimmer und beginnt, den im Raum stehenden Flügel zu stimmen. Dabei schlägt er die einzelnen Töne immer wieder an, um die Tonhöhe richtig einstellen zu können. Nach etwa einer halben Stunde ist er damit fertig. Frau

G. applaudiert kräftig und sagt: „Was für ein schönes Konzert!"

Neben den Mahlzeiten ist die tägliche Körperpflege eine den Tag strukturierende Tätigkeit. Der Umfang der Körperpflege soll sich an der Biografie und den aktuellen Bedürfnissen des Menschen mit Demenz orientieren. Manch einer hat sicher täglich geduscht, es gibt aber einige hochbetagte Menschen, für die das wöchentliche Wannenbad die hauptsächliche Körperpflege darstellte. Ist die Biografie bekannt, kann sich bei diesen alltäglichen Verrichtungen eine deutlich bessere Beziehung ergeben, was bei dem Menschen mit Demenz leichter zu Wohlbefinden führt. Zum Alltag gehören Gespräche und Besuche durch Familienangehörige oder Freunde und Bekannte. Maniküre und Friseur sind ebenfalls Bestandteile des Alltags, die einem Menschen mit Demenz positive Erlebnisse und eine gute Beziehungsgestaltung ermöglichen können.

Beispiel
Frau R. geht zum Friseur!
Frau R. ist eine sehr gepflegte Dame. Sie legt Wert auf gute Kleidung und zueinander passende Farben. Ihre Fingernägel sind stets lackiert. Der wöchentliche Gang zum Friseur gehört seit vielen Jahren stets dazu.
Sie sagt gleich beim Haarewaschen: „Viel zu warm, jetzt ist es genug, bin fertig!"
Frau R. setzt ihre Brille wieder auf und stellt fest, dass diese schmutzig ist. Die Friseurin reicht ihr ein feuchtes Brillenputztuch. Ausgiebig putzt Frau R. an den Brillengläsern herum. Die Spitzen werden geschnitten und die Haare mit Lockenwicklern aufgedreht. Frau R. sieht sich dabei die ganze Zeit im Spiegel an. Sie plaudert mit der Friseurin und sitzt endlich unter der Trockenhaube. Frau R. stellt gleich fest, dass diese viel zu heiß ist. Sie sitzt am Tisch und blättert in den typischen Zeitschriften, die beim Friseur ausliegen. Sie sagt: „Guck mal, der Bergdoktor. Schockdiagnose, den kenne ich doch! Was ist ihm denn passiert? Ein schöner Mann, schöne Zähne, hübsche Schenkel." Auf das Bild seiner Frau deutend, sagt sie: „Die mag ich nicht!" Dann ein altes Foto von Michael Schumacher, auf der gegenüberliegenden Seite Boris Becker. Sie sagt: „Die kenne ich beide!" Auf die Frage, ob die beiden Herren früher in ihrem Modeunternehmen einkaufen waren, antwortet sie lächelnd: „Ja! Oft." Die Zeit unter der Trockenhaube ist vorbei. Frau R. betrachtet sich im hingehaltenen Spiegel: „Oh ja, schön!" Im Wohnbereich auf ihre Haarfrisur angesprochen, breitet sich ein Lächeln auf ihrem Gesicht aus.

Das Beispiel zeigt, dass es sinnvoll ist, auch an entfernt stehende Berufsgruppen zu denken, die an der Versorgung von Menschen mit Demenz beteiligt sind. Die Friseurin kennt wichtige Eckdaten der Biografie und ist im Umgang mit Menschen mit Demenz geschult. Ebenso wichtige Berufsgruppen sind die Reinigungskräfte und der Hausmeister.

Vielen Menschen mit Demenz können im Alltag verankerte und gelebte religiöse oder weltanschauliche Rituale guttun. Unabhängig davon, ob diese das ganze Leben über praktiziert wurden oder nur als Kind eine entsprechende Erziehung und Sozialisation stattgefunden hat, können bekannte und positiv belegte Rituale Sicherheit und Geborgenheit vermitteln.

Doch auch das Gegenteil kann passieren, falls Rituale mit Ängsten oder Zwang in Verbindung gebracht werden. Die heutige Generation von Menschen mit Demenz kann in der Kindheit durchaus schlechte Erfahrungen mit Androhungen, bei bestimmten Taten in die Hölle zu kommen, gemacht haben. Oder sie kann durch sehr autoritär und streng auftretende religiöse Amtspersonen geprägt sein. Die Nutzung der positiv belegten Rituale kann nur gelingen, wenn bekannt ist, welche Rituale der Mensch mit Demenz aus seiner Kindheit kennt, und wenn die Pflegekräfte in der Lage sind, dafür zu sorgen, dass diese gelebt werden. Neben Biografiearbeit gehört dazu das Wissen über die individuelle Bedeutung verschiedener Rituale. Die Einbindung eines Seelsorgers kann hilfreich und entlastend sein (Abb. 5.15).

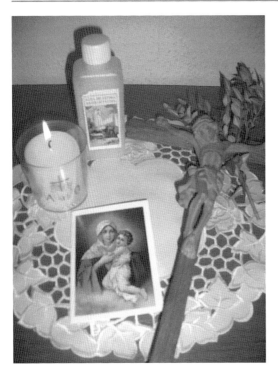

Abb. 5.15 Religiöse Utensilien können Sicherheit geben

Beispiel

Herr O. lebt seit einigen Wochen in einem Pflegeheim. Nach einem Oberschenkelhalsbruch mit anschließender Hüft-TEP war eine Versorgung zu Hause für die Angehörigen nicht mehr zu leisten. Herr O. wehrt sich vehement gegen Pflegemaßnahmen und sträubt sich mit aller Kraft gegen Versuche eines Transfers auf einen Stuhl oder Rollstuhl. Herr O. spricht nur wenige Worte, und dies sind meist Beschimpfungen der Pflegekräfte. Auch die Angehörigen finden keinen Zugang zu Herrn O., trotz häufiger Besuche.

Da Herr O. katholisch ist, besucht ihn eines Tages der katholische Seelsorger. Dieser versucht einen Gesprächsanfang, der unbeantwortet bleibt. Herr O. starrt mit wütendem Gesicht an die Zimmerdecke. Nach wenigen Minuten verabschiedet sich der Seelsorger und zeichnet dabei ein Kreuz auf die Stirn von Herrn O. Unmittelbar darauf entspannen sich die Gesichtszüge von Herrn O., und er liegt deutlich entspannter im Bett. Während des anschließenden Besuchs der Angehörigen hält der Zustand der Entspannung noch etwa eine halbe Stunde an. Im Gespräch mit den Pflegekräften berichtet die Tochter von Herrn O., dass dieser jeden Abend beim Gute-Nacht-Sagen ein Kreuz auf ihre Stirn gezeichnet hat. Auch kann sie berichten, dass ihre Großmutter dieses Ritual bei Herrn O. in Kindertagen durchgeführt hat. Mit Einverständnis der Angehörigen wird die Körperpflege auf den Abend gelegt und direkt vor der Körperpflege in einem Moment der Ruhe ein Kreuz auf die Stirn von Herrn O. gezeichnet. Herr O. entspannt sich dabei jeweils für etwa eine halbe Stunde deutlich, und die Abwehr der Pflegehandlung lässt merklich nach.

Zum Alltag gehört auch die Beibehaltung gewohnter Bewegungsmuster. Wenn sich der Mensch mit Demenz immer viel bewegt hat, Sport getrieben oder Spaziergänge unternommen hat, können diese in den Alltag integriert werden. Spaziergänge schaffen Gelegenheit für vielerlei Möglichkeiten der Beziehungsgestaltung. Damit können Gespräche verknüpft werden, und die Bewegung bringt den Kreislauf in Schwung. Die Umgebung sowohl innerhalb des Hauses als auch auf dem Außengelände kann so gestaltet werden, dass sie zur Bewegung einlädt: beispielsweise ein Rundweg um das Haus mit der Möglichkeit, verschiedene Sitzgelegenheiten zu nutzen. Innerhalb des Hauses kann es Orte geben, zu denen es sich lohnt zu gehen, weil dort Abwechslung lockt. Dies können jahreszeitlich gestaltete Bereiche sein, eine eingerichtete Bar, eine aufgebaute Modelleisenbahn oder viele andere Ideen (Zegelin 2016). Der Kreativität sind da keine Grenzen gesetzt, und es gibt unzählige Beispiele aus der Praxis.

5.10.5 Muße genießen

„Müßiggang ist aller Laster Anfang" lautet ein bekanntes Sprichwort. Vergil schrieb aber bereits in seinen Hirtengedichten: „…ein Gott

5.10 Maßnahmen zur Beziehungsförderung und -gestaltung

hat uns diesen Müßiggang geschenkt" (Vergil 1978). Nach welcher Devise haben die Menschen mit Demenz wohl eher gelebt?

Die Tage im Altenheim sind angefüllt mit Aktivitäten und Herausforderungen für Menschen mit Demenz. Im Krankenhaus steht die ständige Hektik im Vordergrund: Visiten, Therapieangebote und Untersuchungen. Den ganzen Tag über Aktionen, die den Menschen mit Demenz nicht zur Ruhe kommen lassen. In der eigenen Wohnung kommen eher Langeweile und Einsamkeit auf.

Ulrich Schnabel (2010) schreibt in seinem Buch „Muße – Vom Glück des Nichtstuns": „Eine Auszeit vom alltäglichen ‚Immer weiter so' ist also mitnichten verlorene Zeit; im Gegenteil, oft ist die Distanz zum üblichen Getriebe geradezu überlebensnotwendig." Und weiter unten: „Allerdings haben wir die hohe Kunst des Nichtstuns weitgehend verlernt." Bei den guten Vorsätzen für das neue Jahr stehen „weniger Stress" und „mehr Zeit mit Familie und Freunden verbringen" immer ganz weit oben auf der Hitliste. Und trotzdem misslingt es regelmäßig, die guten Vorsätze in die Tat umzusetzen.

Muße beschreibt etwas anderes als Freizeit. Freizeit ist momentan fast ausschließlich angefüllt mit Aktivitäten. Freizeit stellt gewissermaßen eine Verlängerung der Arbeitszeit mit einem ebenso hohen Stresspegel dar: „Ich muss noch schnell ins Fitnessstudio, schnell zum Friseur, schnell eine Ausstellung besuchen, mich schnell mit Freunden treffen, schnell ein Buch lesen, um dann noch schnell zu chillen." In der Versorgung von Menschen mit Demenz stellt sich deren Alltag als ebenso angefüllt mit Herausforderungen dar. Umso wichtiger ist es, bewusst Zeiten der Ruhe einzuplanen und gemeinsam Muße zu genießen. Denn das Genießen der Muße ist eine Tätigkeit, die viele Menschen mit Demenz nicht von sich aus ausüben können.

Einfach mal die Seele baumeln lassen, nichts tun. Muße ist etwas anderes als Chillen. Chillen ist eine Aktivität, und Muße ist ein Genießen des Augenblicks. Das, was ist, auf sich zukommen lassen, äußere und innere Reize abschalten. Muße kann Ruhe vermitteln, einem Menschen mit Demenz Halt und Kraft schenken. Diese Zeit gemeinsam zu verbringen kann auch für den Begleiter sehr gewinnbringend sein. Wie lange dieser Moment der Muße dauert, spielt keine große Rolle. Wichtig ist, dass er immer wieder bewusst erlebt wird. Früher haben Senioren, die zu Hause lebten, ein Kissen auf das Fensterbrett gelegt und dort auf dem Stuhl sitzend oder stehend Zeit verbracht: den Alltag an sich vorüber ziehen lassen und nichts tun müssen (Abb. 5.16).

Helga Nowotny (1993) fasst es treffend zusammen: „Muße ist die Intensität des Augenblick, der sich zeitlich zu Stunden oder Tagen ausdehnen kann, um sich auf ein Einziges zu konzentrieren: Eigenzeit." Zeit der Muße gemeinsam mit einem Menschen mit Demenz zu verbringen, tut nicht nur dem Menschen mit Demenz, sondern auch dem Begleiter gut und kann in den Alltag integriert werden.

Beispiel

Frau C. ist seit 2 Tagen im Krankenhaus. Eine ausgeprägte Exsikkose und eine damit einhergehende allgemeine Schwäche haben zum Krankenhausaufenthalt geführt. Die Exsikkose konnte durch Infusionen inzwischen behoben werden, mit der Substitution der fehlenden Körperflüssigkeit kehrt auch die Kraft langsam zurück. Frau C. findet sich im Krankenhaus nicht zurecht. Sie weiß nicht, wo sie sich befindet und wie sie hierhergekommen ist. Eben war sie doch

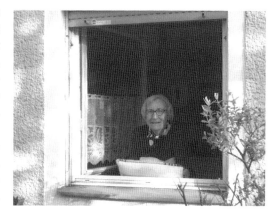

Abb. 5.16 Muße genießen

noch in ihrer Wohnung. Scheinbar ziellos geht sie auf dem Stationsflur herum, blickt grimmig und reagiert auf Ansprache unwirsch.

Eine ehrenamtliche „grüne Dame", Frau S., versucht sich ihr anzunehmen. Verbale Kontaktaufnahme wird mit den Worten „Was wollen Sie, ich kenne Sie nicht" abgeblockt. Frau S. unterlässt weitere verbale Kommunikationsversuche und geht neben Frau C. auf dem Stationsflur entlang. Ohne zu sprechen gehen beide gemeinsam für einige Minuten über den Flur. Der Gesichtsausdruck von Frau C. entspannt sich langsam, und sie murmelt ein paar Worte.

Frau S. macht einen erneuten verbalen Versuch der Kontaktaufnahme und fragt, ob sie bei dem schönen Wetter nicht einen Moment in den Park gehen wollen. Frau C. stimmt jetzt zu. Nach einem kurzen Spaziergang setzen sich beide auf eine Parkbank. Sie sprechen nicht miteinander. Ein Vogel singt, Frau C. lächelt kurz. Frau S. bringt Frau C. zurück in ihr Zimmer, und Frau C. verabschiedet sich mit einem Händedruck.

Auch wenn damit die Orientierungslosigkeit von Frau C. nicht aufgehoben werden konnte, hat sie zumindest einen kleinen Moment der Muße erlebt und sichtlich genossen, eine kurze, gelungene Interaktion.

5.10.6 Lebensweltorientierung

Im Expertenstandard wird die Lebensweltorientierung dargestellt. Diese soll ein vertrautes Milieu schaffen, in dem sich der Mensch mit Demenz nach Möglichkeit wiedererkennt. Neben der oben beschriebenen Gestaltung des Alltags (Abschn. 5.10.4) wird die biografiegeleitete Milieugestaltung beschrieben. In der Langzeitpflege ist die individuelle Einrichtung der Zimmer gelebte Praxis. Dabei sollten geschätzte Dekorationsobjekte ebenso mitgebracht werden wie das Lieblingsglas oder ähnliche Dinge, die häufig genutzt werden. In jedem Setting ist es möglich, vertraute Fotos mitzubringen und dadurch ein Stück Geborgenheit zu vermitteln.

Für die Menschen mit Demenz ist es wichtig, dass Abläufe in ihrem Tempo stattfinden, das heißt, dass sich alle Mitarbeitenden an das langsamere Tempo anpassen, um Raum dafür zu geben, selbst aktiv zu werden und Wahrnehmung zuzulassen. Neben einer gewohnten und wiedererkennbaren Tagesstruktur (Abschn. 5.10.4) kann es hilfreich sein, wenn die Mitarbeitenden die regional gesprochene Mundart verstehen und sich darin verständlich ausdrücken können. Auf fluktuierende Zustände wird eingegangen und die Durchführung von Maßnahmen entsprechend angepasst.

Alle Mitarbeitenden sollen „sich dem Betroffenen als vertraute Stütze und als positiv wahrgenommene Bezugsperson kontinuierlich zuwenden und Nähe zulassen" (DNQP 2018).

5.10.7 Wahrnehmungsförderung

Der Expertenstandard nennt als Bedingung für die Wahrnehmungsförderung, dass intakte und dem momentanen Zustand entsprechende Hilfsmittel zur Verfügung stehen und genutzt werden. Brille, Hörgeräte und Zahnprothesen sind sicher die gängigsten Hilfsmittel. Möglichkeiten und Ideen zur Wahrnehmungsförderung sind in Abschn. 7.1 beschrieben.

Der Kommunikation kommt neben aufnahmebereiten Sinnen eine Schlüsselstellung zur Wahrnehmungsförderung zu. Die Verantwortung für die gesamte Kommunikation liegt aufseiten der Mitarbeitenden, die durch Anpassung von Tonhöhe, Lautstärke, Tempo, Rhythmus und Pausen beim Sprechen (paraverbale Kommunikation), nonverbale (Mimik, Gestik und Körperhaltung) und verbale Kommunikation auf den Menschen mit Demenz eingehen. Wortwahl und Satzlänge werden individuell an die Fähigkeiten des Menschen mit Demenz angepasst, müssen aber immer echt und authentisch bleiben, da der Mensch mit Demenz Falschheit in der Kommunikation bemerkt. Mit der Sprache kann auf die

Emotionen des Gegenübers eingegangen und diese in Richtung einer entspannenden Haltung gelenkt werden.

Die Begegnung auf Augenhöhe schließt nicht nur eine gleich hohe Sitz- oder Stehposition mit ein, sondern auch die Balance zwischen Nähe und Distanz, um Sinneseinschränkungen zu überbrücken, aber auch nicht in die Intimzone vorzudringen. Kommunikation kann durch Körperkontakt unterstützt oder, im falschen Moment oder bei der falschen Person angewandt, gestört werden.

> **Beispiel**
>
> Frau K. wohnt seit einigen Wochen im Seniorenheim. Sie kann sich verbal nur mit kurzen Sätzen, die selten mehr als drei Worte umfassen, ausdrücken, zeigt eine eingeschränkte Mimik, reagiert aber mit einem Lächeln auf von ihr positiv wahrgenommene Menschen. Nach Beobachtung der Pflege- und Betreuungskräfte hat sich Frau K. gut eingelebt, nimmt ihre Mahlzeiten in für sie angenehmer Atmosphäre mit passenden Mitbewohnerinnen am Tisch ein.
>
> Tischgespräche sind nur minimal vorhanden, gelegentlich wird ein wenig gesprochen oder auf Ansprache durch Pflegekräfte gelächelt. In der Tischrunde wird am Nachmittag durch die Beschäftigungsassistentin oft eine Gesprächsrunde initiiert, bei der häufig gelacht wird. Alle Damen am Tisch haben Sinn für Situationskomik. Die Pflegekräfte haben in den ersten Wochen festgestellt, dass Frau K. auf Berührung gut anspricht, sich dabei deutlich entspannt und einen zufriedenen Eindruck macht. Im Rahmen des Erstgesprächs konnte Frau K. keine adäquaten Aussagen machen. Im Rahmen des Einzugsmanagements soll geschaut werden, wie sich Frau K. inzwischen eingelebt hat und wie sie sich im Haus fühlt. Im Gespräch mit den Pflegekräften wird allgemein von Wohlbefinden ausgegangen. Frau K. soll nun selbst dazu befragt werden.
>
> Die Pflegekraft besucht Frau K. im Tagesraum. Dort sitzt sie gerade allein an ihrem Tisch. Die Pflegekraft geht neben ihr in die Hocke, legt den Arm sanft auf ihren Rücken und beginnt, ihn mit kreisenden Bewegungen zu streicheln. Nach der Begrüßung, die Frau K. mit „Da bist du ja endlich!" quittiert, wird gefragt, wie sie sich denn momentan fühle. Frau K. antwortet spontan: „Mir geht's gut, und wenn du mir noch drei Mal über den Rücken streichelst, bin ich ganz gesund!"

5.10.8 Wertschätzung und Zuwendung

Laut Expertenstandard ist es erforderlich, jedem Menschen mit Demenz so viel Präsenz und Nähe zu geben, dass er sich sicher und geborgen fühlen kann. In stationären Einrichtungen kann das zur Einbindung von Ehrenamtlichen und Angehörigen führen, da die knappe Personalbesetzung eine dauerhafte Eins-zu-eins-Betreuung nicht zulässt. In der ambulanten Versorgung ist ebenfalls eine entsprechende Versorgung zu gewährleisten, die auf ebenso große Herausforderungen trifft. Die Einbindung von Angehörigen kann auch hier hilfreich sein, wird aber nicht immer möglich sein. Auf verschiedene Arten des Eingehens auf den momentanen Zustand des Menschen mit Demenz finden sich in Abschn. 5.10.12–5.10.14 Hinweise. Möglichkeiten der sozialen Teilhabe werden in Abschn. 5.10.3 diskutiert.

„Die Familie stellt für die meisten Menschen mit Demenz einen zentralen Bezugspunkt dar" (DNQP 2018). Familienangehörige stellen eine Stütze, mitunter aber auch eine emotionale Belastung für Menschen mit Demenz dar (vgl. Abschn. 6.2 und 9.2). Stabilisierende und unterstützende Beziehungen zu Angehörigen sollten auf jeden Fall genutzt und in den Pflegeprozess integriert werden. Bei manchen Menschen mit Demenz spielen bereits verstorbene Menschen immer wieder eine große Rolle (Abschn. 6.2). In Gesprächen kann auf die Verstorbenen eingegangen werden und die Situation gemäß den Möglichkeiten des Menschen mit Demenz aufgefangen werden (Abschn. 5.10.12–5.10.14).

Wertschätzung gegenüber einem anderen Menschen drückt sich bereits in der Form der Anrede aus. Diese Form kann allerdings auch im wertschätzenden Umgang sehr unterschiedlich ausfallen. Ein guter Freund wird anders begrüßt als ein Minister, trotzdem können beide Begrüßungen eine hohe Wertschätzung ausdrücken. Die Anrede, mit der sich ein Mensch mit Demenz wertgeschätzt fühlt, muss, wenn er es einem nicht direkt sagen kann, in einem Prozess des Ausprobierens und Herantastens in Erfahrung gebracht werden. Im Normalfall wird man es zuerst mit der Anrede „Frau" oder „Herr" mit dem Nachnamen versuchen und auch meist erfolgreich sein.

Die Anrede mit einer Berührung zu kombinieren kann ebenfalls Erfolg versprechen. Das kann vom Handschlag bis zum Hand-auf-die-Schulter-Legen eine Bandbreite von Berührungen sein. Manche Menschen mit Demenz möchten aber keine Berührungen und ertragen schon die Berührung im Rahmen der Körperpflege kaum. Daher ist das eigene Verhalten dabei immer wieder zu hinterfragen. Eine gute Zusammenfassung dazu geben Kojer und Schmidl (2011): „Lassen Sie Ihre Hände zwischendurch immer wieder ‚fragen', ob sie da, wo sie gerade sind, willkommen sind!"

Manchmal wird auf den Nachnamen nicht mehr reagiert. Vorsichtig kann dann bei Frauen versucht werden, ob – falls vorhanden – die Ansprache mit dem Mädchennamen funktioniert und zu einer Reaktion führt. Mitunter ist der Gebrauch des Vornamens die Ansprache, auf die vertrauensvoll und offen reagiert wird.

Die persönlich passende Ansprache zu finden sollte immer in einem reflexiven Prozess und unter Hinzuziehung des Teams erfolgen. Anmerkungen zum „Duzen" bzw. „Siezen" finden sich in Abschn. 5.10.15.

5.10.9 Haustiere

Haustiere können einem Menschen mit Demenz viel Freude und Nähe schenken. Es gibt eine Vielzahl von Haustieren, die für den Umgang mit Menschen mit Demenz geeignet erscheinen. Neben Hunden und Katzen gibt es inzwischen Pferde, Lamas und sogar Eulen die zur Kontaktaufnahme mit Menschen mit Demenz genutzt werden können und speziell als Therapietiere dienen. Auch jedes andere Haustier, das gehalten werden kann, kann zur Freude beitragen. Seien es ein Vogel, Kaninchen, Hamster oder Meerschweinchen und viele andere.

Haben Menschen mit Demenz ihr Leben lang mit einem Haustier gelebt, wird dadurch wieder ein Stück Normalität zurückgegeben und gleichzeitig Reminiszenzarbeit geleistet. Über Haustiere lassen sich mannigfaltige Gespräche anknüpfen über Erlebnisse mit Tieren im Allgemeinen oder wie Tiere versorgt werden müssen, damit es ihnen gut geht, oder vielleicht sogar über Landwirtschaft, wenn dazu ein Bezug besteht.

Wenn ein Mensch mit Demenz ein Haustier streichelt oder auf den Arm nimmt, können durch die Wärme und den Herzschlag des Tieres zusätzliche positive Emotionen ausgelöst werden (Abb. 5.17). Bei der Einbindung von Haustieren ist neben einer regelmäßigen tierärztlichen Untersuchung und der Durchführung notwendiger Impfungen etc. immer die Hygiene mit zu bedenken. Gerade einem Einsatz im Krankenhaus sind deshalb enge Grenzen gesetzt. Sollen Haustiere in Einrichtungen der stationären Pflege oder in ambulant betreuten Wohngruppen leben, ist vorab die Frage der Versorgung zu klären.

> **Beispiel**
> Herr P. ist ein meist in sich selbst zurückgezogener Mensch. Er nimmt selten Kontakt

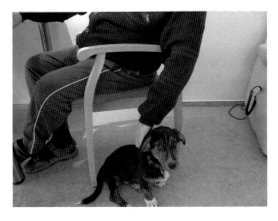

Abb. 5.17 Haustiere können aktivierend wirken

zu anderen Menschen auf. Gelegentlich regt er sich über das Verhalten von anderen auf und lässt dann sehr unwirsche Bemerkungen los. Obwohl er viel Zeit mit anderen Menschen verbringt, hat man nicht das Gefühl, dass er mit ihnen in Kontakt steht. Er ruht in sich selbst, beschäftigt sich mit dem Blättern und Lesen in Zeitungen und Zeitschriften. Manchmal lacht er dabei, und ganz selten liest er ein Stück laut vor.

Ganz anders zeigt sich Herr P., wenn eine Mitarbeiterin ihren Hund mitbringt, einen verspielten noch jungen Hund, der alles neugierig beschnüffelt. Er läuft durch die Flure und Gemeinschaftsräume und wedelt mit dem Schwanz. Herr P. schaut interessiert auf und lockt ihn mit leisen Rufen an. Ist der Hund in Reichweite gekommen, streckt Herr P. seine Hand aus, lässt den Hund daran schnuppern und streichelt ihn sanft. Dabei lächelt er und spricht weiter auf den Hund ein. Herr P. spricht zwar auch an solchen Tagen nicht mehr mit anderen Menschen, von seinem Verhalten her ist er jedoch wesentlich aufgeschlossener und nimmt seine Umgebung deutlich wacher wahr.

5.10.10 Singen, Musik, Tanz

Singen ist für viele Menschen mit Demenz ein schönes Erlebnis. Erinnerungen an vergangene Zeiten bis hin zur Kindheit kommen auf. Texte werden oft sehr sicher erinnert, und häufig werden viele Strophen auswendig gesungen. Nach dem Expertenstandard (DNQP 2018) kann auch die Pflegefachkraft in Alltagssituationen mit dem Menschen mit Demenz singen. Dies kann sowohl in der Runde mit jahreszeitlich passenden Liedern als auch im Rahmen der Grundpflege als „Singen unter der Dusche" umgesetzt werden.

Singen ist nicht nur schön, sondern auch gesund, sagt Gertraud Berka Schmid im Interview (MEDIZINpopulär 2019). Die Ärztin stellt dar, dass sich die Atmung während des Singens verändert. Durch die aktiv in Schwingung versetzten Stimmbänder schwingen alle Hohlräume und die Knochen mit. Daraus kann eine bessere Körperwahrnehmung resultieren. Beim gemeinsamen Singen kommt hinzu, dass ein Gemeinschaftserlebnis entsteht. Erst im Chor werden viele Lieder richtig eindrücklich. Es entsteht eine Beziehung zwischen den Sängerinnen und Sängern. Ob also allein, in lockerer Runde oder im Rahmen der Musikgruppe gesungen wird, spielt fast keine Rolle, gut ist es und tut es, wenn überhaupt gesungen wird.

Musik kann im Rahmen der Musikgruppe, wie in Abschn. 5.10.1 beschrieben, beispielsweise mit Rhythmusinstrumenten selbst produziert werden. Klangerlebnisse können auch mit Klangschalen bewirkt werden. Das spricht zusätzlich den kinästhetischen Sinn an und kann ohne Vorerfahrung angewandt werden. Eine kleine Klangschale kann auf den Handteller oder Handrücken gestellt und angeschlagen werden. Die Vibrationen übertragen sich auf den Körper, und die Selbstwahrnehmung wird deutlich angeregt. Es gibt sehr große Klangschalen, in die man sich hineinstellen kann. Durch Anschlagen wird der gesamte Körper zu Schwingungen angeregt. Beim Einsatz von Klangschalen sollte vorsichtig begonnen werden, da die Vibrationen Angst erzeugen können.

Wer ein Instrument spielen kann, soll dazu ermuntert und eingeladen werden. Vielleicht ist der Mensch mit Demenz sogar bereit, etwas vorzuspielen. Hat ein Mensch mit Demenz über Jahre in seinem Leben selbst musiziert und ist jetzt nicht mehr in der Lage, allein dazu einen Zugang zu finden, kann es hilfreich sein, einen Musiktherapeuten mit einzubinden. Gemeinsam wird vielleicht ein erneuter Zugang zum Instrument möglich, der dann Erinnerungen und Freude auslösen kann.

Aber auch wer nicht selbst musiziert, kann sich an Musik erfreuen. Das gezielte Anhören von Musik kann bereichernd sein. Meist entwickelt sich der Musikgeschmack im Alter zwischen 10 und 30 Jahren. Um also die eventuell passende Musik auszuwählen, sollte momentan in den 1940er- bis 1960er-Jahren gesucht werden. Das meist übliche Abspielen klassischer Musik in öffentlichen Räumen trifft nicht unbedingt den Geschmack aller Zuhörenden.

Besser ist es, wenn Informationen zu den individuellen Hörgewohnheiten vorliegen oder bei Angehörigen erfragt werden können.

Um Musik gemeinsam mit einem Menschen mit Demenz zu hören, sollte sie nicht im Hintergrund laufen, sondern bewusst eingesetzt werden. Das geht auch in der Kleingruppe, wenn alle zuhören mögen, oder in der Einzelbeschäftigung. Das Lieblingslied gemeinsam hören, manchmal sogar das Lied des Liebespaares: Das weckt positive Erinnerungen und sorgt für gute Laune. Wenn dann noch mitgesungen wird, wirkt es auf Leib und Seele.

> **Beispiel**
>
> Frau R. hat ihr Leben lang gerne Musik gehört und ist mit ihrem Ehemann sehr regelmäßig ins Konzert gegangen. Klassische Musik war ihr großes Hobby. In der Familie ihres Mannes gibt es sogar einige Musiker, worüber sie gerne berichtet. Frau R. hört immer aufmerksam zu, wenn Musik abgespielt wird. Sie ist dann ganz konzentriert und stellt die Unterhaltung ein.
>
> Mit fortschreitender Demenz gehen ihre Interessen nach und nach zurück. Ihre Wegstrecke wird kürzer. Sie geht gerade noch vom Zimmer in den Aufenthaltsraum, gelegentlich bei schönem Wetter ein Stück auf der Terrasse. Das Angebot der Musiktherapie entspricht nicht ihren Vorstellungen. Mit ihrer Tischnachbarin versteht sie sich sehr gut. Kurze Unterhaltungen wechseln mit längeren Phasen des Schweigens ab, aber beide scheinen damit zufrieden und stehen miteinander in Kontakt. Gespräche mit anderen Menschen beginnt Frau R. von sich aus nicht mehr. Auch auf die Pflegekräfte reagiert sie nur noch auf Ansprache.
>
> Die Beschäftigungsassistentin versucht es mit einem Angebot für die Tischgemeinschaft zu zweit. Bekannte Musikstücke werden abgespielt, und beide Damen hören aufmerksam zu. Als der Bolero von Ravel ertönt, geht eine besondere Belebung durch Frau R. Die Beschäftigungsassistentin fragt, ob sie das Stück kenne. Wie aus der Pistole geschossen, kommt die Antwort, dass sei doch der Bolero von Ravel. Den habe sie in der Philharmonie gehört. Bei den nächsten Stücken wird Frau R. immer gefragt, ob sie das Stück kennt. Sie kann alle Namen der Stücke nennen und freut sich sichtlich. Beide Damen verbringen den weiteren Nachmittag in aktivierter Stimmung.

Augustinus von Hippo hat von 354 bis 430 in Algerien gelebt. Ihm wird der Satz zugeschrieben: „Mensch lerne tanzen, sonst wissen die Engel im Himmel nichts mit dir anzufangen!" Tanzen ist also schon lange als sinnvolle Betätigung im Gespräch. Es verbindet Musik mit Bewegung und wird allgemein als gesundheitsfördernd angesehen.

In einer Studie konnten Rehfeld et al. (2018) nachweisen, dass Tanzen bzw. ein Tanztrainingsprogramm nachweisbar einen positiven Effekt auf die Gehirnentwicklung älterer Menschen hat, insbesondere auf die Gehirnbereiche für Aufmerksamkeit und Kurzzeitgedächtnis. Durch die gleichzeitige Förderung von Ausdauer, Balance, Interaktion, Kommunikation, Bewegungskoordination und Koordination im Raum werden diese Prozesse ausgelöst. Durch das Einüben neuer Choreografien waren die Probanden in einem kontinuierlichen Lernprozess. Das Training erfolgte drei Mal in der Woche über ein halbes Jahr. Da es keine besondere Ausrüstung erfordert und auch keine Vorerfahrung voraussetzt, kann es schnell und kostengünstig umgesetzt werden. Neben der Freude, die viele Menschen mit Demenz beim Tanzen erleben, kann etwas aktiv für die Gesunderhaltung getan werden (Abb. 5.18).

Gelegenheiten zum Tanzen bieten sich in allen Settings, ob zu zweit in der eigenen Häuslichkeit, mit Therapeuten oder Pflegefachkräften im Krankenhaus oder in der stationären Langzeitpflege. Zu besonderen jahreszeitlichen Anlässen wie Tanz in den Mai, zu Feierlichkeiten oder im Rahmen von Gruppenveranstaltungen können Tänze angeboten werden. Die Durchführung von Sitztänzen stellt für nicht stehfähige Menschen eine Alternative dar, um Musik und Bewegung zu vereinen.

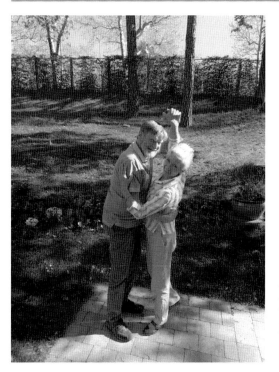

Abb. 5.18 Bei gutem Wetter kann auch im Freien das Tanzbein geschwungen werden

5.10.11 Puppen, Stofftiere

Wie im Expertenstandard beschrieben, kann die Nutzung von Puppen und Stofftieren hilfreich im Umgang mit Menschen mit Demenz sein (DNQP 2018). Stofftiere werden fast immer auch als solche erkannt und von vielen Menschen mit Demenz gerne gestreichelt und in den Arm genommen. Die Berührung tut gut, schafft Sicherheit und Geborgenheit und bietet Anlass für ein Gespräch. Stofftiere wurden in der Kindheit zum Spielen benutzt und waren häufige Begleiter. Viele Menschen mit Demenz hatten ein lieb gewonnenes Stofftier und können davon berichten.

Auch der Einsatz von Handpuppen kann hilfreich sein, besonders bei sehr weit fortgeschrittener Demenz (Schaade 2009). Handpuppen sollen immer einfühlsam und behutsam eingesetzt werden, da sie auch Ängste auslösen können. Vor der Nutzung einer Handpuppe empfiehlt es sich, ein entsprechendes Training absolviert zu haben, da der Einsatz nicht banal ist. Handpuppen können ein gutes Mittel der Beziehungsförderung darstellen. Gerade bei Menschen mit Demenz, die von sich aus keinen Kontakt aufnehmen oder durchgängig abwesend wirken, kann die direkte Ansprache Abwehr hervorrufen. Wird dagegen eine Ansprache über den Umweg der Handpuppe gewählt, wird manchmal ein neuer Zugang eröffnet.

Der Einsatz von Puppen als Ersatz für einen Säugling kann einen Menschen mit Demenz sehr entlasten und das Gefühl, gebraucht zu werden, wichtig zu sein und jemand umsorgen zu können, bestärken. Die Gefahr beim Einsatz von Puppen besteht darin, dass sie von Menschen mit Demenz durchaus auch (wieder) als solche erkannt werden und dann Scham, Verunsicherung und Unwohlsein auslösen können. Dadurch kann dann auch das Vertrauensverhältnis zu den Pflegekräften gestört werden, die den Umgang mit der Puppe vorher bestärkt haben (DNQP 2018).

> **Beispiel**
> Frau B. begann kurz nach ihrem Einzug in ein Seniorenheim zu berichten, wie furchtbar für sie im Krieg der Tod ihrer Mutter gewesen sei. Immer wieder sagte sie, um Kinder müsse man sich doch kümmern. Als ältestes Kind übernahm sie früh Verantwortung für ihre Geschwister und kümmerte sich für einen längeren Zeitraum allein um diese. Häufig suchte sie mit den ihr vertrauten Pflegekräften zu diesem Thema das Gespräch und fühlte sich durch die Anteilnahme bestätigt.
>
> Mit fortschreitender Demenz wurde Frau B. unruhiger. Sie zerschnitt Kleidungsstücke, von denen sie meinte, dass sie ihr nicht gehörten, und warf sie in den Müll. Da sie gemeinsam mit einer Mitbewohnerin in einem Doppelzimmer lebt, räumte sie auch die Kleidung der Mitbewohnerin aus dem Kleiderschrank und warf sie weg. Häufig lief sie unruhig im Wohnbereich herum, lächelte zwar bei Ansprache zurück, fand aber keine Orientierung und Ruhe.
>
> Von sich aus nahm sie irgendwann eine Puppe, die eine Besucherin ihr mitgebracht

hatte, und begann diese zu versorgen. Sie zog sie an und aus, wickelte sie in eine Decke ein und trug sie mit sich herum. Sie drückte sie an die Brust und nahm sie am Abend auch mit in ihr Bett, zog dann die Bettdecke auch über die Puppe und behielt diese an ihre Brust gepresst im Arm. Frau B. akzeptiert seitdem ihre Kleidungsstücke und geht mit ihrer Puppe im Arm spazieren (Abb. 5.19).

5.10.12 Snoezelen

„Snoezelen" ist ein Kunstwort aus den holländischen Wörtern „snuffelen" (schnuppern, schnüffeln) und „doezelen" (dösen, schlummern). Die Therapie wurde 1974 in den Niederlanden von Niels Snoek, Klaas Schenk und Rein Staps unter diesem Namen erstmals eingesetzt. Ihr Einsatz erfolgte zuerst bei schwerstbehinderten Menschen. Durch Anregung aller Sinne soll sowohl Wohlbefinden hergestellt als auch zu Aktivität motiviert werden (Hulsegg und Verheul 1991). Der Ansatz wurde von diversen Einrichtungen umgesetzt und weiterentwickelt. Der Einsatz bei Menschen mit weit fortgeschrittener Demenz erfolgt seit vielen Jahren.

In einer Metastudie konnten Lancioni, Cuvo und O´Reilly zeigen, dass der Einsatz von Snoezelen bei Menschen mit fortgeschrittener Demenz das Wohlbefinden steigert und Verhaltensauffälligkeiten reduziert (Lancioni et al. 2009). Snoezelen soll in einem eigens dafür eingerichteten Raum durchgeführt werden. In dem Raum besteht die Möglichkeit, verschiedene visuelle Reize zu setzen. Er ist ansonsten abgedunkelt und bietet die Möglichkeit, Musik oder andere Geräusche abzuspielen. Auch Düfte können erzeugt werden, und die Anregung zum Fühlen und Tasten wird ebenso durchgeführt wie die Körperwahrnehmung stimuliert wird. Das Umfeld weckt nach Mertens die Erinnerung und die Selbstreflexion (2003): „Unter Snoezelen wird eine gestaltete Umgebung verstanden, in der durch steuerbare multisensorische Reize Wohlbefinden ausgelöst werden soll."

Die Umsetzung von Snoezelen erfordert die Einrichtung eines speziellen Snoezelenraumes und die Schulung der Begleiter. Es handelt sich immer um eine Eins-zu-eins-Betreuung. Im Snoezelenraum können sowohl entspannende als auch aktivierende Angebote gemacht werden. Dazu kann entsprechende Musik ausgewählt werden. Gerade bei der ersten Nutzung des Snoezelenraums sollte vertraute Musik abgespielt werden, um den Raum nicht ganz so fremd wirken zu lassen. Die Erfahrungen mit dieser Therapie bei Menschen mit Demenz sind laut Mertens ausschließlich positiv. Nach dem Aufenthalt im Snoezelenraum seien sie entspannter oder aktiver als zuvor, je nach Therapiewahl. Snoezelen kann somit einen positiven Effekt von Freude und Aktivität haben (Deuschl und Maier 2016).

5.10.13 Basale Stimulation

Andreas Fröhlich entwickelte Mitte der 1970er-Jahre das Konzept der Basalen Stimulation. Dies geschah ursprünglich für den Einsatz bei schwerst mehrfach behinderten Menschen. Der Begriff der Basalen Stimulation wird vom Internationalen Förderverein Basale Stimulation e. V. wie folgt definiert:

„Basale Stimulation ist ein Konzept menschlicher Begegnung, welches individuelle – ggf. voraussetzungslose – Möglichkeiten und Anregungen bietet, in dialogisch-kommunikativen Prozessen schwer beeinträchtigten oder von schwerer Beeinträchtigung bedrohten Menschen

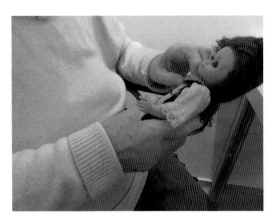

Abb. 5.19 Der Einsatz von Puppen muss einfühlsam begleitet werden

Entwicklungsbedingungen zu gestalten, die dazu geeignet sind,

- Gesundheit und Wohlbefinden,
- Bildung und Partizipation sowie
- die Selbstbestimmung

der angesprochenen Personen zu fördern, zu erhalten oder zu unterstützen" (Mohr 2018).

Inzwischen ist die Basale Stimulation in der Versorgung aller Menschen im Einsatz. Dabei stehen die lebendige Begleitung im Alltag und die menschliche Begegnung im Vordergrund (Mohr et al. 2019). Positive Lebenskräfte, beispielsweise Vertrauen, Mut und Hoffnung, aber auch negativ besetzte, beispielsweise Angst, Schuld und Scham, sollen angesprochen oder ausgelöst werden. Dies ist auch bei einer fortgeschrittenen Demenz möglich (Buchholz und Schürenberg 2015). Zentrale Anliegen der Basalen Stimulation sind:

- Orientierung geben
- Hilfestellung, sich im eigenen Körper zurechtzufinden
- Hilfestellung, sich in der Umgebung zurechtzufinden
- Durch verlässliche Bezugspersonen Sicherheit erleben
- Spürbare menschliche Begleitung

Um diese Anliegen erreichen zu können, soll basal stimulierende Pflege

- sich an den Bedürfnissen und Gefühlen der Pflegebedürftigen ausrichten,
- wachsam im Austausch mit der beteiligten Person erfolgen,
- intuitiv und situativ angepasst sein und
- individualisiert den Alltag des Betroffenen begleiten (ebd.).

Das Konzept der Basalen Stimulation postuliert, dass sich jeder Mensch bis zu seinem Tod weiterentwickelt. Diese Entwicklung braucht intensive Begleitung, besonders in den Lebensphasen, in denen der Mensch auf die Unterstützung anderer angewiesen ist.

Bei der Anwendung der Basalen Stimulation kommt es immer darauf an, sich selbst ein Stück weit zurückzunehmen und innerlich aus der Situation zurückzutreten. Die Analyse der Verhaltensweisen und die Planung möglicher Reaktionen, die in Richtung der zentralen Anliegen weisen, gehen der Handlung immer voraus. Im Anschluss an die Handlung geht es darum, sein eigenes Tun zu hinterfragen und zu reflektieren, welche Reaktionen ausgelöst wurden und welche Bedeutung dies für den Menschen möglicherweise hat (Buchholz und Schürenberg 2008; Buchholz et al. 1998).

Praxistipp Über den „Internationalen Förderverein Basale Stimulation e. V." sind weitergehende Informationen erhältlich. Dort können auch Kurse und Seminare zur Basalen Stimulation gebucht werden.

5.10.14 Validation

Validation wurde seit Mitte der 1960er-Jahre von Naomi Feil für verwirrte, alte Menschen entwickelt. Die Methode kann jedoch nicht immer bei Menschen mit Alzheimer-Demenz erfolgreich angewandt werden (Feil und Klerk-Rubin 2010). Das Grundprinzip der Validation besteht darin, jemandem zu sagen, dass seine Gefühle wahr sind. Validation setzt eine einfühlsame Haltung voraus. Jeder Mensch wird als wertvoll und einzigartig anerkannt, und es wird nicht versucht, ihn zu verändern. Empathie schafft Vertrauen und baut Nähe auf. Schmerzhafte Gefühle, die ignoriert oder unterdrückt werden, werden immer stärker, validierte Gefühle dagegen immer schwächer.

Für das Verhalten von verwirrten, alten Menschen gibt es einen Grund. Es kommt dazu, dass früh erlerntes Verhalten zurückkehrt und gleichzeitig auf verschiedenen Bewusstseinsebenen gelebt wird. Nehmen Sinneseinschränkungen zu, nehmen altersverwirrte Menschen ihre inneren Sinne wahr und hören Klänge aus der Vergangenheit. Emotionale Erlebnisse in der Gegenwart erinnern an Emotionen aus der Vergangenheit.

Die Entwicklungstheorie hinter der Validation nach Feil ist die Theorie der Lebensstadien nach Eriksson (1977). Eriksson hat dargelegt, dass ein Säugling damit beginnt, Vertrauen in die Welt um ihn herum aufzubauen. Feil sieht bei hoffnungs- und hilflosen verwirrten, alten Menschen, die andere beschuldigen, den Grund für dieses Verhalten in einer nicht aufgearbeiteten Erfahrung aus dem *Säuglingsalter*.

Bei Menschen mit Selbstzweifeln und Risikoscheu sieht sie eine nicht aufgearbeitete Situation aus der *frühen Kindheit*, in der Eriksson die Entstehung der Autonomie und des Willens verortet. Im *Spielalter* soll jeder Mensch Eigeninitiative und Ziele entwickeln, bei nicht aufgearbeiteter Situation zeigen sich Angst, etwas Neues zu probieren, Schuldgefühle, häufiges Weinen und Depressionen. Im *Schulalter* entwickeln wir Kompetenzen und Eifer. Der altersverwirrte Mensch kann Depressionen entwickeln und die Überzeugung haben, nichts zu taugen.

Im *Jugendalter*, sagt Eriksson, entwickeln sich Identität und Treue, die, nicht bewältigt, im Alter zu einer Verkennung des eigenen Selbst und zum Ausleben sexueller Gefühle führen können. Das *junge Erwachsenenalter* ist gekennzeichnet von der Erfahrung von Intimität und Liebe. Gibt es in diesem Lebensstadium unbewältigte Erlebnisse, kann das im Alter zu Rückzug, Isolation und Abhängigkeit führen.

Im *Erwachsenenalter* kommen dann Generativität und Sorge zum Ausdruck. Nicht bewältigte Situationen führen dann zum Festhalten an alten, bereits abgelegten Rollen, zum starken Bedürfnis, nützlich zu sein. Ebenso können sie dazu führen, dass altersverwirrte Menschen anderen immer sagen, was sie zu tun hätten. Im letzten Lebensstadium nach Eriksson, dem *Alter*, sind Weisheit und Integrität die Aufgaben. Bei nicht bewältigten Aufgaben im Alter kann es zu Niedergeschlagenheit und Abscheu vor der Welt kommen.

Einige Ziele der Validation sind die Wiederherstellung des Selbstwertgefühls und die Reduktion von Stress. Unausgetragene Konflikte aus der Vergangenheit werden gelöst. Durch Validation kann sich die verbale und nonverbale Kommunikation verbessern. Nach Naomi Feil und Klerk-Rubin (2010) gibt es noch eine weitere Aufgabe im *hohen Alter*: die des Aufarbeitens und des In-Frieden-sterben-Könnens. Wenn die Gelegenheit dazu nicht gegeben wird, nennt Feil den Zustand, der daraus resultiert, das Vegetieren.

Praxistipp Auf der Homepage www.validation-eva.com finden sie (nicht nur im deutschsprachigen Raum) Ansprechpartner zum Thema Validation.

Feil unterscheidet vier Phasen der Aufarbeitung:

Die *erste Phase* ist die der unglücklichen Orientierung. Die Menschen in dieser Phase sind zeitlich orientiert, drücken sich korrekt aus, halten Ordnung. Sie reagieren wütend, wenn sich andere Menschen nicht im Griff haben. Berührung lehnen sie ab und leugnen Gefühle. Tauchen Gedächtnislücken auf, überspielen sie diese durch erfundene Geschichten und Begründungen. Wenn sie Verluste erleben, egal ob materieller oder immaterieller Natur, beschuldigen sie dafür andere. Diese Menschen haben oft angespannte Gesichts- und Körpermuskeln, eine aufrechte Haltung und einen geraden, zielgerichteten Blick. Wurde eine Handtasche genutzt, wird diese jetzt immer mit sich geführt und umklammert.

Die *zweite Phase* der Zeitverwirrtheit ist gekennzeichnet von einem Verlust des Zeitgefühls, die Menschen ordnen den Tag nach ihren Bedürfnissen und verlangen eine schnelle Bedürfnisbefriedigung. Der Blick ist eher ein Starren, die Sinne lassen häufig nach. Die Bewegungen und das Sprechen werden langsamer, suchender, aber auch entspannter. Es liegt ein fragender Gesichtsausdruck vor, Wege werden nicht mehr gefunden, die Orientierung schwindet zunehmend. Die Konzentrationsfähigkeit lässt deutlich nach, und Regeln können weder im Spiel noch im gesellschaftlichen Zusammenleben eingehalten werden. Erklärungen kann nicht gefolgt werden, und es wird eher nicht mehr zugehört. Emotionen erlangen einen höheren Stellenwert, Berührung wird gerne angenommen und tut gut. Authentizität und Ehrlichkeit werden sehr ausgeprägt wahrgenommen. Viele zeitverwirrte Menschen singen ausgiebig und gerne, erinnern viele Strophen eines Liedes.

In der *dritten Phase* der sich wiederholenden Bewegungen werden Worte ihres Inhalts mehr und mehr beraubt. Es wird gesummt, gelallt und gesungen, Texte spielen keine Rolle mehr. Allenfalls Kinderlieder werden häufig noch mit Text gekannt und gesungen. Menschen in dieser Phase sind ruhelos, bewegen sich ständig hin und her, können die Hände nicht stillhalten. Die Muskulatur ist entspannt, eine Inkontinenz kommt meist hinzu. Es wird nur wenig verbal kommuniziert, und die gesamte Kommunikation beruht auf Emotionen. Frühe Erfahrungen werden erinnert, Selbstbewusstsein und Körperbewusstsein nehmen immer mehr ab.

Die *vierte Phase* beschreibt das Vegetieren, in dem das Aufarbeiten des Lebens aufgegeben wird. Berührung tut den Menschen gut, ansonsten reagieren sie kaum auf Außenreize. Im Bett liegen diese Menschen meist in embryonaler Stellung und bewegen sich nicht selbst. Die Muskulatur ist insgesamt schlaff, und es scheint kein Körperbewusstsein vorhanden zu sein. Selbst nahe Angehörige werden nicht erkannt.

Nach Feil muss sich ein Mensch, der validieren möchte, zentrieren. Sie beschreibt das Vorgehen beim Zentrieren nach Hendricks und Wills (1975) folgendermaßen: Konzentration auf den Schwerpunkt etwa 5 cm unterhalb der Taille; tief durch die Nase einatmen und durch den Mund ausatmen; auf den eigenen Atem konzentrieren und dem Atem vom Zentrum bis zur Nase folgen; einatmen und den Körper mit Atem ausfüllen; ausatmen und sich dabei vorstellen, dass der Atem aus dem Schwerpunkt nach draußen gelangt. Wenn man sich entsprechend zentriert hat, wird man eher in der Lage sein, auf die Gefühle und das Verhalten des altersverwirrten Menschen einzugehen. Auch während der Validation kann es immer wieder nötig sein, sich zu zentrieren, beispielsweise in einer ungewollt komischen Situation, um nicht laut loszulachen.

Die Validation selbst kann in einer Einzel- oder Gruppenvalidation stattfinden. Zu Beginn sollte herausgefunden werden, in welcher Phase sich der Mensch, der validiert werden soll, befindet. Berührung oder das Eingehen auf Gefühle kann in der falschen Phase den altersverwirrten Menschen zusätzlich verunsichern und in den Rückzug treiben. Trotzdem wird es immer wieder passieren, dass die falschen Fragen gestellt und die falschen Worte gewählt werden. Wichtig bei der Validation ist, dass man ehrlich bleibt, sich entschuldigt und fragt, wie man sich aus Sicht des altersverwirrten Menschen am besten verhalten soll. Das entspannt meist die Situation, und die Beziehung bleibt erhalten. Die Gefühle des anderen anzuerkennen und zu bestätigen ist der erste Schritt der Validation. Danach kann mit offenen Fragen ein weiterer Zugang gesucht und die Verarbeitung der Vergangenheit beginnen.

5.10.15 Realitätsorientierungstraining (ROT)

Das Realitätsorientierungstraining wurde Mitte der 1960er-Jahre von Taulbee und Folsom entwickelt. Beim ROT wird davon ausgegangen, dass es der Integrität der Person guttut, so lange wie möglich den Bezug zur Realität aufrechtzuerhalten. Dies wird durch äußere Hilfsmittel unterstützt. Das ROT beruht auf lerntheoretischen Erkenntnissen und kann leicht erlernt und praktisch umgesetzt werden. Es zielt auf die örtliche, zeitliche und personelle Orientierung ab.

Nach Noll und Haag (1992) verfolgt das ROT vier Ziele: Gedächtnis und Orientierung sollen verbessert sowie die persönliche Identität erhalten werden. Soziale Interaktion wird unterstützt, und zur Kommunikation wird ermutigt. In seiner ursprünglichen Form sieht das ROT neben der 24-stündigen Orientierung auch zusätzliche Unterrichtseinheiten für die Menschen mit Demenz vor. In diesen Unterrichtseinheiten sollen Menschen mit Demenz in kleinen Gruppen nach Fähigkeiten getrennt weiter an die Realität herangeführt werden. Nach Noll und Haag werden orientiertes Verhalten und orientierte Aussagen bekräftigt. Verwirrte Aussagen und Desorientiertheit werden nicht verstärkt, sondern korrigiert.

In der Entwicklung des ROT beschreiben Taulbee und Folsom (1966) als ersten Schritt, den Menschen mit Demenz ihren eigenen Namen, ihr Alter und das aktuelle Datum zu vermitteln. Ein wesentlicher Bestandteil ist die Realitätsorientierungstafel. Auf ihr werden der Name der Einrichtung, in der man sich befindet, der Ort, das aktuelle Datum und Wochentag, die nächste Mahlzeit, das momentane Wetter und weitere Informationen aufgelistet. Im 24-Stunden-ROT werden Orientierungshilfen wie große, gut lesbare Uhren und Kalender angebracht. Wege werden beschildert und Erinnerungszettel geschrieben. Die Ansprache erfolgt immer orientierend, beispielsweise mit Nennung der Tageszeit und des Wochentages. Die jahreszeitliche Gestaltung der Umgebung schafft ebenfalls Sicherheit und Struktur. Der Tag sollte immer gleiche Grundelemente, wie festgelegte Speisezeiten, enthalten, um die Orientierung zu erleichtern. Bei Menschen mit beginnender Demenz wird das ROT insbesondere in Einrichtungen der stationären Langzeitpflege in Ansätzen häufig durchgeführt. Orientierungspunkte wie Kalender und Uhren sind weit verbreitet. Für die Durchführung von Unterrichtsstunden für Menschen mit Demenz, wie im ursprünglichen Entwurf vorgesehen, konnten für die letzten Jahre in der Literatur keine Studien gefunden werden.

5.10.16 Therapeutische Lüge

Dürfen Menschen mit Demenz angelogen werden? Kaum ein Thema erhitzt die Gemüter so wie diese Frage. Müller-Hergl (2009) bezieht klar Position gegen jede Form der Lüge im Zusammenhang mit der Versorgung von Menschen mit Demenz. Lind (2011) stellt infrage, ob es sich überhaupt um eine Lüge handelt, wenn Menschen mit Demenz eine „andere Wahrheit" erzählt wird. Zeltzer (2003) sieht ebenso wie Lind, dass bei einer weit fortgeschrittenen Demenz andere Methoden wenig Wirkung zeigen. Für ihn ist eine therapeutische Lüge, richtig angewandt, ein Gewinn sowohl für den Menschen mit Demenz als auch für die Pflegekraft, da sich das Verhalten dadurch positiv beeinflussen lässt.

Fakt ist, dass es die therapeutische Lüge gibt und sie angewendet wird. James und Caiazza stellten in einer Studie in Krankenhäusern fest, dass auch Psychologen die therapeutische Lüge anwenden (2018), und zwar häufiger, als es ihnen selbst zuvor bewusst war. In einer Studie von 2011 wurde die Frage gestellt, ob es für Menschen mit Demenz akzeptabel ist, angelogen zu werden (Day et al. 2011). Die vielleicht überraschende Erkenntnis besteht darin, dass es für Menschen mit Demenz akzeptabel sein kann, angelogen zu werden, wenn die Intention der lügenden Pflegekraft stimmt. Auf jeden Fall besteht noch Forschungsbedarf zur Wirksamkeit und ethischen Abschätzung, ob eine Lüge sinnvoll eingesetzt werden kann (Salzberger 2017).

Zwischen Wohlbefinden und dem Ausmaß, in dem die Wahrheit ausgesprochen wird, kann folgender Zusammenhang hergestellt werden: Die Mitteilung der Wahrheit kann zu unnötigem Stress und Unwohlsein führen, wenn beispielsweise mitgeteilt wird, dass die Mutter längst verstorben ist, die der Mensch mit Demenz im Nebenzimmer wähnt. Lügen können ihrerseits unnötigen Stress und Unwohlsein auslösen, wenn beispielsweise beim Menschen mit Demenz die Vermutung aufkommt, eine Lüge erzählt zu bekommen. Die Wahrheit kann Wohlbefinden und Freude auslösen, wenn dadurch beispielsweise der Mensch mit Demenz von einer innerlichen Last befreit wird oder notwendige negative Emotionen, beispielsweise Wut oder Trauer, erlebt werden können. Und als vierte Variante kann eine Lüge Freude und Wohlbefinden auslösen, wenn sie im richtigen Moment mit der richtigen Intention gesagt wird und zur Entlastung des Menschen mit Demenz führt (nach Caiazza et al. 2016).

Kirtley und Williamson stellen fest, dass eine therapeutische Lüge nur angewendet werden darf, wenn das physische oder psychische Wohl des Menschen mit Demenz in ernster Gefahr ist. Dafür sehen sie zwei denkbare Begründungen: einerseits dann, wenn eine extreme Risikosituation vorhanden ist; ein Mensch mit Demenz bedroht etwa einen anderen Menschen, weil er meint, dieser habe seinen Angehörigen entführt; andererseits mit dem Ziel, eine Pflegemaßnahme durchzuführen, die für das Wohlbefinden absolut notwendig ist (Kirtley und Williamson 2016).

Es ist nicht sinnvoll, auf Fantasien des Menschen mit Demenz mit eigenen, weiter ausgesponnenen Fantasien einzugehen, beispielsweise dass die Pflegekraft, wenn der Mensch mit Demenz erzählt, er gehe morgen ein Auto kaufen, hinzufügt, dass es sich um ein grünes Auto handelt und sie sich bereits auf die erste Ausfahrt freue.

Bevor eine therapeutische Lüge angewandt wird, sollen in jedem Fall andere Methoden versucht werden, um den Menschen mit Demenz in seiner Wahrnehmung zu bestärken und seine Gefühle anzuerkennen. Dafür sind die in Abschn. 5.10.14 geschilderten Möglichkeiten der Validation geeignete Instrumente. Nicht immer ist eine erfolgreiche Validation möglich. Ist sie nicht möglich, kann versucht werden, den Menschen mit Demenz abzulenken. Erst wenn auch das nicht gelingt, kann eine therapeutische Lüge überhaupt erwogen werden.

Wünschenswert ist, dass in Einrichtungen und Diensten eine offene Diskussion zum Einsatz therapeutischer Lügen in Gang kommt und individuelle Lösungen gemeinsam getragen und umgesetzt würden.

5.10.17 Duzen oder Siezen

Die Anrede eines Menschen mit Demenz führt immer wieder zu Diskussionen, ob es besser sei, einen Menschen mit Demenz zu siezen oder zu duzen. Wie auch immer die Entscheidung ausfällt – auf jeden Fall sollte sie gut überlegt und begründet sein. Das „Du" kann Nähe schaffen, Vertrauen wecken und Sicherheit vermitteln. Viele Menschen mit Demenz reagieren nicht mehr auf die Anrede mit ihrem Nachnamen, aber sehr wohl, wenn sie mit ihrem Vornamen angesprochen werden.

In vielen Regionen ist das „Du" zum allgemeinen Umgang miteinander geworden. Es verbindet nicht nur Gewerkschafter und Burschenschaftler, sondern ist auch in vielen anderen Kreisen üblich. Andererseits kann das „Du" auch als übergriffig empfunden werden und nicht in die gesellschaftliche Norm passen. Dann entsteht Distanzlosigkeit. Durch die Pflegesituation und die Abhängigkeit des Pflegebedürftigen von den Pflegekräften besteht ohnehin die Gefahr der Überlegenheit. Wird dann auch noch geduzt, verstärkt sich dieses Gefühl vielleicht noch. Ziel der Pflegehandlung und Beziehungsgestaltung soll eine Begegnung auf Augenhöhe sein.

Angelika Zegelin ist seit vielen Jahren entschiedene Gegnerin des unreflektierten „Duzens". Im persönlichen Gespräch im April 2019 schildert sie dem Autor ihre Ansichten:

„Das Duzen ist in der Pflege ein No-Go! Das muss von der Leitungsebene streng beobachtet werden. Es stellt einen riesigen Statusverlust dar. Ein allgemeines Duzklima verletzt zudem den Berufsstolz der Pflegekräfte! Duzen dokumentiert zusätzlich Abhängigkeit und Hilflosigkeit der Pflegebedürftigen. Es bedeutet eine Infantilisierung, die die Pflegebedürftigkeit zusätzlich unterstreicht. Kulturell bedingt ist es in Deutschland ein Respektsbeweis, einen anderen zu siezen. Alles andere ist ein Würdeverlust sondergleichen. Warum machen die Bewohner kein Theater darum, wenn sie geduzt werden? Sie fühlen sich in einem Abhängigkeitsverhältnis, in dem sie sich letztlich nur anpassen können. Duzen untergräbt den Status als Erwachsener. Aber es gibt auch Ausnahmesituationen, in denen das Duzen richtig sein kann. Das muss aber, gerade auch allen Mitarbeitern ohne pflegerische Ausbildung im interdisziplinären Team, sensibel erklärt werden. Das geht nicht pauschal. In Ausnahmesituationen ist das Duzen Beziehungsgestaltung. Manche Menschen mit Demenz klammern sich an andere Personen, oftmals an das Pflegepersonal. Sie suchen damit Ankerpunkte der Zuwendung, um den Rest an Person-sein festzuhalten."

Eine pauschale Entscheidung für eine Einrichtung oder einen Dienst zu treffen, birgt die Gefahr, über die Bedürfnisse einzelner Menschen mit Demenz hinwegzugehen (Kostrzewa 2018). Eine differenzierte Sicht und eine Entscheidung im Einzelfall, die vom gesamten

Team gemeinsam getroffen und getragen wird, ist die bessere Variante.

5.11 Evaluation der Maßnahmen

Die Evaluation der Maßnahmen zur Beziehungsförderung und -gestaltung soll permanent erfolgen und laufend reflektiert werden. Dabei geht es immer darum zu sehen, ob bei dem Menschen mit Demenz das Gefühl oder der Eindruck, gehört, verstanden und angenommen und mit anderen Personen verbunden zu sein, erhalten bzw. gefördert werden konnte. Die zuständige Pflegefachkraft ist hauptverantwortlich für die Evaluation der Maßnahmen. Da diese aber nicht permanent im Dienst sein kann, obliegt die kontinuierliche Evaluation allen an der Versorgung beteiligten Mitarbeitenden.

Wie häufig interdisziplinäre Fallbesprechungen stattfinden und eine schriftliche Evaluation der Gesamtsituation erfolgt, wird von der Einrichtung im Rahmen der Verfahrensanweisung festgelegt und von der zuständigen Pflegefachkraft entsprechend umgesetzt. Möglichst täglich soll ein Austausch der am Pflegeprozess beteiligten Berufsgruppen stattfinden. Das ist sicherlich nicht in allen Settings umfassend möglich und beschränkt sich auch im Akutkrankenhaus meist auf ein Blitzlicht.

Die Einbindung der Angehörigen in die Evaluation ist ein wichtiger Faktor, um das Wohlbefinden des Menschen mit Demenz insgesamt so gut wie möglich zu erhalten. Die Einladung der Angehörigen zu Fallbesprechungen, Pflegevisiten und zur Teilnahme an Veranstaltungen kann zur Zielerreichung im Sinne des Expertenstandards beitragen. Bei der Einbindung der Angehörigen ist auch deren bedarfs- und bedürfnisgerechte Information, Anleitung und Beratung immer im Blick zu behalten und zeitnah umzusetzen (vgl. hierzu auch Abschn. 5.8). Unterschiedliche Sichtweisen auf das Verhalten oder Wohlbefinden des Menschen mit Demenz zwischen professioneller Einschätzung und Sicht der Angehörigen müssen immer wieder thematisiert und geklärt werden. Die Einbindung der Angehörigen in die Nutzung eines Assessmentinstruments zur Einschätzung des Wohlbefindens kann dabei mitunter hilfreich sein (Kap. 6).

Die Befragung der Menschen mit Demenz zu ihrem Wohlbefinden stellt sicherlich die einfachste und schnellste Möglichkeit dar. Die dabei gewonnenen Erkenntnisse bleiben allerdings fraglich, da die Antworten der Menschen mit Demenz von vielfältigen Einflussfaktoren abhängen und nicht unbedingt eine Aussage über das Wohlbefinden ermöglichen. Wer die Fragen stellt, hat gerade bei Menschen mit Demenz einen großen Einfluss auf die gegebenen Antworten. Findet hierbei eine als positiv erlebte Interaktion und eine gute Beziehungsarbeit statt, fällt die Antwort mit hoher Wahrscheinlichkeit positiv aus. Das kann dann aber nur als Momentaufnahme gewertet werden, denn dabei hat sich der Mensch mit Demenz dann sicherlich wohlgefühlt. Da der Expertenstandard eine Reihe gelungener Interaktionen am Tag als eines der Ziele ausgibt, ist das allerdings auch schon ein Erfolg.

Die Beobachtung und Reflexion im Team kann zur Erfassung der Ziele des Expertenstandards genauso wichtig sein wie der gezielte Einsatz von Assessmentinstrumenten zur Einschätzung des Wohlbefindens über einen längeren Zeitraum. Der Expertenstandard rückt die vier in Abschn. 5.11.2–5.11.5 behandelten Aspekte in den Fokus. Ergänzend dazu erfolgen eine kurze Betrachtung der passenden Angebote und abschließend Ideen zur Reflexion der Tätigkeit.

5.11.1 Bedürfnisse und Vorlieben

Bedürfnisse und Vorlieben der Menschen mit Demenz sollen im Rahmen der Möglichkeiten der Einrichtungen und Dienste erfüllt werden, um ihr Wohlbefinden zu erhalten und die Ziele des Expertenstandards umzusetzen. Um die Vorlieben der Menschen mit Demenz in Erfahrung zu bringen, ist die Hilfe der Angehörigen vonnöten.

Auch wenn man mitunter sehr wenig über den Menschen mit Demenz weiß, können über die Angehörigen sehr viele wichtige

Informationen zur Verfügung gestellt werden. Das beginnt bei den alltäglichen Ritualen, wann und wie morgens aufgestanden wird, wann und wie umfangreich die Körperpflege erfolgt und ob und, wenn ja, wie der morgendliche Kaffee genossen wird. Auch für Zeitungen, Zeitschriften, Radio- und Fernsehsendungen kann es Vorlieben geben, die zu einem gewohnten, das Gefühl von Sicherheit erhöhenden Tagesablauf gehören. Ebenso kann in Erfahrung gebracht werden, womit sich der Mensch mit Demenz früher beschäftigt hat und was ihm momentan vielleicht immer noch Freude bereitet.

Im Rahmen der Evaluation ist vor allem zu schauen, ob die früheren Bedürfnisse und Vorlieben auch jetzt aktuell sind und das Wohlbefinden des Menschen mit Demenz steigern helfen. Die Evaluation kann durch Beobachtung der Verhaltensweisen und Aussagen des Menschen mit Demenz während der Durchführung der unterschiedlichen Angebote im Tagesablauf erfolgen. Mit zunehmendem Alter und zunehmender Demenz verändern sich auch die Sinneswahrnehmungen, was zu einer Veränderung der präferierten Geschmacksrichtungen und der Lieblingsspeisen und Düfte führen kann. Süße Speisen werden deutlich häufiger bevorzugt als in jüngeren Jahren.

5.11.2 Stimmung und Affekt

Temperament, Wesensart oder Charakter eines Menschen sind die grundlegenden Eigenschaften, die einen Menschen sein ganzes Leben über begleiten und prägen. Viele verschiedene Eigenschaften machen den *Charakter* eines Menschen aus. Auch wenn es aus psychologischer Sicht überholte Zuschreibungen sind, werden die von Galen aus der Vier-Säfte-Lehre entwickelten Wesensarten Sanguiniker, Phlegmatiker, Choleriker und Melancholiker im allgemeinen Sprachgebrauch immer noch genutzt. Jede Person vereint in ihrem Charakter verschiedene Facetten positiver und negativer Eigenschaften. Eine davon ist die Art und Weise, Situationen zu betrachten. Für die eine Person ist das Glas immer halbvoll, für eine andere Person ist es immer halbleer. Diese angeborenen und erworbenen Eigenschaften sind recht stabil und bleiben über das gesamte Erwachsenenleben vorherrschend.

Für kürzere Zeitabschnitte herrschen jeweils *Stimmungen* vor. Dabei wird meist lediglich zwischen eher positiven oder eher negativen Stimmungen unterschieden. Die Stimmung kann sowohl von äußeren Einflüssen, beispielsweise den Jahreszeiten, dem Wetter, der gesamten Lebenssituation, als auch von persönlichen Einflüssen, beispielsweise körperlichem Wohlbefinden oder Krankheiten und Sorgen, bestimmt werden und hält über Tage oder Wochen an.

Psychologen konnten zeigen, dass bei eher negativer Stimmung eine erhöhte Aufmerksamkeit und kritisches Denken im Vordergrund stehen. Bei sehr positiver Stimmung besteht hingegen ein Hang zu Leichtgläubigkeit und einer oberflächlichen Informationsverarbeitung (Schwarz und Bless 1991). Dabei wird davon ausgegangen, dass eine negative Stimmung eher für eine gefahrvolle Umwelt und eine positive Stimmung für eine friedliche Umwelt steht. Bower stellte 1981 die inzwischen gut belegte These auf, dass bei positiver Stimmung positive Erlebnisse häufiger und intensiver erinnert werden und bei negativer Stimmung entsprechend vermehrt negative Erlebnisse intensiv ins Bewusstsein vordringen. Somit können sich die positiven bzw. negativen Stimmungen selbst verstärken und für einen längeren Zeitraum anhalten. Dabei werden auch Informationen, die zur momentanen Stimmung passen, verstärkt aufgenommen und im Gedächtnis behalten.

Affekte stehen für intensive Gefühle, die wenige Sekunden oder Minuten anhalten, dafür aber besonders stark empfunden werden – im Gegensatz zur Stimmung, die meist eher als eine Art Hintergrundrauschen vorhanden ist und selten massiv in den Vordergrund tritt. Der Affekt hat immer auch physiologische Auswirkungen. So können ein Anstieg des Blutdrucks, eine Erhöhung des Körpertonus, eine Pulserhöhung und Schweißausbrüche mit einem Affekt verbunden sein. Typische Affekte sind Freude, Mut, Interesse auf der positiven Seite sowie Wut, Angst, Scham und Ekel auf der negativen Seite.

Bei einem Affekt ist die Wahrnehmung reduziert und die willentliche Kontrolle herabgesetzt. Bei starker Freude wird gelacht, vielleicht bis die Tränen kommen, bei Scham erröten wir, und es kommt häufig zu feuchten Händen, Körperreaktionen, die der willentlichen Kontrolle weitgehend entzogen sind. Die Umgebung wird im Moment des Affekts nicht mehr vollständig wahrgenommen, es kann zum sogenannten Tunnelblickkommen, und es können alle anderen Sinne mitunter eingeschränkt werden.

Nach Döll-Hentschker lassen sich die Signalaffekte in drei Gruppen einteilen: Im Rahmen der Informationsverarbeitung treten Überraschung und Interesse auf, Freude oder Trauer dagegen in Zusammenhang mit stabiler oder fehlender Bindung; bei Unterbrechung unerwünschter Aktivitäten können Angst, Wut oder Ekel auftreten. Die im Kindesalter erlernten Umgangsformen mit Affekten bleiben auch im Erwachsenenalter weitgehend stabil (Döll-Hentschker 2008).

Der Aufbau einer Affekttoleranz im Laufe des Lebens ist essenziell für eine stabile Psyche und die Fähigkeit zur Bewältigung von Krisensituationen (Döll-Hentschker 2008). Im Rahmen einer Demenz geht diese Affekttoleranz und die mentale Flexibilität mehr und mehr verloren. Die Stressschwelle sinkt, und wie der Expertenstandard ausführt, kommt es dadurch „vermehrt zu ängstlichen, panikartigen und aggressiven Affekten (neurologische Angst)" (DNQP 2018). Diese schnell zu erfassen und umgehend zu intervenieren, sind wichtige Aspekte der Evaluation. Die durch die neurologische Angst entstehenden Verhaltensweisen können meist nicht beeinflusst werden. Eventuell lassen sich die Affekte durch passgenaue Interaktion und Beziehungsarbeit mindern und binden.

Im Expertenstandard werden das Erleben positiver Affekte wie Freude oder Interesse und eine positive Stimmung als Zeichen gewertet, dass sich der Mensch mit Demenz gehört, verstanden und angenommen sowie mit anderen Personen verbunden fühlt. Das Erleben negativer Affekte wie Wut und Trauer sowie negativer Stimmung wird als Anzeichen gewertet, dass sich der Mensch mit Demenz nicht ausreichend gehört und angenommen fühlt.

Allerdings können auch negative Affekte wie Wut und Trauer wichtige Ausdrucksformen für einen Menschen mit Demenz sein. Insbesondere die Fähigkeit, Trauer in der passenden Situation zu zeigen, stellt einen Ausdruck der Selbstbestimmung und Autonomie dar, und sollte insofern einfühlsam begleitet, aber nicht aufgehoben werden.

Auch bei der Evaluation von Stimmung und Affekt ist die Biografie in den Blick zu nehmen. Angehörige können hier wieder hilfreich sein, das Temperament und die meist vorherrschenden Stimmungen im Leben des Menschen mit Demenz in Erfahrung zu bringen. Eine Person, die ihr ganzes Leben lang einen Hang zur Melancholie hatte, wird auch mit der besten Interaktion und guter Beziehungsgestaltung nicht plötzlich zum freudestrahlenden Sonnenschein. Diese individuellen Aspekte sind immer zu berücksichtigen, um einen Eindruck der Wirkung der offerierten Beziehungsangebote zu gewinnen.

5.11.3 Beziehung und Interaktion

„Die Summe der gezielten individuellen Interaktionen macht das Gefühl aus, gehört, verstanden und angenommen zu werden und mit anderen Personen verbunden zu sein", formuliert der Expertenstandard (DNQP 2018). Somit kommt den gelungenen täglichen Interaktionen hohe Bedeutung zu. In jeder Situation permanent ein hohes Wohlbefinden aufrechtzuerhalten wird bei den meisten Menschen mit Demenz nicht möglich sein. Über den Tag verteilt gelungene Momente der Interaktion durch unterschiedliche Personen für den Menschen mit Demenz zu ermöglichen kann jedoch bei allen Menschen mit Demenz gelingen.

Höwler (2007) schreibt zur Interaktion: „Interaktionspartner müssen in der Lage sein, Informationen in Worte zu fassen und nonverbale Botschaften zu interpretieren."

5.11 Evaluation der Maßnahmen

Kitwood (2013) beschreibt zwölf Arten positiver Interaktionen mit Menschen mit Demenz:

- Anerkennen erfolgt durch Hinwendung zum Menschen mit Demenz, und zwar auf allen Ebenen der Kommunikation: verbal, paraverbal und nonverbal. Da ist zuallererst der Blickkontakt, der hergestellt wird und eine Verbindung zwischen den Beteiligten schafft. Die gewünschte Anredeform und die Kenntnis des Namens drückt Anerkennung aus, ebenso das Wissen um den Wunsch nach oder die Ablehnung von Berührung. Anerkennung drückt sich auch durch ungeteilte Aufmerksamkeit aus, die Konzentration richtet sich ausschließlich auf den Menschen mit Demenz.
- Verhandeln bedeutet nach Kitwood das Fragen nach Vorlieben, Wünschen und Bedürfnissen. Verhandeln gibt dem Menschen mit Demenz die Selbstbestimmung (zurück). Er entscheidet über seinen Tagesablauf und die Gestaltung seiner Lebenswelt selbst. Beim Verhandeln wird die Geschwindigkeit des Menschen mit Demenz angenommen, die er für Entscheidungen benötigt. Der Aushandlungsprozess bezieht sich auf Alltagstätigkeiten und wird immer wieder bei jeder anstehenden Entscheidung neu gestartet. Im Rahmen des Verhandelns kann der Mensch mit Demenz auf Möglichkeiten der Beziehungsgestaltung hingewiesen werden, die ihn bisher in seinem Wohlbefinden bestärkt haben.
- Zusammenarbeiten beschreibt die Umwandlung der passiv ertragenen Pflegehandlungen in eine aktive Rolle. Dabei übernimmt der Mensch mit Demenz Initiative und bringt sich mit seinen eigenen Fähigkeiten ein. Situationen, in denen tatsächlich zusammengearbeitet wird, zählen hierzu. Das können Gartenarbeiten sein oder gemeinsame hauswirtschaftliche Tätigkeiten. Auch ein gemeinsamer Spaziergang kann hierunter fallen.
- Spielen beschreibt hier alle nicht zielgerichteten Aktivitäten. Das kann das spontane Bauen mit Trinkbechern auf dem Tisch sein oder das Nutzen von Servietten für Origami. Kitwood nennt Spielen eine „Übung in Spontaneität und Selbstausdruck". Es muss Raum gelassen werden dafür, einfach auszuprobieren, und das frei Entstehende anzuerkennen. Es kann auch ein Gesellschaftsspiel gemeinsam gespielt werden. Mit einfachen Regeln wie bei „Mensch ärgere dich nicht!" können viele Menschen mit Demenz Freude erleben.
- Timalation ist eine Wortneuschöpfung, die als würdigende Stimulation verstanden werden kann. Dabei geht es um eine Interaktion auf Sinnesebene ohne verbale Ausdrucksmittel, die ohne intellektuelles Verstehen funktioniert. Dazu zählen beispielsweise Aromapflege, Massagen oder Klangmassagen, Wickel und Auflagen sowie Snoezelen. Timalation ist auch bei schwerer kognitiver Einschränkung anwendbar, kann Sicherheit und Freude schenken und stellt durch die körperliche Nähe unmittelbaren Kontakt her.
- Feiern versteht Kitwood als aufgeschlossene und gesellige Stimmung, in der das Leben als zutiefst freudvoll empfunden wird. Dies soll nicht an bestimmte Gelegenheiten geknüpft werden, sondern kann in jedem Augenblick geschehen. Beim Feiern verschwimmen die Grenzen zwischen Menschen mit Demenz und Menschen ohne Demenz in besonderer Weise, da sich alle in dem gleichen, fast rauschhaften Zustand befinden können. Fähigkeiten wie ausgelassen sein, spontan tanzen oder singen, kreativen Selbstausdruck finden können hier verwirklicht werden.
- Unter Entspannen wird das gemeinsame Tun verstanden, mit einem sehr niedrigen Tempo und geringer Intensität. Menschen mit Demenz können oft nur in Gegenwart anderer entspannen, weil sie allein von innerer Unruhe getrieben oder in ihren Ängsten und Sorgen gefangen sind. Das von Kitwood skizzierte Entspannen entspricht weitgehend dem „Muße genießen", das in Abschn. 5.10.5 beschrieben ist.
- Validation ist eine weitere Art der positiven Interaktion und wird in Abschn. 5.10.14 ausführlich beschrieben.

- Halten bedeutet, einen sicheren psychologischen Raum zu schaffen. In diesem können verborgene Traumata gezeigt, Konflikte bearbeitet oder eine extreme Verwundbarkeit offengelegt werden. Halten fordert von den Mitarbeitenden enorm viel Kraft im psychischen und physischen Sinne und kann extrem anstrengend sein. Mitarbeitende müssen dazu von sich aus bereit sein und eine hohe Resilienz aufweisen. Das Halten im psychologischen Sinne kann sich auch in einem physischen Halten ausdrücken und dabei Kraft, Wärme, Sicherheit und Geborgenheit vermitteln. Dabei müssen Mitarbeitende, wenn sie sich darauf einlassen, verlässliche Haltgeber sein, die auch bei Anfeindungen, Wutausbrüchen und selbst bei tätlichen Attacken Halt geben.
- Erleichtern unterstützt die nur rudimentär vorhandenen Fähigkeiten des Menschen mit Demenz. Es ist quasi ein Lesen angedeuteter Bewegungen und Intentionen, mit denen der Mensch mit Demenz eine Handlung beginnt. Die fehlenden Puzzlestücke werden vom Gegenüber in einem angepassten Tempo ergänzt, sodass der Mensch mit Demenz die beabsichtigte Handlung ausführen kann. Das können Alltagshandlungen im Rahmen der Körperpflege oder der Mahlzeiteneinnahme sein oder Gesten der Zuneigung wie Streicheln oder Handauflegen. Auch Kreativität kann auf diese Weise unterstützt werden, wenn die Beispiele aus der Interaktion Spielen ergänzend ausgeführt werden.
- Schöpferisch sein ergänzt das Kreativsein in der Interaktion Spielen. Dabei geht die Initiative vom Menschen mit Demenz aus, der andere in seine Handlungen einbinden möchte. Das kann der Beginn eines Liedes sein mit der Aufforderung mitzusingen oder jeder andere kreative Ausdruck. Dieser muss keinen Bezug zur Realität haben, wie es Singen und Tanzen tun, sondern kann ganz sinnfrei gestaltet werden. Wichtig ist dabei die Nutzung vorhandener Fähigkeiten des Menschen mit Demenz aus eigenem Antrieb heraus.
- Geben beinhaltet in der Interaktion die Bestätigung des Gefühls, gebraucht zu werden. Das kann durch ein physisches Geschenk ausgedrückt werden oder durch das Zeigen von Zuneigung. Durch die häufig vorhandene Fähigkeit von Menschen mit Demenz, die Stimmungen und Gefühle anderer Menschen zu erkennen und insbesondere Unehrlichkeit zu durchschauen, können auch Besorgnis und Mitgefühl zum Ausdruck gebracht und Hilfsangebote gemacht werden.

Eine gelungene Interaktion kann nur wenige Sekunden andauern und trotzdem noch längere Zeit nachwirken und bei Menschen mit Demenz Wohlbefinden erzeugen. Umgekehrt wird auch eine misslungene Interaktion nachwirken und möglicherweise zu dauerhafter Ablehnung der Person, mit der eine Interaktion misslungen ist, führen. Selbst wenn der Grund der Ablehnung nicht mehr erinnert werden kann, bleibt die emotionale Verknüpfung bestehen, und ein zukünftiger Beziehungsaufbau wird deutlich erschwert.

Im Verlauf einer Demenz wird der aktive Aufbau von Beziehungen immer stärker eingeschränkt. Zu Beginn kann durch die Wahrnehmung der eigenen Einschränkungen bereits ein sozialer Rückzug erfolgen, da man aus seiner subjektiven Sicht den eigenen Ansprüchen nicht mehr genügt. Ist beispielsweise eine Teilnahme am Tischgespräch nicht mehr möglich, zieht sich mancher zu den Mahlzeiten in sein Zimmer zurück. Umgekehrt kann die Erfahrung der eigenen Defizite auch zu Agitiertheit führen. Beide Verhaltensweisen können im Rahmen der Beziehungsgestaltung positiv beeinflusst und eine Integration in das Gruppengeschehen kann aufrechterhalten werden.

Auch soziale Normen werden nicht mehr durchgängig eingehalten, wie etwa im Rahmen der Mahlzeiten die Benutzung von Besteck oder das Sauberhalten der Kleidung. Dadurch werden Ängste und Unsicherheit ausgelöst, die aufgefangen werden müssen, um weiterhin eine Teilnahme zu ermöglichen. Die Interaktion zwischen verschiedenen Menschen mit Demenz ist häufig von Herausforderungen geprägt. Gerade Menschen mit Demenz, die noch die Mehrzahl sozialer Normen einhalten können, sehen diese

Defizite bei anderen Menschen mit Demenz besonders streng und reagieren ablehnend darauf. Eine personzentrierte Beziehungsgestaltung kann hier Sicherheit vermitteln und verloren gegangene Strukturen zurückgeben.

Die Angehörigen können wesentliche Hinweise liefern, wie eine gelungene Beziehungsgestaltung aussehen kann und wie erfolgreiche Interaktionen gestaltet werden können. Dabei sind die Normen und Werte, die für den Menschen mit Demenz eine wichtige Rolle spielen oder gespielt haben, wesentlich. Sind Pünktlichkeit und Ordnung fundamentale Werte im Leben eines Menschen, wird sich der Mensch mit Demenz mit einer klaren Tagesstruktur und fest eingehaltenen Verabredungen geborgener fühlen, als wenn die Strukturen täglich wechseln. Das gilt auch für das akkurat aufgeräumte Zimmer, wenn Unordnung als störend erlebt wird. Weitere biografische Informationen der Angehörigen können zum besseren Verständnis des Menschen mit Demenz beitragen und damit Möglichkeiten schaffen, mit dem Menschen mit Demenz in Beziehung zu treten, beispielsweise durch biografische Gespräche.

5.11.4 Betätigung und Eingebunden-Sein

Das Gefühl, zu einer Gruppe zu gehören, reduziert vorhandene Ängste und das Gefühl von Verlassenheit. In einer Gruppe kann ein Austausch zwischen den beteiligten Personen stattfinden oder, wenn das von sich aus nicht möglich ist, moderiert und angeregt werden. In einer Gruppensituation sind diverse Interaktionen möglich. Sind entsprechende kognitive Fähigkeiten vorhanden, kann es dabei zu Abstimmungen untereinander und zu gemeinsamen Handlungen kommen.

In Gruppen ist es möglich, unterschiedliche Rollen einzunehmen. Das können aktive Rollen und konstruktive Teilnahme sein. Auch passive Teilnahme oder die Übernahme scheinbar störender Rollen kann Ausdruck des Charakters und von Selbstbestimmung sein. So finden sich nicht selten Charaktere wie Waldorf und Statler, die beiden Herren aus der Muppet-Show auf der Empore, die zu jeder Situation und zu jedem Darsteller einen süffisanten Kommentar abgeben. Auch diese scheinbar destruktiven Charaktere können Situationen auflockern und zu Spontaneität und Kreativität führen. Dadurch können letztlich alle Beteiligten in ihrem Gefühl, mit anderen verbunden zu sein, bestärkt werden.

Ideen für Gruppenangebote sind in Abschn. 5.10.1 vorgestellt worden. Betätigungen müssen subjektiv als sinnvoll erlebt werden, um das Wohlbefinden zu erhöhen. Alle Formen von Spielen sind dabei möglich, auch kreative Ausdrucksformen. Ist der Kontakt mit mindestens einem Gegenüber vorhanden, kann Freude erlebt werden. Das gemeinsame Leben des Alltags schafft Anknüpfungspunkte an die Vergangenheit, an Hausarbeit und ähnliche Tätigkeiten, die den Tag ausfüllen (Abschn. 5.10.4).

Die Biografie spielt hier wieder eine entscheidende Rolle. Die Einbindung von Angehörigen in die Erfassung von Vorlieben und gerne ausgeführten Tätigkeiten sind wichtige Elemente, um als sinnvoll erlebte Angebote bieten zu können. Aber die Angehörigen können auch in die Maßnahmen selbst einbezogen werden und ihren Teil dazu beitragen, das Wohlbefinden des Menschen mit Demenz zu halten oder zu steigern. An bevorzugten Orten des Menschen mit Demenz können Angebote platziert werden, die die Kreativität fördern und Eigeninitiative anregen.

Das können am Esstisch ein paar Servietten oder Bierdeckel sein, neben dem Sessel die Lieblingszeitschrift oder ein Fotoalbum. Ein passendes Angebot orientiert sich an den Vorlieben und Interessen unter Berücksichtigung der Fähigkeiten und Fertigkeiten. Dabei wird so viel Unterstützung gegeben, wie zur erfolgreichen Nutzung des Angebots erforderlich ist. In jeder Situation lässt sich beobachten, ob das unterbreitete Angebot angemessen ist. Sowohl Über- als auch Unterforderung erzeugt Desinteresse und führt dazu, dass das Angebot nicht wahrgenommen wird.

Der Rahmen für solche Angebote muss ebenfalls stimmig sein. Wird durch ständige Außenreize die Aufmerksamkeit vom Angebot abgelenkt, kann die Beschäftigung damit nicht erfolgen. Das Angebot immer gleicher Reize kann dazu führen, dass kein Interesse mehr aufkommt (Abschn. 7.1). Eine regelmäßige Ortsveränderung führt oft zu neu aufflammendem Interesse und kann somit zum Wohlbefinden beitragen.

5.11.5 Gefühl von Sicherheit und Geborgenheit

Um ein Gefühl von Sicherheit zu erleben, muss ein Mindestmaß an Orientierung an bekannten Orten, Farben, Mustern, Gesichtern, Geräuschen oder Gerüchen möglich sein. Findet dann ein Wiedererkennen oder ein positives Erinnern statt, kann ein Gefühl der Sicherheit aufgebaut werden. Die Beziehung zu anderen Personen spielt hierfür eine wesentliche Rolle. Besonders die Beziehung zu Mitarbeitenden kann dabei als Anker erlebt werden. Werden Gesichter wiedererkannt und besteht Kontinuität in der Art der Beziehungsgestaltung und der persönlichen Ansprache, kann ein Sicherheitsgefühl wesentlich leichter entstehen als bei ständig neuen Personen und wechselnder Interaktion. Die positive Interaktion „Erhalten" kann auch für Menschen mit nur minimalen kognitiven Fähigkeiten zu einem Gefühl der Sicherheit und Geborgenheit führen.

Das Gefühl der Geborgenheit umfasst neben der verbalen, paraverbalen und nonverbalen Kommunikation das Element der Körperlichkeit. Nur durch Berührungen kann Geborgenheit entstehen. Wie ein in den Arm genommenes und gedrücktes Baby empfindet auch ein Erwachsener eine intensive Umarmung durch einen Menschen, zu dem eine positive emotionale Beziehung besteht, als Geborgenheit und Sicherheit vermittelnd. Die Übertragung der Körperwärme und des Herzschlags können Nähe und Entspannung auslösen. Die Gestaltung individueller Wohlfühlbereiche kann zu einem Gefühl der Geborgenheit beitragen. Das kann der gemütliche Sessel mit der Kuscheldecke sein oder der Tisch, auf dem immer ein angenehm duftender Blumenstrauß steht.

Der Schutz der Menschen mit Demenz vor Verletzungen und Gefahren stellt eine weitere Dimension des Sicherheitsgefühls dar. Fußböden müssen so gestaltet sein, dass Irritationen vermieden werden. Der Wechsel von Farbe oder/ und Struktur des Fußbodens kann bei Menschen mit Demenz zu einem echten Hindernis werden und stellt eine potenzielle Sturzgefahr dar. Die Ausstattung der Flure mit Handläufen und ausreichend Sitzmöglichkeiten auf langen Fluren und im Außenbereich ist ein Element einer Sicherheitskultur.

Sicherer Aufenthalt in Haus und Außenanlage bedingt immer eine individuelle Abwägung zwischen Sicherheit und Freiheit des Menschen mit Demenz. Gesicherte Außenanlagen, die nur durch eine Tür verlassen werden können, sind meist problemlos. Ob die (tarnende) Gestaltung von Fahrstühlen oder Türen, die nicht als solche erkannt werden sollen, der richtige Weg ist, muss in den jeweiligen Einrichtungen diskutiert werden. Die Installation von Rauchmeldern ist inzwischen überall vorgeschrieben. Der Einbau von Sicherheitstechnik am Herd oder von Sensoren, falls größere Mengen Wasser im Badezimmer auf den Boden fließen, kann im Einzelfall sinnvoll sein.

„Ambient Assisted Living" (AAL) steht für die schier unüberschaubare Vielzahl von Produkten, die durch technische Möglichkeiten die Sicherheit erhöhen können. Was davon sinnvoll zum Schutz der Menschen mit Demenz ist und was einen Übergriff in die Privat- und Intimsphäre bedeutet, muss im Einzelfall entschieden werden. Die sichere Einnahme von Medikamenten kann besonders in Bereichen, in denen Menschen mit Demenz mit anderen Personen zusammen sind, von entscheidender Bedeutung sein.

Die Reaktion der Menschen mit Demenz auf die Sicherheitseinrichtungen ist ein wichtiger Bereich der Evaluation. Sucht ein Mensch mit Demenz ständig nach dem Ausgang und wird durch eine getarnte Tür immer unruhiger und wütender, ist das für ihn nicht der richtige Weg, Sicherheit vermittelt zu bekommen. Starke Ängste gehen mit physiologischen Veränderungen einher. Zitternde Hände, eine hohe Körperspannung, schweißige Hände, ansteigender Blutdruck und ähnliche Symptome können auftreten und Anzeichen für ein mangelndes Gefühl der Sicherheit sein. Auch die immer stärkere Begrenzung des Aktionsradius bis hin zur Reduktion auf das eigene Bett können Anzeichen für ein unerfülltes Sicherheitsbedürfnis darstellen.

5.11.6 Reflexion der Tätigkeit

Die Reflexion des Gelingens der Beziehungsförderung und -gestaltung im Rahmen von Fallbesprechungen und in der gesamten Einrichtung werden in Kap. 8 erläutert. Darüber hinaus kann es sinnvoll sein, in variablen Abständen das komplette Angebotsspektrum einer kritischen Überprüfung zu unterziehen. Entsprechen die Angebote an Gruppen- und Einzelbeschäftigung noch den Möglichkeiten und Interessen der Menschen mit Demenz insgesamt? Ist vielleicht das Angebot von Gruppen für eine gewisse Zeit auszusetzen, weil ein klassisches Gruppenerlebnis gar nicht wahrgenommen werden kann und keine Interaktion zwischen den Teilnehmenden zustande kommt? Müssen auch Einzelbeschäftigungen hinterfragt werden, ob sie den Bedürfnissen entsprechen oder ob damit nicht mitunter eine Stigmatisierung erfolgt und selbst gewählte Betätigungen oder das Bedürfnis nach Muße nicht in ausreichendem Maße erlebt werden können. Gelegentlich macht das vielfältige und gut gemeinte Angebotsportfolio einer Einrichtung den Eindruck einer Dauerbeschäftigung, in der die Zeit zum Leben fehlt. Umgekehrt kann eine Deprivation auftreten, wenn gar keine besonderen Reize mehr angeboten werden. Das alles abzuwägen kann in interdisziplinärer Runde von Zeit zu Zeit gewinnbringend sein.

Literatur

Algase, D. L., et al. (1996). Need-driven dementia-compromised behavior: An alternative view of disruptive behavior. *American Journal of Alzheimer's Desease & Other Dementias, 11*(6), 10–19.

Alzheimer Forschung Initiative e. V. (2019). https://www.alzheimer-forschung.de/. Zugegriffen: 10. Apr. 2019.

Alzheimer Gesellschaft Niedersachsen. (2011). Menschen mit Demenz im Krankenhaus. http://www.alzheimer-niedersachsen.de/krankenhausprojekt.htm. Zugegriffen: 10. Apr. 2019.

Böhm, E. (1988). *Verwirrt nicht die Verwirrten*. Bonn: Psychiatrie Verlag.

Bower, G. H. (1981). Mood and memory. *American Psychologist, 36*(2), 129–148.

Brettschneider, H. (2005). Kunsttherapie kann bei dementen Patienten wahre Wunder wirken. *Ärztezeitung, 24*(6), 23.

Breuer, B. (2009). *Visuelle Kommunikation für Menschen mit Demenz*. Bern: Huber.

Buchholz, T., & Schürenberg, A. (2008). *Basale Stimulation in der Pflege alter Menschen. Anregungen zur Lebensbegleitung*. Bern: Huber.

Buchholz, T., & Schürenberg, A. (2015). Die Suche nach Individualität. *Die Schwester Der Pfleger, 54*(3), 46–49.

Buchholz, T., et al. (1998). Der Körper: Eine unförmige Masse – Wege zur Habituationsprophylaxe. *Die Schwester Der Pfleger, 37*(7), 293–299.

Bürklin, M. (2019). https://www.was-war-wann.de. Zugegriffen: 10. Apr. 2019.

Buscher, I., et al. (2012). *Wittener Modell der Fallbesprechung bei Menschen mit Demenz mit Hilfe des Innovativen-demenzorientierten – Assessmentsystems – WELCOME-IdA*. Witten: DZNE.

Caiazza, R., et al. (2016). Should we tell lies to people with dementia in their best interest? The views of Italian and English medical doctors. *Faculty of Psychology of older People Bulletin, 134*, 35–40.

Day, A., et al. (2011). Do people with dementia find lies and deception in dementia care acceptable? *Ageing & Mental Health, 15*(7), 822–829.

Deuschl, G., & Maier, W. (2016). S3-Leitlinie Demenzen. Deutsche Gesellschaft für Psychiatrie und Psychotherapie, Psychosomatik und Nervenheilkunde (DGPPN) und Deutsche Gesellschaft für Neurologie (DGN).

Deutsches Netzwerk für Qualitätsentwicklung in der Pflege (Hrsg.). (2018). *Expertenstandard „Beziehungsgestaltung in der Pflege von Menschen mit Demenz"*. Osnabrück: DNQP.

Dialog- und Transferzentrum Demenz (DZD). (2008). Arbeitspapier des DZD 004. Assessments in der Versorgung von Personen mit Demenz. Witten.

Döll-Hentschker, S. (2008). Psychoanalytische Affekttheorie(n) heute – Eine historische Annäherung. *Psychologie in Österreich, 4*(5), 446–455.

Eriksson, E. H. (1977). Identität und Lebenszyklus. Frankfurt a.M.: Suhrkamp.

Falkai, P., & Wittchen, H.-U. (Hrsg.). (2015). *American Psychiatric Association. Diagnostische Kriterien DSM-5*. Göttingen: Hogrefe.

Feil, N., & de Klerk-Rubin, V. (2010). *Validation Ein Weg zum Verständnis verwirrter alter Menschen* (9. Aufl.). München: Reinhardt Verlag.

Friedrichs, H. J. (Hrsg.). (1988). *Weltgeschichte – Eine Chronik*. München: Naturalis Verlag.

Halek, M. (2010). *Entwicklung und Testung eines strukturierten Assessmentbogens zur Erfassung der Auslöser für herausforderndes Verhalten von Menschen mit Demenz in der stationären Altenhilfe*. Dissertation, Witten.

Halek, M. (2018). Können Fallbesprechungen das herausfordernde Verhalten von Menschen mit Demenz verbessern? *NOVAcura, 49*(4), 57–60.

Halek, M., Bartholomeyczik, S. (2009). 3.4 Assessmentinstrumente für die verstehende Diagnostik bei Demenz: Innovatives demenzorientiertes Assessmentsystem (IdA). In S. Bartholomeyczik & M. Halek (Hrsg.), *Assessmentinstrumente in der Pflege* (S. 94–104). Hannover: Schlütersche Verlagsgesellschaft mbH & Co, KG.

Halek, M., & Holle, D. (2017). *Innovative dementia-oriented assessment system – English version (IdA-E) – User guide*. Witten: DZNE.

Hendricks, G., & Wills, R. (1975). *The centering book*. New Jersey: Prentice Hall.

Höwler, E. (2007). *Interaktionen zwischen Pflegenden und Personen mit Demenz: Ein pflegedidaktisches Konzept für Ausbildung und Praxis*. Stuttgart: Kohlhammer.

Hulsegge, J.; Verheul, A. (1991). *Snoezelen – Eine andere Welt*. Marburg: Bundesvereinigung Lebenshilfe.

Ivemeyer, D., & Zerfaß, R. (2002). *Demenztests in der Praxis. Ein Wegweiser*. München: Urban & Fischer.

James, I., & Caiazza, R. (2018). Therapeutic lies in dementia care: Should psychologists teach others to be person-centred liars? *Behavioural and Cognitive Psychotherapy, 46*(4), 454–462.

KBV (2015). Demenz. Diagnose, Kommunikation, Therapie, Pflege. PraxisWissen Kassenärztliche Bundesvereinigung.

Kirtley, A., & Williamson, T. (2016). *What is truth? An inquiry about truth and lying in dementia care*. London: Mental Health Foundation.

Kitwood, T. (2013). Demenz Der person-zentrierte Ansatz im Umgang mit verwirrten Menschen. Bern: Huber.

Kitwood, T. (2016). *Demenz: Der person-zentrierte Ansatz im Umgang mit verwirrten Menschen* (7. Aufl.). Bern: Hogrefe.

Kocks, A. (2015). Kulturelle Sensibilität. In T. Segmüller (Hrsg.), *Beraten, Informieren und Schulen in der Pflege. Rückblick auf 20 Jahre Entwicklung*. Frankfurt a. M.: Mabuse Verlag.

Kocks, A., & Abt-Zegelin, A. (2014). Bildmaterial für pflegebezogene Patienten- und Familienedukation: Hinweise und Tipps zur Selbstgestaltung von Broschüren bzw. deren Bewertung. *Padua, 8*(5), 317–321.

Kojer, M., & Schmidl, M. (2011). *Demenz und Palliative Geriatrie in der Praxis. Heilsame Betreuung unheilbar demenzkranker Menschen*. Wien: Springer.

Kostrzewa, S. (2018). Duzen – Welche Vor- und Nachteile ergeben sich für die Beziehung zum Pflegekunden? *Palliativpflege heute, 1*, 1 & 5.

Kühni, E. (2017). Der andere Blick – Kulturelle Teilhabe von Menschen mit Demenz ermöglichen. *NOVAcura, 48*(3), 60–61.

Lancioni, G. E., et al. (2009). Snoezelen: An overview of research with people with developmental disabilities and dementia. *Disability and Rehabilitation, 24*(4), 175–184.

Leuthe, F. (2012). *Richtig sprechen mit dementen Menschen*. München: Ernst Reinhardt.

Lind, S. (2011). Das Missverständnis. *Pflegezeitschrift, 64*(3), 134–136.

Lübbers, A. (2015). Mit Handicap ins Museum. Demenz und Kunst: Von Dieben und Petticoats. *Heilberufe, 67*(6), 46–49.

Maier, W., et al. (2011). *Alzheimer & Demenzen verstehen*. Stuttgart: Trias Verlag.

Mertens, K. (2003). *Snoezelen: Eine Einführung in die Praxis*. Dortmund: Modernes lernen.

Mohr, L. (2018). Was ist basale stimulation? https://www.basale-stimulation.de/was-ist-basale-stimulation/. Zugegriffen: 10. Apr. 2019.

Mohr, L. et al. (2019). *Basale Stimulation: Das Handbuch*. Bern: Hogrefe.

Müller-Hergl, C. (2009). Stress rechtfertigt keine Lügen. Konturen einer Debatte. *pflegen: demenz, 11*, 30–32.

Noll, G., & Haag, P. (1992). Das Realitätsorientierungstraining – Eine spezifische Intervention bei Verwirrten. *Verhaltenstherapie, 2*(3), 222–230.

Nowotny, H. (1993). *Eigenzeit: Entstehung und Strukturierung eines Zeitgefühls*. Frankfurt a. M.: Suhrkamp.

Rehfeld et al. (2018). Dance training is superior to repetitive physical exercise in inducing brain plasticity in the elderly. PLOS one 13(7). https://doi.org/10.1371/journal.pone.0196636.

Röhner, J., & Schütz, A. (2016). *Psychologie der Kommunikation*. Wiesbaden: Springer.

Salzberger, G. (2017). Ein Illusionstheater. *Altenheim, 56*(12), 44–47.

Schaade, G. (2009). *Demenz. Therapeutische Behandlungsansätze für alle Stadien der Erkrankung*. Heidelberg: Springer.

Schmidt-Hackenberg, U. (2013). *10-Minuten-Aktivierung als Methode: Ergänzt um die Körpersprache der Dementen*. Hannover: Vincentz Verlag.

Schnabel, U. (2010). *Muße. Vom Glück des Nichtstuns*. München: Blessing Verlag.

Schulz von Thun, F. (1981). *Miteinander Reden. 1: Störungen und Klärungen*. Reinbek: Rowohlt.

Schwarz, N., & Bless, H. (1991). Happy and mindless, but sad and smart? The impact of affective states on analytic reasoning. In J. P. Forgas (Hrsg.), *Emotion and social judgments* (S. 55–71). Pergamon: Oxford.

Segmüller, T., et al. (2015). *Beraten, informieren und Schulen in der Pflege Rückblick auf 20 Jahre Entwicklung*. Frankfurt a. M.: Mabuse-Verlag.

Sirotzki, D. (2019). https://musikradar.de. Zugegriffen: 10. Apr. 2019.

Specht-Tomann, M., & Tropper, D. (2011). *Hilfreiche Gespräche und heilsame Berührungen im Pflegealltag* (4. Aufl.). Berlin: Springer.

Stangl, W. (2019). Paraverbale Kommunikation. Lexikon für Psychologie und Pädagogik. https://lexikon.stangl.eu/12100/paraverbale-kommunikation/.

Staudacher, D. (2018). Demenz: Die Person hinter der Krankheit verstehen. *NOVAcura, 49*(1), 57–60.

Taulbee, T., & Folsom, J. (1966). Reality orientation for geriatric patients. *Hospital & Community Psychiatry, 17,* 133–135.

Tuckman, B. W. (1965). Developmental sequence in small groups. *Psychological Bulletin, 63*(6), 384–399.

Vergil. (1978). *Bucolica: Hirtengedichte.* Frankfurt a. M.: Insel Verlag.

Vogeley, K., et al. (2013). Soziale Kognition. Interdisziplinäre. *Anthropologie, 1*(2013), 13–40.

Vogt, H. (2017). Demenz als Folge der Therapie. *Deutsches Ärzteblatt, 114*(12), 577–580.

Watzlawick, P., et al. (2016). *Menschliche Kommunikation: Formen, Störungen.* Paradoxien: Hogrefe.

Welling, K. (2004). Der person-zentrierte Ansatz von Tom Kitwood. Nachdruck aus *Unterricht Pflege, 9*(5), 1–12.

Werheid, K., & Thöne-Otto, A. (2006). Kognitives Training bei Alzheimer-Demenz. *Der Nervenarzt, 77*(5), 549–557.

Zegelin, A. (2015). Alltag leben trotz Krankheit – Pflegerische Unterstützung umfasst informieren, beraten und schulen. In T. Segmüller (Hrsg.), *Beraten, Informieren und Schulen in der Pflege. Rückblick auf 20 Jahre Entwicklung.* Frankfurt a. M.: Mabuse Verlag.

Zegelin, A. (2016). Höchste Eisenbahn. Interview Ruhrnachrichten 7/16.

Zegelin, A., & Langner, B. (2019). Ich hab noch einen Koffer in Berlin. *Aktivieren* 5(4) im Druck.

Zeltzer, B. (2003). To lie or not to lie: That is the question. *American Journal of Alzheimer's Disease and Other Dementias, 18*(6), 325–326.

Weiterführende Literatur

Benkert, B. (2018). In Beziehung sein mit den Bewohnenden spart Zeit und Geld – Eine These. *NOVAcura, 49*(3), 31–33.

Endres, P. (2018). Sagen und schreiben, was man sieht. *Altenpflege, 43*(12), 50–53.

Gerdes, M., & Leuderalbert, B. (2018). Wie gelingt die Beziehung. *Altenheim, 57*(12), 52–55.

Goosses, T. (2018). Der Mensch wird mehr gesehen. *Altenpflege, 43*(11), 30–35.

Herzberg, G. (2018). Spielen in der Betreuung von Menschen mit Demenz. Wertvolle Aktivierung oder „Kinderkram"? *NOVAcura, 49*(3), 57–59.

Kostrzewa, S., & Kocks-Kostrzewa, A. (2019). Warum tut er, was er tut? *Die Schwester Der Pfleger, 48*(2), 21–23.

Leu, I. (2018). Haltung – Person – zentriert! *NOVAcura, 49*(4), 65–67.

MEDIZINpopulär. (2019). Interview mit Gertraud Berka Schmid. https://www.medizinpopulaer.at/archiv/medizin-vorsorge/details/article/singen-ist-medizin.html. Zugegriffen: 10. Apr. 2019.

Meißner, A. (2004). Die Problematik der Anrede Du vs. Sie zwischen Pflegepersonal und Patientinnen/Patienten in Deutschland. *Pflege, 17*(2), 73–77.

Münzenhofer, T. (2019a). Expertenstandard „Beziehungsgestaltung in der Pflege von Menschen mit Demenz", Teil 1, Das Aufgabenfeld der Führungskraft. *CAREkonkret, 22*(7), S. 6.

Münzenhofer, T. (2019b). Expertenstandard „Beziehungsgestaltung in der Pflege von Menschen mit Demenz", Teil 2, Eine Frage der Haltung. *CAREkonkret, 22*(8), S. 6.

Purwins, D., et al. (2018). Das Wie wird wichtiger als das Was. *Altenpflege, 43*(1), 22–26.

Roes, M., & Purwins, D. (2018). Zu einer Beziehung gehören immer zwei. *Altenpflege, 43*(1), 18–21.

Schubert, B. (2018). Ängste mindern. Vertrauen stärken. *Altenpflege, 43*(9), 42–45.

Steffen Bürgi, B., & Ammann, E. S. (2018). Demenz-Care zwischen Selbstbestimmung und Fürsorgepflicht. *NOVAcura, 49*(4), 53–55.

Trampisch, H.-J. Priscus-Liste. http://priscus.net/. Zugegriffen: 08. Okt. 2019.

Wegweiser Demenz. (2019). https://www.wegweiser-demenz.de/informationen/im-krankenhaus/wissenswertes-rund-um-aufnahme-und-aufenthalt/demenzbeauftragte-im-krankenhaus.html. Zugegriffen: 10. Apr. 2019.

Kann ich Wohlbefinden messen?

6

*Diese ständige Uneigenständigkeit
und Überforderung
für den Demenzkranken
und auch für die Angehörigen.
Es war schlimm zu ertragen.
Das ganze Wesen hatte sich verändert.*

Inhaltsverzeichnis

6.1 Was ich sehen und erleben kann 115
6.2 Heidelberger Instrument zur Erfassung der Lebensqualität
 demenzkranker Menschen (H.I.L.D.E.) 116
6.3 Dementia Care Mapping (DCM) 120
6.4 Profil für Wohlbefinden 122
Literatur 124

6.1 Was ich sehen und erleben kann

Durch Krankenbeobachtung können körperliche Anzeichen für Unwohlsein festgestellt, entsprechend therapiert und bestenfalls behoben werden. Doch mit der Abwesenheit von Unwohlsein ist noch kein Wohlbefinden vorhanden.

Wohlbefinden ist eine subjektive Empfindung, die am besten durch Selbstauskunft in Erfahrung gebracht werden kann. Zum Wohlbefinden tragen Zufriedenheit und Glück bei, zwei Begriffe, die ebenfalls nur subjektiv beurteilt werden können. Was von außen beobachtet werden kann, sind Anzeichen in Mimik, Gestik und Körperhaltung, die positive Emotionen vermuten lassen. Ein Lächeln wird in unserem Kulturkreis als positive Emotion wahrgenommen. Wenn wir also Lächeln oder Lachen eine entspannte Körperhaltung, eine offene Gestik beobachten, können wir bei unserem Gegenüber Wohlbefinden oder zumindest Zufriedenheit vermuten.

Eine Einschätzung kann auch über die Betrachtung der Biografie und das Gespräch mit Angehörigen erfolgen. Hatte der Mensch mit Demenz ein „erfülltes" Leben, konnte er frei entscheiden und seine Entscheidungen in die Tat umsetzen, spricht viel für Wohlbefinden in jüngeren Jahren. Eine Beurteilung der materiellen Situation, in der sich der Mensch mit Demenz in den letzten Jahren befunden hat, kann ebenso einen Anhalt geben, wobei es beispielsweise um die Wohnsituation und nicht um das regelmäßige Einkommen oder Sparguthaben gehen sollte.

Die Frage, ob das jetzige momentane Leben für einen Menschen persönlich Sinn hat und als erfüllt angesehen wird, ist eine wesentliche Größe mit Einfluss auf das Wohlbefinden.

Lebensqualität beschreibt nicht die Momentaufnahme, sondern die Situation über einen längeren Zeitraum, der zwischen Tagen und Jahren liegen kann.

6.2 Heidelberger Instrument zur Erfassung der Lebensqualität demenzkranker Menschen (H.I.L.D.E.)

Das Instrument HILDE zur Erfassung von Lebensqualität wurde im Rahmen eines Projekts des Bundesministeriums für Familie, Senioren, Frauen und Jugend von 2003 bis 2009 von Andreas Kruse, Stefanie Becker und Roman Kaspar entwickelt (Becker et al. 2005, 2011). HILDE wurde für den Einsatz in der stationären Langzeitpflege entwickelt, dort erprobt und evaluiert. Bei HILDE werden verschiedene Ebenen beobachtet, und, wenn möglich, wird zusätzlich eine Selbstauskunft eingeholt. Die Erfassung soll ausdrücklich durch die Bezugspflegekraft durchgeführt werden. Und es wird beschrieben, dass dabei eine subjektive Erfassung erfolgt.

In der Evaluation konnten die Autoren eine gute Übereinstimmung der Einschätzungen der Lebensqualität unterschiedlicher Pflegekräfte nachweisen. Auch die Messung der Lebensqualität zu verschiedenen Zeitpunkten (in der Evaluationsstudie nach 5 bzw. 8 Tagen) ergab eine hohe Übereinstimmung.

Drei Leitgedanken standen während der Entwicklung des Instruments im Vordergrund: Der Leitgedanke „Lebensausschnitte" betrachtet die Ressourcen und Gefahren für ein hohes Maß erlebter Lebensqualität. Dazu werden sowohl Merkmale der Umwelt als auch Merkmale der Person betrachtet. Der zweite Leitgedanke waren Qualitätskriterien, die Definition von Kriterien, die ein Indikator für eine hohe Lebensqualität sind. Dabei spielen sowohl die Betrachtung des einzelnen Menschen mit Demenz eine Rolle als auch der Vergleich von Menschen mit Demenz in ähnlichen Situationen und mit ähnlichen Bedürfnissen. Der dritte Leitgedanke bezieht sich auf die Praxistauglichkeit. Das Instrument wurde in der Praxis für die Praxis entwickelt, damit Lebensqualität vor Ort gemessen und entwickelt werden kann.

Es ergibt sich jedoch ein hoher Zeitaufwand zur Beurteilung der Lebensqualität eines einzelnen Bewohners, der zwischen 45 und 90 min liegt (Becker 2007). Eine regelmäßige Erfassung scheint daher aufgrund der gegebenen Rahmenbedingungen nicht möglich zu sein. Zur Erfassung der Lebensqualität einzelner Bewohner kann H.I.L.D.E. sinnvoll eingesetzt werden, da es eine sehr detaillierte Einschätzung ermöglicht.

Mit HILDE werden die Bereiche „Person", „Umwelt" und „subjektives Wohlbefinden" betrachtet und erfragt. Die Menschen mit Demenz werden in die folgenden vier Kompetenzgruppen eingeteilt, sich im Laufe des Projekts nach Erfassung und Kategorisierung von 362 Bewohnern mit Demenz herauskristallisierten (Becker et al. 2011):

Leicht an Demenz erkrankte Bewohner zeichnen sich durch vorhandene alltagspraktische Fähigkeiten und kaum durch besondere Verhaltensauffälligkeiten aus. Der Bewohner ist in seinem Alltag weitgehend selbstständig, eventuell etwas niedergeschlagen oder traurig. Das Gedächtnis ist insofern eingeschränkt, als Namen nicht immer erinnert werden und die Orientierung an unbekannten Orten eingeschränkt ist. Der Mensch mit Demenz kann aus der ferneren und näheren Vergangenheit berichten.

Mittelgradig demenzkranke Bewohner benötigen Unterstützung in der Verrichtung von Alltagsaktivitäten und verweigern mitunter die Annahme von Hilfe. Die zeitliche Orientierung nimmt ab und die räumliche Orientierung in bekannten Räumen lässt nach. Gespräche werden seltener, und Erlebnisse können nicht mehr ausgeschmückt erzählt werden. Eine selbst initiierte Kontaktaufnahme erfolgt nur noch gelegentlich. Menschen in dieser Kompetenzgruppe können von Teilnahmslosigkeit geprägt sein.

Schwer demenzkranke Bewohner mit somatischen Einschränkungen benötigen vermehrt Unterstützung bei der Verrichtung der Alltagsaktivitäten und im Bereich der Mobilität. Häufig kommt es zu Harn- und Stuhlinkontinenz. Die verbale Kommunikation ist stark eingeschränkt, und es bestehen Verständigungsschwierigkeiten. Die Erinnerung an die eigene Lebensgeschichte ist nur noch rudimentär vorhanden und kann kaum wiedergegeben werden. Auch Angehörige können nur selten mit Namen angesprochen werden. Verhaltensauffälligkeiten treten eher selten auf. Hilfe kann gelegentlich verweigert werden. Betroffene zeichnen sich durch Zurückgezogenheit aus und regen sich manchmal über andere Bewohner oder Situationen auf.

Schwer demenzkranke Bewohner mit psychopathologischen Verhaltensauffälligkeiten fallen durch häufige extreme Verhaltensweisen auf. Sie sind dabei erregt und zeigen aggressives Verhalten. Hilfe wird oft abgelehnt, und es herrscht Interesselosigkeit vor. Verbale und tätliche Übergriffe sind möglich. Die Erinnerung an die eigene Lebensgeschichte ist kaum noch vorhanden. Betroffene sind in ihren körperlichen Fähigkeiten stark eingeschränkt, Harn- und Stuhlinkontinenz treten oft auf. Die Mahlzeiten können meist mit geringer Unterstützung oder sogar selbstständig eingenommen werden.

Neben der Einteilung in Kompetenzgruppen werden fünf Bereiche betrachtet, mit deren Hilfe die Lebensqualität eingeschätzt wird.

Zur Erfassung stehen ein Erfassungsheft und im Anschluss daran jeweils für eine Kompetenzgruppe ein Referenzbogen zur Verfügung, mit deren Hilfe eine Einschätzung der Lebensqualität erfolgen kann.

Die Erfassung erfolgt durch Beobachtung, Nutzung der vorhandenen Dokumentation und Befragung des Menschen mit Demenz (Abb. 6.1).

Im ersten Bereich werden *medizinische Betreuung* und *Schmerzerleben* betrachtet. In Anlehnung an die BESD zur Erfassung von Schmerzen bei Menschen mit Demenz (Kap. 7) wurden Kriterien formuliert, bei deren Vorliegen von keinem, leichtem, mäßigem oder starkem Schmerz auszugehen ist. Diese Einschätzung ersetzt aber nicht die Einschätzung mittels eines validen Instruments zur Fremdeinschätzung, sondern soll nur einen Anhaltspunkt bieten. Zur Eingrenzung der Schmerzen auf eine Körperregion wurde eine schematische Zeichnung eines Menschen eingefügt, auf der elf Körperregionen gekennzeichnet sind. Der Mensch mit Demenz kann auf diese deuten, oder es erfolgt auch hier eine Fremdeinschätzung. Die Entwickler von HILDE sehen in der kontinuierlichen Betreuung durch einen Hausarzt und einen psychiatrischen Facharzt eine wichtige Komponente der Lebensqualität. Mindestens alle 4 Wochen soll eine haus- und fachärztliche Visite mit Befundung erfolgen.

Der zweite betrachtete Bereich befasst sich mit der *räumlichen Umwelt*. Wie ist der Wohnbereich gestaltet, um die Sicherheit der Bewohner zu gewährleisten? Das beinhaltet zum Beispiel die Frage nach einem rutschhemmenden Fußbodenbelag oder Handläufen in allen Bereichen sowie Hinweise zur leichten Orientierung durch Symbole oder Farben. Bei der Beurteilung der Gemütlichkeit wird Wert auf eine individuelle Gestaltung mit Anregungsmöglichkeiten für Menschen mit Demenz Wert gelegt. Es folgen die Fragen nach einer hellen Beleuchtung und einem Geruch frei von körperlichen Ausscheidungen. In der Evaluation wird geschildert, dass es bei der Beurteilung der Gemütlichkeit deutlich häufiger zu unterschiedlichen Ergebnissen bei verschiedenen Pflegekräften kam.

Die Betrachtung der individuellen Wohnumwelt im Bewohnerzimmer spielt natürlich auch eine Rolle für die Lebensqualität. Auch dabei werden zuerst die Sicherheitsaspekte im Zimmer und Bad betrachtet. Im Anschluss

Medizinische Versorgung und Schmerzerleben

- 4 Bereiche Schmerzbelastung
- 11 Bereiche Lokalisation
- Aktuelle äztliche Befundung

Räumliche Umwelt

Objektiv

- 8 Merkmale Sicherheit
- 5 Merkmale Gemütlichkeit

Subjektiv

- 4 Kategorien Bewegungsradius
- 5 Lieblingsplätze/unbeliebte Plätze
- 4 Kategorien für Häufigkeit des Aufsuchens

Aktivitäten

- 20 Aktivitäten Ausübung oder Teilnahme
- Häufigkeit
- Freude

Soziales Bezugssystem

- Anzahl verstorbene Bezugspersonen
- Anzahl positive/negative Kontaktpersonen
- 4 Kategorien Häufigkeit des Kontakts

Emotionalität

- 7 Kategorien Allgemeine Lebenszufriedenheit
- 22 positive/negative Alltagssituationen
- 4 Kategorien Häufigkeit der Alltagssituationen
- 6 Strategien im Umgang
- 7 Kategorien Gesamteindruck Emotionen
- 7 Kategorien abweichende Gefühlslage

Kompetenzgruppe

- 4 Kompetenzgruppen

Abb. 6.1 Schaubild H.I.L.D.E

daran wird die individuelle Gemütlichkeit des Bewohnerzimmers beurteilt. Eine weitere Kategorie stellt die Erfassung des Bewegungsradius des Bewohners dar. Erfasst werden sollen alle Orte, die der Mensch mit Demenz mindestens einmal in der Woche aufsucht, bzw. wo er sich aufhält. Unabhängig davon, ob der Bewohner die Orte selbst aufsuchen kann oder dorthin mithilfe von Mitarbeitenden oder Angehörigen gelangt. In fünf Abstufungen sind das Bereiche vom Bewohnerzimmer bis zu Orten außerhalb der Einrichtung.

Die Auflistung von Lieblingsplätzen und unbeliebten Plätzen schließt den Bereich der räumlichen Umwelt ab. Dabei können maximal fünf Lieblingsplätze aufgelistet werden, an denen sich der Bewohner sichtlich wohlfühlt und die er aus eigenem Antrieb zu erreichen versucht. Zudem sollen die Plätze angegeben werden, die der Bewohner vermeidet, an denen er sich sichtlich unwohl fühlt. Orte, an denen er besonders desorientiert ist, werden ebenfalls vermerkt. Auch hierbei können maximal fünf Orte aufgelistet werden.

Die *Aktivitäten des Bewohners* werden unterschieden in angebotene und selbstständig ausgeübte Aktivitäten. Für acht vorgegebenen Möglichkeiten, wie beispielsweise Gymnastik oder Kirchgang, kann festgestellt werden, wie häufig diese gewählt wird, ob sie Freude bereiten, wenn der Bewohner daran teilnimmt, und bereiten könnten, wenn er daran teilnehmen würde. Dies bedingt also eine etwas spekulative Einschätzung der Bezugspflegekraft. Zusätzlich können zwei Aktivitäten im Freitext angegeben werden. Bei den selbstständig ausgeübten Aktivitäten stehen ebenfalls acht zur Auswahl, darunter Radiohören oder Spiele spielen. Die Beurteilung erfolgt analog zu den angeleiteten Aktivitäten, und auch hier ist die Angabe von zwei Aktivitäten im Freitext möglich. Darin können auch Aktivitäten angegeben werden, die aus der Sicht der Pflegekraft keinen Sinn ergeben, aber dem Bewohner sichtlich Freude bereiten, wie Schränke ausräumen oder Zeitungen zerreißen.

Im Bereich emotionales Bezugssystem werden emotional bedeutsame Personen erfasst und deren Kontakthäufigkeit festgehalten. Bei den emotional bedeutsamen Personen werden drei Kreise von „außerordentlich wichtig" über „sehr wichtig" bis „wichtig" unterschieden. Positiv und negativ bedeutsame Personen werden in den jeweiligen Kreisen mit „+" oder „–" hinter dem Namen gekennzeichnet. Die Zugehörigkeit wird über Kürzel abgebildet, wobei „E" beispielsweise für (Ehe-)Partner steht. Ebenso werden verstorbene Personen erfasst, wenn diese immer wieder eine Rolle spielen, also etwa immer wieder über ein verstorbenes Kind gesprochen wird. Die Kennzeichnung erfolgt mit einem „x" hinter dem Namen. Im zweiten Schritt wird die Kontakthäufigkeit mit den positiv und negativ bedeutsamen Personen jeweils in einer Liste erfasst.

Im letzten Bereich wird die Emotionalität des Bewohners beobachtet und die Zufriedenheit erfragt. Zur besseren Vergleichbarkeit der Einschätzungen sind in einem „Arbeitsblatt Emotionalität" typische Anzeichen für die vier negatives Befinden ausdrückenden Emotionen Ärger, Angst, Traurigkeit und Missempfinden aufgelistet. Ferner besteht die Möglichkeit, zu jeder Emotion typische Ausdrucksformen des beobachteten Bewohners zu vermerken. Ebenso ist dies für die beiden beschriebenen positiven Emotionen Freude und Wohlbefinden abgebildet.

Im Rahmen der Erfassung typischer Stimmungslagen wird retrospektiv beurteilt, ob sich der Bewohner beispielsweise in Gesellschaft besonders wohlfühlt. Ebenso erfolgt die Betrachtung für zwölf negativ erlebte Alltagssituationen, beispielsweise ob sich der Bewohner besonders unwohl fühlt, wenn ihm Missgeschicke passieren. Die Bezugspflegeperson wählt aus einer vorgegebenen Liste, mit welchen Strategien der Mensch mit Demenz aus einer negativ erlebten Situation herausgeholt werden kann, und gewichtet diese abschließend beginnend mit der am meisten Erfolg versprechenden Strategie. Die eigentliche Beobachtung erfolgt für jeweils 10 min in drei unterschiedlichen Situationen. Dabei erfolgt eine Gesamtbeurteilung der beobachteten Situation, ob sie eher positiv, neutral oder negativ erlebt wurde. Dann geht es um die Unterschiede in der Gefühlslage, ob innerhalb der Beobachtungszeit kurze Momente mit ganz anderen Emotionen auftraten. Beobachtet wird in Ruhe, während einer Aktivität und in einer Pflegesituation.

Abschließend wird der Mensch mit Demenz direkt nach seiner Zufriedenheit mit seinem Leben im Allgemeinen befragt. Kann er dazu Auskunft geben, soll noch in vier Abstufungen nach dem Grad der Zufriedenheit von „rundum zufrieden" bis „gar nicht zufrieden" gefragt werden.

Die aus der Dokumentation, den Beobachtungen und der Befragung gewonnenen Erkenntnisse werden nun in den entsprechenden Referenzbogen, nach Kompetenzgruppen unterteilt, übertragen. Dort sind für jeden Punkt Bandbreiten aufgeführt, in denen von einer höheren Lebensqualität ausgegangen werden kann. Anhand des Referenzbogens kann dann die momentane Lebensqualität eingeschätzt und bei mehrfacher Nutzung von HILDE auch ein Verlauf beurteilt werden (Becker et al. 2006).

Aus dem Referenzbogen kann direkt abgelesen werden, in welchen Bereichen Verbesserungen angestrebt werden sollten und in welchen Bereichen bereits eine relativ hohe Lebensqualität vorhanden ist. Dies kann zur Entwicklung von Maßnahmen genutzt werden. Nach der Umsetzung lässt sich auch deren Wirksamkeit mit HILDE überprüfen.

6.3 Dementia Care Mapping (DCM)

DCM orientiert sich an dem personzentrierten Ansatz von Tom Kitwood und wurde als Beobachtungsinstrument für die Lebensqualität von Menschen mit Demenz und gleichzeitig als Beobachtung des Alltags und der Pflegesituationen entwickelt. Dadurch können Rückschlüsse auf die Qualität der Versorgung von Menschen mit Demenz und Ansätze für die Teamentwicklung gewonnen werden (Riesner et al. 2014). Dadurch erschließt sich auch die Möglichkeit, positive Rückmeldungen an die Mitarbeitenden zu geben, wie gut viele Situationen im Alltag bewältigt werden.

Die Anwendung von DCM wird in lizenzierten Kursen gelehrt und darf nur von geschulten Anwendern erfolgen. Die ersten Kurse in Deutschland fanden bereits 1998 statt, eine flächendeckende Anwendung findet aufgrund des komplexen Ansatzes und der langen Beobachtungszeit nicht statt. Die benötigte Zeit eines Tagesmappings geben Johannes van Dijk und Claudia Zemlin (Riesner et al. 2014) für das erste Mapping mit 18,5–24,5 h und für Folgemappings mit 18–23 h an. Das Team benötigt pro Mitarbeitenden ca. 3 h für Information, Feedback und Lesen des Berichts. Die Ausbildung beginnt mit einem 4-tägigen Seminar, das mit einer Prüfung abgeschlossen wird. Damit ist man DCM-Anwender. Möchte man darüber hinausgehende Kenntnisse erwerben, ist ein Fortgeschrittenenkurs (DCM Advanced) angebracht. Sollen größere Projekte geleitet und DCM auch außerhalb des eigenen Trägers angewandt werden, schließt sich der DCM-Evaluator an. In der Regel werden über einen Zeitraum von 6 h mehrere Menschen mit Demenz in öffentlichen Räumen beobachtet. Die Beobachtung im eigenen (Schlaf-)Zimmer ist mit Hinweis auf die Privatsphäre nicht gewünscht (Riesner et al. 2014).

▶ **Praxistipp** Die weltweit einheitliche Ausbildung in DCM wird für den deutschsprachigen Raum an der Universität Witten Herdecke angeboten. Unter http://dcm-deutschland.de/ finden Sie weitergehende Informationen und die Möglichkeit, sich für einen Kurs anzumelden.

Die Anwendung kann somit sinnvoll in Einrichtungen der stationären Langzeitpflege, in Krankenhäusern und Wohngemeinschaften für Menschen mit Demenz erfolgen. Christian Müller-Hergl stellt fest, dass die Beobachtungen stets durch eine Person erfolgen sollte, die die beobachteten Menschen mit Demenz nicht kennt, und keinesfalls durch Mitarbeitende selbst (Riesner et al. 2014).

Von 2011 bis 2014 führte das Deutsche Zentrum für Neurodegenerative Erkrankungen (DZNE) gemeinsam mit der Johanniter Seniorenhäuser GmbH NRW eine Studie zur Wirksamkeit von DCM in Deutschland durch. Vorher gab es kaum internationale und keine deutsche Studie zur Wirksamkeit von DCM (Dichter et al. 2016). Dazu wurden drei Gruppen mit jeweils drei Wohnbereichen gebildet. In einer Gruppe waren Wohnbereiche versammelt, in denen bereits seit mindestens 3 Jahren DCM angewandt wurde, eine Gruppe führte DCM im Rahmen des Projekts ein, und in der dritten Gruppe wurde ein anderes Instrument zur Messung von Lebensqualität (QUALIDEM) neu eingeführt. Die Lebensqualität wurde als Basiserhebung vor der Implementierung ermittelt. 6 Monate und 18 Monate nach der Implementierung wurde die Lebensqualität erneut gemessen und anhand des ADQ (Kap. 3) die Haltung der Mitarbeitenden zu Menschen mit Demenz erhoben. Weitere Messinstrumente für verschiedene Aspekte aufseiten der Bewohner und der Mitarbeitenden kamen hinzu.

Weder konnte die Lebensqualität in den Gruppen, die DCM anwendeten, gesteigert werden, noch trat eine Reduzierung herausfordernden Verhaltens auf. In der Vergleichsgruppe, die QUALIDEM nutzte, konnte eine leicht positive Entwicklung der Lebensqualität der Menschen mit Demenz festgestellt werden. Herausforderndes Verhalten trat ebenfalls etwas seltener auf. Dichter beschreibt ähnliche Ergebnisse für größere Studien aus Norwegen und den Niederlanden, bei denen keine Veränderung der Lebensqualität unter Nutzung der DCM gezeigt werden konnte. Positive Veränderungen der Lebensqualität durch DCM werden in Studien nachgewiesen, bei denen die Einführung von DCM durch Experten engmaschig begleitet wurde (Dichter et al. 2016).

Laut Aussage von DCM-Anwendern bringt die Nutzung von DCM eine Veränderung der Wahrnehmung mit sich und erhöht die Aufmerksamkeit für das Auftreten von Faktoren, die die Lebensqualität beeinflussen (Abb. 6.2).

Vor Nutzung der DCM ist es notwendig, alle Beteiligten ausführlich zu informieren. Dazu gehören nicht nur alle Mitarbeitenden, sondern auch die Menschen, die beobachtet werden, und alle anderen Beteiligten sowie die Angehörigen und Betreuer. Fragen sollten im Vorfeld ausgeräumt werden, und neben der Erklärung, wie die Beobachtung vonstattengeht, sollte unbedingt erläutert werden, wozu die erhobenen Daten anschließend genutzt werden. Der DCM-Mapper soll sich vor Beginn des Mappings allen Anwesenden vorstellen. Die Länge des Mappings kann variieren, je nachdem ob nur eine bestimmte Situation beobachtet werden soll, oder ob der Alltag als Ganzes ins Auge gefasst wird.

Innerhalb einer Woche nach der Beobachtung soll ein Feedback mit dem beteiligten Team stattfinden. Der Mapper verfasst dazu einen schriftlichen Bericht, der ausschließlich dem Team übergeben wird. Dieses entscheidet, ob Vorgesetzte in das Feedback einbezogen werden oder den Bericht selbst erhalten. Das Team entwickelt aus dem Beobachtungsbericht einen Handlungsplan, der dann der Leitung übergeben und mit dieser thematisiert wird. Darin können Veränderungen der Struktur des Tagesablaufs oder konkrete Maßnahmen für die Menschen mit Demenz beschrieben sein. Die Umsetzung des Handlungsplans ist dann Aufgabe des gesamten Teams und der Leitungsebene.

Momentan ist die DCM-Version 8 in Gebrauch. Den fünf psychologischen Bedürfnissen „Bindung", „Geborgenheit & Wohlbehagen", „Einbeziehen", „Identität" und „Betätigung" werden insgesamt 17 Paare personaler Detraktionen und personaler Aufwerter zugeordnet. Damit sind Verhaltensweisen beschrieben, die die Menschen mit Demenz in ihrem Person-Sein bestärken oder erniedrigen können. Im Bereich „Einbeziehen" ist ein solches Paar beispielsweise „Lästern" als personale Detraktion im Gegensatz zu „Freude/Spaß" als personaler Aufwerter. Im Bereich „Bindung" stehen sich beispielsweise „Betrügen" und „Echtheit" gegenüber. Jede personale Detraktion kann in den Ausprägungen „Detraktion" und „hochgradige Detraktion" auftreten. Die personalen Aufwerter können als „aufwertend" oder „hochgradig aufwertend" dokumentiert werden.

Diese Beobachtung des Verhaltens der Mitarbeitenden im Umgang mit Menschen mit

---

5 psychologische Bedürfnisse denen zugeordnet

17 Code-Paare personale Aufwerter – personale Detraktoren in jeweils zwei Ausprägungen

23 Verhaltenskategorien (BCC Behaviour Category Coding)

mit Zuordnung von Wohlbefinden oder Unwohlsein anhand von

> Affekt in 5 Abstufungen von +5 bis -5
> Kontakt in 4 Abstufungen von +5 bis -1

Abb. 6.2 Schematische Darstellung des DCM

Demenz erfolgt während der Beobachtungsphase ohne Zuordnung zu einzelnen Mitarbeitenden. Abschließend wird insgesamt bewertet und vor allem besprochen, wie sich das Gesamtverhalten dargestellt hat. Dadurch kann oft eine sehr positive Rückmeldung an das Team gegeben werden. Bei der Beobachtung der Menschen mit Demenz werden 23 Verhaltenskategorien aufgezeichnet. Die englische Bezeichnung Behaviour Category Coding (BCC) hat sich international etabliert und wird auch im deutschsprachigen Raum so codiert. Jeder Verhaltenskategorie ist ein Buchstabe des Alphabets zugeordnet, meist dem Anfangsbuchstaben der englischen Kategorienbezeichnung entsprechend. Beispiele für Verhaltenskategorien sind „Articulation – mit anderen verbal oder auf andere Weise interagieren", „Intellectual – dem Gebrauch intellektueller Fähigkeiten Vorrang einräumen" oder „Nod, Land, Schläfchen – schlafen oder dösen". Den BCC wird jeweils ein Wert für das beobachtete Wohlbefinden oder Unwohlsein zugeordnet. Das Wohlbefinden oder Unwohlsein wird in sechs Kategorien im Bereich „Affekt" codiert. Die Werte reichen in Zweierabstufungen von +5 („sehr glücklich, freudig erregt. Hochgradig positive Affektlage") über −1 („kleine Anzeichen einer negativen affektbezogenen Befindlichkeit") bis −5 („starkes Leiden, bzw. starker Druck [„distress"]; sehr starke Anzeichen einer negativen affektbezogenen Befindlichkeit"). Im Bereich „Kontakt" reichen die Werte der vier Abstufungen von +5 bis −1. Wobei „sehr stark absorbiert; tief in den Kontakt hineingezogen; vollkommen beteiligt sein" mit +5 und „zurückgezogen, ohne Kontakt" mit −1 bewertet wird. Alle 5 min erfasst der Mapper für jeden beobachteten Menschen mit Demenz die Verhaltenskategorie und die entsprechende Beobachtung von Affekt oder Kontakt. Aus dem gesamten Erhebungsdatensatz wird dann die Lebensqualität der einzelnen Menschen mit Demenz bewertet, der Bericht verfasst und an das Team gegeben.

Riesner (2014) berichtet von einer heterogenen Studienlage zur Übereinstimmung der Mappingergebnisse zwischen verschiedenen Mappern. Es treten aber auch hohe Übereinstimmungen auf, sodass gefolgert wird, dass mit steigender Erfahrung und Ausbildung auch eine höhere Übereinstimmung erzielt werden kann.

6.4 Profil für Wohlbefinden

Das Profil für Wohlbefinden wurde ebenso wie das DCM von der Bradford Dementia Group entwickelt und von Christine Reisner, Christian Müller-Hergl und Martina Mittag ins Deutsche übertragen. Ursprünglich wurde es entwickelt, um Pflegekräften in der Zeit zwischen zwei Mappings mit DCM eine schnelle Einschätzung der Menschen mit Demenz in Bezug auf ihr aktuelles Wohlbefinden zu ermöglichen (Bradford Dementia Group 2005). Es ist aber auch möglich, das Profil für Wohlbefinden losgelöst vom DCM zu nutzen, um einen Verlauf des Wohlbefindens darzustellen. Die Nutzung sollte mindestens monatlich durchgeführt werden, um auf Veränderungen des Wohlbefindens reagieren zu können.

Das Profil für Wohlbefinden gliedert sich in 14 Indikatoren, die mit jeweils drei unterschiedlichen Ausprägungen bepunktet werden können. Zeigen sich keine Anzeichen des Verhaltens, werden null Punkte vergeben, bei gelegentlichen Anzeichen ein Punkt und bei deutlichen Anzeichen zwei Punkte. Mit dem Profil für Wohlbefinden können also maximal 28 Punkte erreicht werden. Je mehr Punkte erreicht werden, desto eher kann auf Wohlbefinden geschlossen werden. Eine individuelle Betrachtung der einzelnen Indikatoren kann aber besonders im Rahmen von Verlaufsbeobachtungen sinnvoll sein, da auch eine Veränderung der Maßnahmen notwendig sein kann, wenn die Gesamtpunkte gleich geblieben sind.

Der erste betrachtete Indikator „Kommuniziert Wünsche, Bedürfnisse und Vorlieben" bezieht sich auf die verbale und nonverbale Kommunikation. Auch durch das Zukneifen des Mundes kann zum Ausdruck gebracht werden, dass die Nahrungsaufnahme jetzt beendet ist. Begründete Aggressionen sind bei diesem Indikator Ausdruck von Wohlbefinden, da auch die Abwehr von Reglementierung als Ausdruck der Hilflosigkeit eine Kommunikation von Bedürfnissen darstellt. „Nimmt Kontakte zu anderen auf" ist der Versuch, mit anderen Menschen in Beziehung zu treten. Das kann durch verbale und nonverbale Äußerungen geschehen. Auch die Aufnahme von Augenkontakt stellt häufig ein Anzeichen bei diesem Indikator dar. Der dritte Indikator „Zeigt Herzlichkeit oder Zuneigung" bezieht sich sowohl auf die aktive Art auf andere zuzugehen als auch auf die reaktive Antwort auf entgegengebrachte Zuneigung, beispielsweise darauf, die hingestreckte Hand zu ergreifen oder die auf der Schulter liegende Hand zu streicheln. Zuneigung kann auch durch das Betrachten von Fotos mit entsprechenden Äußerungen zum Ausdruck gebracht werden. „Zeigt Freude oder Vergnügen" kann sich in wohligem Seufzen ebenso äußern wie in herzhaftem Lachen. Auch verbale Äußerungen wie „lecker" oder von Vorfreude werden als Anzeichen gewertet. Die Beobachtung der Umgebung und Reaktionen auf Veränderungen werden im Indikator „Zeigt Wachsamkeit und Aktivitätsbereitschaft" festgehalten. Auch das Zuhören bei einer Radiosendung, einem Lied oder einer Fernsehsendung gehören dazu. „Nutzt verbliebene Fähigkeiten" wertet alle Aktivitäten, zu denen der Mensch mit Demenz fähig ist und die er tatsächlich ausführt. Das können ganz unterschiedliche Bereiche sein, bei Fähigkeiten im Bereich Mobilität kann es Herumgehen sein. Auch das selbstständige Ankleiden oder Waschen können dazugezählt werden. Auch wenn eine mehrschrittige Handlung begleitet werden muss, weil der nächste Schritt oder die richtige Reihenfolge, um zum gewünschten Ergebnis zu gelangen, nicht erinnert wird, zählt als gezeigtes Anzeichen für „Nutzt verbliebene Möglichkeiten".

Tanzen, Musik machen, Singen werden mit dem Indikator „Findet kreative Ausdrucksmöglichkeiten" erfasst. Auch die anderweitige Nutzung der Tischdekoration kann zu einer kreativen Ausdrucksmöglichkeit werden, wenn der Mensch mit Demenz etwas Individuelles in die Gestaltung hineinlegt. Der Bau eines Turmes aus verschiedenen Bechern und Vasen auf dem Esstisch ist beispielsweise ebenfalls eine kreative Ausdrucksmöglichkeit. Viele Menschen mit Demenz zeigen Hilfsbereitschaft und unterstützen im Rahmen ihrer Möglichkeiten und nach ihren Vorstellungen. Auf Nachfrage durchgeführte Hilfen und das „Mitmachen" im Rahmen der Körperpflege können beim Indikator „Ist kooperativ oder hilfsbereit" erfasst werden. Wenn der Mensch sich der Bedürfnisse und Gefühle anderer Menschen bewusst ist und auf diese angemessen reagiert, können dies Anzeichen des Indikators „Reagiert angemessen auf Menschen/Situationen" sein. Dazu kann die Nachfrage nach anderen Menschen gehören oder das Bedauern, wenn es jemandem schlecht geht. Auch aus dem Weg zu gehen, wenn jemand im Rollstuhl vorbeigeschoben wird, kann darunter gewertet werden. Freut sich jemand über den Besuch der Enkelin und ist traurig, wenn diese wieder geht, dann zeigt er Anzeichen für „Drückt der Situation entsprechende Emotionen aus". In der passenden Situation zu weinen oder zu lachen, verärgert oder fröhlich zu sein sind entsprechende Ausprägungen. Ein ruhiger Gesichtsausdruck mit entspannter Körperhaltung, aber mit Aufmerksamkeit ist Anzeichen für „Entspannte Haltung oder Körpersprache". Es geht nicht um Zeiten der Lethargie, sondern um Situationen, in denen der Mensch mit Demenz aufmerksam ist und auf Außenreize reagiert und trotzdem Zeichen der Entspannung zeigt. Wenn der Mensch mit Demenz gerne Witze erzählt oder bei Witzen oder lustigen Situationen lächelt oder lacht, sind das Anzeichen für „Hat Sinn für Humor". Vielleicht sind die Gelegenheiten im Pflegealltag nicht so breit gestreut, doch meist gibt es einzelne Menschen, die entsprechende Sprüche von sich geben, auf die entsprechend reagiert werden kann.

„Handlungsfähigkeit" zeigt ein Mensch mit Demenz, wenn er von sich aus Aktivitäten beginnt. Unerheblich ist dabei, ob es Aktivitäten sind, die nachvollzogen werden können oder Pseudoaktivitäten, bei denen entsprechende Bewegungen nur nachgeahmt werden. Auch wenn eine Handtasche genutzt wird und diese mal eingeräumt, mal ausgeräumt wird fällt es unter diese Kategorie. Der letzte betrachtete

Indikator lautet „Hat Selbstrespekt". Selbstrespekt beschreibt die Fähigkeit, die eigene Würde zu schützen, Scham zu empfinden, den Anstand zu wahren. Darunter können ganz unterschiedliche Verhaltensweisen fallen. Die Abwehr der Pflege durch männliche oder weibliche Pflegekräfte kann ein Anzeichen dafür sein, ebenso wie Versuche, verschüttete Getränke aufzuwischen oder Flecken aus der Kleidung zu reiben. Die Nutzung eines Parfums oder einer Gesichtscreme fällt ebenso darunter.

Nach der Bewertung der Indikatoren für Wohlbefinden sollte auch ein Blick auf Indikatoren für Unwohlsein geworfen werden. Diese werden nicht mit Punkten versehen, aber es ist wichtig, sie in eine Beurteilung des Wohlbefindens einzubeziehen. Insgesamt werden zwölf Indikatoren für Unwohlsein betrachtet. Wenn depressive Phasen, Wut, Verzweiflung oder Aggressionen lange anhalten, sind es klare Indikatoren für Unwohlsein. Dabei ist allerdings immer die Lebenssituation des Menschen mit Demenz in den Blick zu nehmen. Nach dem Umzug in eine Pflegeeinrichtung oder dem Verlust eines Haustieres sind länger andauernde Phasen oben genannter Gefühle möglich. Ängste, Erregung und Unruhe sind ebenso Anzeichen für Unwohlsein wie körperliche Anspannung. Verfallen in Passivität und Rückzug/Teilnahmslosigkeit sind weitere Indikatoren, bei denen Unwohlsein vorliegt. Durch eigenes Verhalten oder von anderen in die Rolle des Außenseiters geschoben zu werden kann ebenfalls ein Anzeichen für Unwohlsein darstellen. Körperliches Unwohlsein und Schmerzen stellen ein meist relativ schnell zu behebendes Signal des Unwohlseins dar. Trauer und Verlustgefühl müssen auch in den richtigen Rahmen gesetzt werden, um beurteilen zu können, ob es sich um Anzeichen von Unwohlsein oder eine der Situation entsprechende Emotion handelt, die ihrerseits ein Indikator für Wohlbefinden darstellt.

Errollyn Bruce stellt vier Gruppen von Menschen mit Demenz zusammen (Bradford Dementia Group 2005): Eine Gruppe zeigt sowohl ausgeprägte Anzeichen für Wohlbefinden als auch für Unwohlsein und schwankt in ihren positiven Erlebnissen und dem Erleben von Distress. Eine weitere Gruppe zeigt wenig Anzeichen von Wohlbefinden und ebenso wenig Anzeichen von Unwohlsein. Dies deutet auf Rückzug und Gleichgültigkeit hin. Die dritte Gruppe kennzeichnet ausgeprägte Anzeichen von Unwohlsein und wenige Anzeichen für Wohlbefinden. Dies verweist auf starken Distress und geringe positive Stimmung. In der vierten Gruppe herrschen ausgeprägte Anzeichen für Wohlbefinden vor, und es gibt nur wenige Anzeichen für Unwohlsein. Dabei kann dann von einer relativ hohen Lebensqualität ausgegangen werden.

Besonders bei Menschen mit Demenz, die in die Gruppen zwei und drei fallen, sollten Maßnahmen zur Erhöhung des Wohlbefindens angewendet werden. Auf Personen der ersten Gruppe sollte zumindest wiederholt geachtet werden. Die Nutzung des Profils für Wohlbefinden ist schnell und einfach zu erlernen und kann innerhalb weniger Minuten umgesetzt werden. Durch eine kontinuierliche Verlaufsbeobachtung können Veränderungen des Wohlbefindens schnell erfasst und entsprechende Maßnahmen angepasst werden.

▶ Das Heft „Wie geht es Ihnen?" kann auf den Internetseiten des Kuratoriums Deutsche Altershilfe heruntergeladen oder dort bestellt werden. Sie finden darin neben der Darstellung des „Profils des Wohlbefindens" diverse Fachartikel von Mitgliedern der Bradford Dementia Group.

Literatur

Becker, S. (2007). *H.I.L.D.E. Ein Instrument zur Erfassung von Lebensqualität Demenzkranker. 19–22* in: Dokumentation zum Fachtag „Pflegeheime der 4. Generation – Auch für Demenzkranke Architektur, Konzepte, Kosten" am 11.07.2007. München: Landeshauptstadt München Sozialreferat.
Becker, S., et al. (2005). Das Heidelberger Instrument zur Erfassung von Lebensqualität bei Demenz (H.I.L.D.E.). *Zeitschrift für Gerontologie und Geriatrie, 38*(2), 108–121.
Becker, S., et al. (2006). Die Bedeutung unterschiedlicher Referenzgruppen für die Beurteilung der Lebensqualität demenzkranker Menschen. *Zeitschrift für Gerontologie und Geriatrie, 39*(5), 350–357.

Literatur

Becker, S. et al. (2011). *H.I.L.D.E. Heidelberger Instrument zur Erfassung der Lebensqualität demenzkranker Menschen.* Bern: Huber.

Bradford Dementia Group. (2005). *„Wie geht es Ihnen?" Konzepte und Materialien zur Einschätzung des Wohlbefindens von Menschen mit Demenz.* Köln: Kuratorium Deutsche Altershilfe.

Dichter, M. et al. (2016). Leben QDII Lebensqualität von Menschen mit Demenz stärken Abschlussbericht. Witten: Veröffentlichungsreihe des Deutschen Zentrums für Neurodegenerative Erkrankungen e. V. *DZNE*, Standort Witten.

Riesner, C. et al. (2014). *Dementia Care Mapping (DCM) Evaluation und Anwendung im deutschsprachigen Raum.* Bern: Huber.

Was das Wohlbefinden stört

Der Horror, der blanke Horror!

Inhaltsverzeichnis

7.1 Reizüberflutung kontra Deprivation 127
7.2 Inkontinenz 129
7.3 Hunger, Durst und Kälte 131
7.4 Schmerzen 132
    7.4.1 BESD-Skala 133
    7.4.2 DoloPlus-Skala 134
    7.4.3 Die Skala Pain „Assessment in Impaired Cognition" (PAIC15 Scale) 135
Literatur 137

7.1 Reizüberflutung kontra Deprivation

Buchholz und Schürenberg (2008) konstatieren: „Gerade bei alten Menschen, bei denen sich die Sinnesfunktionen zunehmend funktional verändern, ist der gezielte Gebrauch der Sinne ein wichtiger Faktor für den Erhalt ihrer Fähigkeiten. Sinnliche Erfahrungen schaffen Lebendigkeit."

Morgens 7.30 Uhr in einem Seniorenheim

Frau G. läuft im Nachthemd über den Flur. Aus einer offenen Tür dringen laute, klappernde Geräusche. Metall schlägt auf Metall. Ein lauter Rumms, und es klingt nach einem Wasserfall. Aus der offenen Tür kommt ihr ein Mensch entgegen, die Tür klappt mit einem lauten Schlag zu, der Mensch ist schon vorbeigeeilt. Frau G. geht weiter, sucht nach etwas ihr Bekanntem. Das Bild dort an der Wand, das hat sie schon gesehen. Ein Ruf über den Flur: „Markus, komm mal schnell, der Meyer ist umgekippt!" Schnelle Schritte nahen von hinten. Frau G. dreht sich um. Wieder rennt jemand an Frau G. vorbei. Wer war das noch? Frau G. weiß nicht, wohin sie sich wenden soll. Alles ist unbekannt. Einfach ein Stück weitergehen. Hier riecht es gut. Was ist denn da? Grelles Licht strömt ihr entgegen. Stühle und Tische, da ist auch jemand. „Frau G., Frühstück gibt es erst um acht! Ich muss noch wischen. Setzen Sie sich da hin!" Frau G. nimmt Platz, irgendwie kennt sie das hier, und es riecht gut. Plötzlich steht eine Tasse Kaffee vor ihr auf dem Tisch.

Daher der angenehme Geruch. Erst mal einen Schluck trinken. „Beine hoch!", ertönt der Ruf, und schon wird unter Frau G.s Tisch gewischt. Im Hintergrund läuft das Radio. Die Beatles sind das nicht, denkt Frau G. Was wollte ich hier noch mal?

Eine Reizüberflutung bereits am frühen Morgen ist in Einrichtungen der stationären Versorgung nicht selten. Die Grundpflege läuft auf vollen Touren, das Frühstück muss zubereitet werden, zwischendurch mal kurz ein Gespräch mit der Kollegin. Der Mensch mit Demenz findet sich dabei nicht wieder. Mehrere starke Reize gleichzeitig können von den meisten Menschen mit Demenz nicht in für sie relevante und nicht relevante unterschieden und priorisiert werden. Alles stürmt auf sie ein, und eine Orientierung ist nicht mehr möglich. Menschen mit Demenz reagieren auf Reizüberflutung häufig mit Unsicherheit, Angst oder Rückzug (Werner 2016). Diese Unsicherheit kann sich in wütenden Äußerungen, der Abwehr von Pflegemaßnahmen oder Ähnlichem äußern. Das alles sind Verhaltensweisen, die als herausfordernd empfunden werden. Selbsterfahrung der Teammitglieder kann hier zu Veränderungen führen: Setzt sich ein Mitarbeitender für eine gewisse Zeitspanne (mindestens eine Stunde) in einen öffentlichen, viel genutzten Raum, wird die herrschende Hektik, Lautstärke, unterschiedliche Helligkeit usw. meist überraschen.

Die Reizüberflutung bezieht sich meist auf das Sehen und Hören. Die anderen Sinne werden eher selten übermäßig stark angesprochen. Nach Werner (2016) werden Dauerreize, wie beispielsweise im Hintergrund laufende Fernseher oder Radios, nicht mehr als Stimulation, sondern als monoton erlebt.

Der Reizüberflutung steht das Phänomen der Deprivation entgegen. Es werden wenig Sinneseindrücke generiert, weil die Umgebung monoton ist und keine intensiven Reize setzt. In der eigenen Wohnung kann das ebenso geschehen wie im Zimmer in einer Einrichtung. In ihrer Mobilität eingeschränkte Menschen mit Demenz sind davon noch stärker betroffen. Sie können keinen Ortswechsel vornehmen, um andere Sinneseindrücke zu erfahren. Menschen mit Demenz dösen in ihrem Zimmer oder in öffentlichen Räumen vor sich hin, weil die passenden Reize fehlen. Bettlägerige starren an die Decke oder die Wand, die meist eintönig gestaltet ist.

Seh- und Höreinschränkungen treten im Alter vermehrt auf. Ein Ansatz, um Deprivation zu vermeiden, kann zunächst darin bestehen, für möglichst gutes Hör- und Sehvermögen zu sorgen. Neben der Nutzung von Hilfsmitteln sind das regelmäßige Reinigen von Ohren und Augen sowie das Hinzuziehen entsprechender Fachärzte angebracht.

Die für den Menschen mit Demenz passende Menge an und Intensität von Reizen zu finden, die eine Deprivation verhindert und nicht gleichzeitig zu einer Reizüberflutung führt, ist die große Herausforderung. Neben der visuellen und auditiven Stimulation sind die anderen Sinne anzusprechen. Geschmacks- und Geruchssinn lassen sich durch entsprechende Speisen und Getränke, Blumen und Kräuter anregen: etwa durch Lavendelsäckchen im Kleiderschrank oder ein duftendes Duschbad. Auch die Zubereitung von Mahlzeiten verbunden mit den entsprechenden Düften kann eine intensive Anregung darstellen. Bratkartoffeln zu braten, Waffeln zu backen oder den Kaffee direkt vor Ort aufzubrühen sind einfach umsetzbare Wege, den Geruchssinn zu stimulieren. Auch der gezielte Einsatz von Aromapflege oder -therapie kann beruhigend oder stimulierend wirken.

Der Tastsinn kann durch Berührung und die Förderung der Feinmotorik stimuliert werden, etwa dadurch, Gegenstände mit unterschiedlichen Oberflächen im normalen Alltagsgeschehen fühlen zu lassen. Schon bei der Grundpflege sind diverse Sinneseindrücke möglich. Der Waschlappen fühlt sich anders an als das Stück Seife. Während des Abtrocknens den Druck zu verändern verschafft unterschiedliche Empfindungen.

Der vestibuläre Sinn kann durch sichere Lageveränderungen stimuliert werden, wobei darauf zu achten ist, dass der Gleichgewichtssinn im Alter häufig nachlässt. Untersuchungen zu Veränderungen des kinästhetischen Sinnes, der Körperwahrnehmung, wurden vor allem bei bettlägerigen Menschen durchgeführt. Der Verlust der Körperwahrnehmung wird auch als Habituation bezeichnet. Die Körpergrenzen verschwimmen durch fehlende oder monotone Bewegung und Stimulation, und zwar bereits nach 30 min (Buchholz et al. 1998): Buchholz und Kolleginnen haben sensorisch nicht eingeschränkte Menschen für 30 min ohne Eigenbewegung auf einer Superweichlagerungsmatratze liegen lassen. Vorher und nachher sollten die Teilnehmenden ihren Körperumriss zeichnen. Dieser entsprach nach 30-minütigem, unbewegtem Liegen nicht mehr der Realität. Die Sinne weiter abwechslungsreich anzuregen ist deshalb auch hierbei das Ziel. Das kann durch das feste Heranschieben der Bettdecke an den Körper für eine gewisse Zeit erfolgen (Jeß und Nydahl 2010), durch Basale Stimulation (Abschn. 5.10.13), durch Unterstützung der Selbstberührung. Eine Hand des Menschen mit Demenz nehmen und damit am anderen Arm fest entlangstreichen, über den eigenen Bauch, das eigene Gesicht streichen lassen – dies sind einfache Maßnahmen, mit denen Sinneseindrücke des Körpers wahrgenommen werden.

7.2 Inkontinenz

Nach dem Expertenstandard „Förderung der Harnkontinenz in der Pflege" (2014b) ist Kontinenz die Fähigkeit, willkürlich und zur passenden Zeit an einem geeigneten Ort die Blase zu entleeren.

Mit voranschreitender Demenz wird das Thema Harninkontinenz aktuell. Die funktionelle Inkontinenz tritt nach Resnick (1995) auf, wenn Einschränkungen im Bereich der Kognition und/oder der Mobilität vorliegen, aber keine Veränderungen des Urogenitaltrakts. Die Toilette wird nicht mehr gefunden oder nicht als solche erkannt. Auch die Gestaltung des Badezimmers kann dabei hinderlich sein. Eine weiße Toilettenbrille auf weißer Toilettenschüssel wird oft nicht mehr erkannt. Starke Kontraste können deutlich besser wahrgenommen werden, insbesondere eine rote Toilettenbrille wird schnell gesehen (Breuer 2009). Die Kleidung kann nicht selbstständig geöffnet und heruntergezogen, die Spülung nicht bedient werden. Vollurinierte Unterwäsche wird zum Trocknen auf die Heizung gelegt oder im Schrank versteckt.

Inkontinenz reduziert die Lebensqualität erheblich und führt einem Menschen mit Demenz seine Defizite ständig vor Augen. Die Folge kann ein weiterer Rückzug aus der Gemeinschaft und aus der Teilhabe am sozialen Leben sein. Durch die „versteckte" und verleugnete Inkontinenz steigt das Risiko, durch aufsteigende Bakterien eine Zystitis zu entwickeln, was im Umkehrschluss wieder zu einer Verstärkung der Inkontinenz führen kann (Holroyd-Leduc und Straus 2004; Milsom et al. 2009).

Die Prävalenz von Altersharninkontinenz liegt nach Jünemann (2002) bei ca. 30 % und ist bei Frauen doppelt so häufig anzutreffen wie bei Männern. Bei fortschreitender Demenz kommt es durch die hirnorganischen Abbauprozesse nach Schultz-Lampel (2003) zum Verlust der supraspinalen Miktionskontrolle, die zu unkontrollierten Blasenkontraktionen führt. Diese bedingen eine Dranginkontinenz. Zusätzlich kommen die Komorbiditäten im höheren Lebensalter und die nachlassende Muskulatur des Beckenbodens, insbesondere nach Schwangerschaften, hinzu (Niederstadt und Gaber 2007).

Harninkontinenz ist somit durch zwei unterschiedliche Ausgangslagen bedingt: zum einen durch die Problematik der funktionellen Inkontinenz, durch demenzbedingte kognitive Defizite, was das Auffinden und Nutzen einer Toilette anbelangt, zum anderen durch somatische Veränderungen im Urogenitalbereich, die eine Dranginkontinenz bedingen. Andere Formen der Inkontinenz können durch weitere Erkrankungen hinzukommen.

Inkontinenz ist für alle Menschen mit oder ohne Demenz ein mit Scham behaftetes Thema. Andreas Wiedemann (2010) spricht davon, dass Harninkontinenz in unserer Gesellschaft „tabuisiert und tenaisiert" wird. Für einen Mensch mit Demenz, der bisher auf diese Art und Weise seine Inkontinenz „versorgt" hat, ist eine Verhaltensänderung kaum zu bewerkstelligen, wenn

> **WC-Tür markieren**
> > individuell auf den Charakter angepasst
>
> **Kleidung anpassen**
> > Hosen mit Gummizug, keine Strumpfhosen, keine Bodys
>
> **Weg zur Toilette markieren**
> > mit Lichtstreifen, Schilder mit Pfeilen
>
> **Trainees nutzen**
> > werden statt Unterwäsche getragen und seltener als störend empfunden
>
> **Toilettenbrille rot**
> > der starke Kontrast wird deutlich länger erkannt als weiß auf weiß
>
> **Toilettentraining**
> > einfühlsame Begleitung auf Toilette unter Wahrung der Intimsphäre
>
> **Überprüfung der Medikamente**
> > evtl. kann die Gabe von Diuretika reduziert werden
>
> **Medikamentöse Therapie**
> > ggf. sinnvoll, um den Detrusor ruhigzustellen

Abb. 7.1 Vermeidung von funktioneller Inkontinenz

er ambulant oder stationär betreut wird. Ein einfühlsamer Umgang kann Menschen mit Demenz dabei unterstützen, wieder selbstständiger und unabhängiger zu werden. Ideen für eine Unterstützung bei funktioneller Inkontinenz sind in den folgenden Abbildungen zusammengestellt (Abb. 7.1).

Inwiefern eine weitergehende Diagnostik sinnvoll oder als zu belastend empfunden wird, ist im Einzelfall gemeinsam mit dem Menschen mit Demenz und ggf. seinen Angehörigen abzuwägen. Die Nutzung von aufsaugenden Hilfsmitteln, ggf. auch körperfernen, kann ebenfalls angeraten sein.

Beispiel

Frau J. zog fröhlich lachend in das Seniorenheim ein. Ihre beiden Töchter kamen sie besuchen, worüber sie sich immer sehr freute. Sie war überhaupt ein ungemein fröhlicher Mensch. Im Tagesraum sorgte sie für gute Laune, machte mit den Pflegekräften ihre Scherze und fand sich im ganzen Haus gut zurecht. Immer mit Rollator unterwegs, meisterte sie auch längere Strecken alleine. Mit voranschreitender Demenz wurde der Bewegungsradius langsam, aber sicher geringer. Auch mit Angehörigen oder Pflege- und Betreuungskräften ging sie nur noch selten in den Garten. Wenn es doch einmal gelang, war Frau J. hinterher ganz erschöpft. Aber sie lachte immer weiter fröhlich.

Eines Tages nach dem Mittagessen im Tagesraum waren Frau J.s Hose und Stuhl nass. „Da muss es reingeregnet haben", war der zu ihrer Art passende Kommentar. Doch immer deutlicher wurde, dass Frau J. ihre Toilette nicht mehr fand. Begleitete Toilettengänge schafften für den Moment Abhilfe. Doch Frau J. fühlte sich damit sichtlich nicht wohl. Diskret wurde das Gespräch mit den Angehörigen gesucht. Diese kamen auf die Idee, die Tür zur Toilette so zu beschriften, wie Frau J. das Austreten immer genannt hatte: „Für große Mädchen". So prangte der Schriftzug in kräftigem Pink auf der Toilettentür (Abb. 7.2). Und

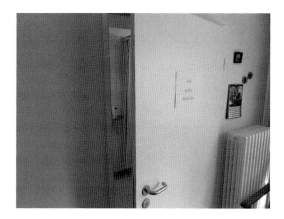

Abb. 7.2 Individuelle Kennzeichnung des Badezimmers

tatsächlich fand Frau J. die Toilette wieder deutlich häufiger als zuvor und konnte sich dort erleichtern. Für Frau J. konnte so noch einmal etwas Selbstständigkeit und Selbstbestimmung wiederhergestellt werden. Wenn sie gefragt wurde, ob es ihr gut gehe, antwortete sie mit einem kräftigen „Ja!" und lachte dazu.

7.3 Hunger, Durst und Kälte

Die Prävalenz von Mangelernährung liegt nach der Literaturanalyse im Expertenstandard „Ernährungsmanagement zur Sicherung und Förderung der oralen Ernährung in der Pflege" (2017) im Krankenhaus bei mindestens 15 %, in der ambulanten Versorgung und in der stationären Langzeitpflege bei mindestens 3 %. Aussagen zur Prävalenz der Dehydratation konnten nicht getroffen werden, weil nicht ausreichend valide Daten vorlagen.

Mit zunehmendem Alter verschlechtern sich Geruchs- und Geschmackssinn (Neller 2010). Eine trockene Mundschleimhaut reduziert zusätzlich die Wahrnehmung der Geschmacksrichtungen. Da die Mahlzeiteneinnahme ein sinnlicher Genuss sein kann und soll, ist die Reduzierung der dafür notwendigen Sinne eine mögliche Begründung für die geringe Aufnahme von Speisen und Getränken.

Im Verlauf einer Demenz verändert sich das Gefühl für Hunger und Sättigung (Holle und Holtorf 2017). Menschen mit Demenz können immer hungrig sein oder aber das Gefühl haben, immer satt zu sein. Somit bestehen bezüglich der Ernährung der Menschen mit Demenz zwei entgegengesetzte Phänomene: Es gibt Menschen mit Demenz, die alles essen, was sich in ihrer Reichweite befindet. Bei ihnen sollten Wege gefunden werden, eine übermäßige Nahrungszufuhr einfühlsam zu begrenzen. Zum anderen existiert jene Gruppe von Menschen mit Demenz, die nur minimale Mengen an Nahrung und Flüssigkeit zu sich nehmen. Das Wohlbefinden können beide Phänomene stören. Hunger und Durst sowie ständiges Sättigungsgefühl wirken sich negativ auf die Lebensqualität aus. Auch Medikamente und Polypharmazie können sich negativ auf Hunger und Durst auswirken und die Nahrungsaufnahme, beispielsweise durch als unerwünschte Arzneimittelwirkung auftretende Schluckbeschwerden, erschweren. Durch motorische Auffälligkeiten kann die Nahrungsaufnahme zusätzlich erschwert werden.

Welche Einschränkungen und Phänomene bei einem Menschen mit Demenz vorliegen, kann nur durch detaillierte Krankenbeobachtung und im Zweifel durch Ausprobieren herausgefunden werden. Für Menschen mit Demenz, die keine Ruhe für die Nahrungsaufnahme finden, können Stationen mit Fingerfood eingerichtet werden, sodass eine Nahrungsaufnahme im Vorbeigehen möglich wird, das sogenannte „Eat by walking".

Menschen mit Demenz erleben häufig einen Verlust der Fähigkeit, sich kulturellen Normen entsprechend am Esstisch zu verhalten (Holle und Holtorf 2017). Das früher als angenehm empfundene, soziale Kontakte knüpfende und aufrechterhaltende Tischgespräch ist kaum noch möglich. Der Umgang mit Besteck ist nicht mehr adäquat gegeben, sodass oft mit einem Löffel oder mit den Fingern gegessen wird.

Die Einnahme von Getränken ist ebenfalls erschwert, und das nachlassende Durstgefühl verhindert oft die regelmäßige Flüssigkeitsaufnahme. Andererseits zeigen aber auch Menschen mit fortgeschrittener Demenz zu bestimmten Gelegenheiten die Bereitschaft zur Flüssigkeitsaufnahme an. Das kann morgens nach dem Aufwachen sein oder nach einem Spaziergang im Garten. Diese Situationen mit einem Getränkeangebot abzupassen kann helfen, Unwohlsein zu verhindern. Den Menschen mit Demenz immer ein passendes Angebot zu offerieren, um Hunger- und Durstgefühl zu verhindern, steigert das Wohlbefinden.

Menschen mit Demenz können sich häufig nicht entsprechend den herrschenden Temperaturen kleiden, können sich nicht äußern, wenn sie frieren oder ihnen zu warm ist. Kalte Füße am Abend im Bett können dazu führen, dass Menschen mit Demenz wieder aufstehen, weil sie sich unwohl fühlen und nicht einordnen können, woran das liegt. Unwohlsein durch eine als unangenehm empfundene Temperatur kommt sicher häufiger vor als wahrgenommen wird.

Die Unterschiede in der Temperaturwahrnehmung, z. B. welche Temperatur als angenehm empfunden wird, sind in jeder Altersstufe vorhanden. In einem Raum mit 20 °C wird es Menschen geben, denen zu kalt ist, und andere, denen es bereits zu warm ist. Dazu kommen dann noch die Glücklichen, denen die Temperatur gerade angenehm ist. Wenn diese unterschiedlichen Bedürfnisse nicht mehr selbst reguliert werden können, wie beispielsweise durch Anziehen einer Weste oder Ausziehen des Pullovers, tritt eine Störung des Wohlbefindens auf.

Mit einer guten Beobachtung der Menschen mit Demenz und dem Ausprobieren unterschiedlicher Maßnahmen kann das Wohlbefinden von Menschen mit Demenz verbessert werden. Steht ein Mensch mit Demenz nach dem Zubettgehen regelmäßig wieder auf, kann ein Versuch unternommen werden, vor dem Schlafengehen ein warmes Fußbad zu machen. Auch ein paar Schlafsocken oder eine zusätzliche Decke über den Füßen können hilfreich sein.

7.4 Schmerzen

Schmerzen schränken die Lebensqualität extrem stark ein. Seien es akute Schmerzen, wie sie die meisten schon einmal bei Kopf- oder Zahnschmerzen erlebt hat, oder chronische Schmerzen, die zum Lebensmittelpunkt werden können. Mäntyselkä et al. zeigten bereits 2004, dass Menschen mit Demenz signifikant weniger Schmerzmedikamente erhalten als andere Menschen in vergleichbaren Situationen.

Das Schmerzempfinden jüngerer und älterer Menschen zeigt zwar nach Cole et al. (2010) signifikante Unterschiede der Gehirnaktivitäten, jedoch nicht innerhalb der Gruppe der älteren Menschen mit oder ohne Demenz. Bei Menschen mit Demenz wird Schmerz also seltener erkannt und seltener behandelt als bei Menschen, die sich zu ihrem Schmerzerleben selbst äußern können. Menschen mit Demenz können mit fortschreitender Erkrankung immer weniger Aussagen zu ihren Schmerzen, insbesondere zur Schmerzintensität, machen (Gürtler 2010). Nach Schuler (2014) ist dieser zunehmende Verlust durch das nachlassende (Kurzzeit-)Gedächtnis, Kommunikationsprobleme und nachlassende Wachheit bedingt. Auch die Einstellung zum Schmerz kann eine Rolle spielen: wenn dieser als typisch für das Alter angesehen wird, gar als Sühne für begangene Taten oder als positive Herausforderung im Alltag. Gegebenenfalls können Ängste vor Abhängigkeit, fehlender Zeit der Versorgenden, vor Nebenwirkungen der Therapie und allgemein vor der Diagnostik hinzukommen, wie Schuler (2014) beschreibt.

Bei chronischen Schmerzen ist laut Expertenstandard „Schmerzmanagement in der Pflege bei chronischen Schmerzen" (2014a) eine stabile Schmerzsituation anzustreben. Diese wird als subjektiv akzeptabel und nicht veränderungsbedürftig beschrieben. Dazu gibt es mit dem Betroffenen ausgehandelte Zielkriterien. Diese können mit voranschreitender Demenz aber nicht mehr selbst wahrgenommen werden. Ebenso können schmerzmittelbedingte Nebenwirkungen nicht immer selbst geäußert und artikuliert werden. Eine detaillierte Krankenbeobachtung ist deshalb insbesondere bei Einsatz opioidhaltiger Analgetika notwendig. Biografische Informationen zum Umgang mit Schmerzen und nichtmedikamentösen Therapien können ergänzend sinnvollen Einsatz finden. Gerade die „Hausmittel", die die Menschen immer genutzt haben, werden lange als vertraut und wirksam erkannt.

Ganz zu Beginn der Demenz ist eine Schmerzerfassung anhand der Numerischen Rating-Skalen (NRS) mit Angabe einer Schmerzintensität zwischen 0 für „Kein Schmerz" und 10 für „Stärkster vorstellbarer Schmerz" möglich. Im weiteren Verlauf sind gute Erfahrungen mit der Visuellen Analog-Skala (VAS) gesammelt worden, bei der die Betroffenen aus eine Reihe von eher lächelnden bis eher schmerzverzerrten schematischen Gesichtern ein passendes auswählen können. Diesen Bildern ist ebenfalls ein Wert zwischen 0 für „Kein Schmerz" und 10 für „Stärkster vorstellbarer Schmerz" zugeordnet.

Mit diesen Schmerzskalen kann jedoch im fortgeschrittenen Stadium einer Demenz kein handlungsleitendes Ergebnis mehr erzielt werden. Dann ist der Einsatz einer Kategorieskala nach Müller (2017) möglich. Dabei wird danach gefragt, ob jetzt momentan keine, leichte, mäßige, starke oder unerträglich starke Schmerzen vorhanden sind. Wie bei allen Erhebungsinstrumenten zur Schmerzerfassung ist es auch hierbei sinnvoll, die Befragung sowohl in einer Ruhesituation als auch während einer Aktivität durchzuführen. Damit wird zumindest ein grober Anhalt für ein Schmerzerleben gefunden und das subjektive Erleben mit eingebunden.

Wenn auch diese Art der Schmerzbefragung nicht möglich ist, wird eine Schmerzeinschätzung von außen anhand von Kriterien notwendig. Die Fremdeinschätzung stellt immer die schlechtere Variante dar, da Schmerz ein höchst subjektives Erleben darstellt und eine Selbsteinschätzung deshalb immer vorgezogen werden sollte (Fischer 2007). Die Nutzung von Fremdeinschätzungsinstrumenten ist nicht in allen Settings und Einrichtungen verbreitet.

Bei einer Untersuchung in der stationären Langzeitpflege stellte Rebecca Palm (2017) signifikante Unterschiede in der Nutzung von Fremdeinschätzungsinstrumenten zwischen speziellen Demenzwohnbereichen und integrativen Wohnbereichen fest: Während in Demenzwohnbereichen mehr als 80 % der Bewohner mit starken kognitiven Einschränkungen mit einem Instrument zur Fremdeinschätzung beobachtet wurden, war dies in den integrativen Wohnbereichen bei deutlich weniger als der Hälfte der Bewohner mit starken kognitiven Einschränkungen der Fall.

Um zu einer Beurteilung, ob der Mensch mit fortgeschrittener Demenz Schmerzen hat, kommen zu können, wird die Nutzung eines Fremdeinschätzungsinstruments dringend empfohlen. Nur dann ist eine adäquate Schmerzbehandlung möglich, um eine entsprechende Lebensqualität zu ermöglichen. Im Folgenden werden drei Schmerzinstrumente zur Fremdeinschätzung vorgestellt.

7.4.1 BESD-Skala

Die BESD-Skala („BEurteilung von Schmerz bei Demenz") ist die deutsche Übersetzung der 2003 von Victoria Warden entwickelten „PAINAD Scale". Die Übersetzung und Validitätsprüfung erfolgte durch Basler und Kolleginnen (2006). Seitdem ist die BESD-Skala in allen Settings im deutschsprachigen Raum im Einsatz. Ihre Validität wurde in mehreren Studien überprüft, die Anwendung von erfahrenen Personen mit pflegerischer Ausbildung zeigt deutlich bessere Ergebnisse als die Anwendung durch Angehörige (Schuler 2014). Es liegen klare Anzeichen dafür vor, dass Schmerz gemessen wird; ein Cut-off-Punkt, ab dem eine Intervention beispielsweise durch die Gabe von Schmerzmedikamenten oder die Anwendung nichtmedikamentöser Maßnahmen beginnen sollte, konnte nicht eindeutig festgelegt werden.

▶ **Praxistipp** Die BESD-Skala ist bei vielen Dokumentationsanbietern erhältlich. Die offizielle deutsche Übersetzung kann auf den Internetseiten der Deutschen Schmerzgesellschaft e. V. heruntergeladen werden. Dort finden sich auch Lernvideos, um die Anwendung der einzelnen Items nachvollziehen zu können.

Die Beobachtung und Einschätzung mithilfe der BESD-Skala sollte mindestens 2 min lang erfolgen. Pflegekräfte, die die BESD-Skala anwenden, sollten vorher in der Handhabung geschult worden sein. Die Pflegekraft, die die

Einschätzung vornimmt, muss den Menschen mit Demenz nicht unbedingt kennen. Die Situation, in der die Schmerzerfassung erfolgt, ist auf dem Erfassungsbogen zu dokumentieren. Sinnvoll ist es, die mehrfache Erfassung immer in der gleichen Situation durchzuführen. Soll die Schmerzerfassung in Situationen erfolgen, in der die Pflegekraft nicht den gesamten Menschen mit Demenz im Blick haben kann, beispielsweise während des Transfers, dann soll die Schmerzerfassung durch eine zweite Person im Raum erfolgen. Dies ist allerdings nicht immer und in allen Settings möglich. Deshalb sollen immer Beobachtungssituationen gewählt werden, bei denen eine kontinuierliche Beobachtung gewährleistet werden kann. Wird die Beobachtung während einer Aktivität durchgeführt, sind die Ausprägungen des Verhaltens meist deutlicher als in Ruhe, und Veränderungen können leichter erkannt werden (Lagger et al. 2008).

Beobachtet werden vier Bereiche, in denen Verhaltensauffälligkeiten auftreten können:

Die *Atmung* ist das erste Kriterium, das beobachtet und beurteilt wird. Erscheint die Atmung normal, werden 0 Punkte vergeben. Ist die Atmung gelegentlich angestrengt, oder treten kurze Phasen der Hyperventilation auf, wird 1 Punkt vergeben. Bei lautstark angestrengter Atmung, lang anhaltender Hyperventilation oder beim Auftreten der Cheyne-Stokes-Atmung werden 2 Punkte vergeben.

Als zweites Kriterium werden *negative Lautäußerungen* registriert. Treten keine auf, werden wieder 0 Punkte vergeben. Bei leiser negativer oder missbilligender Äußerung bzw. gelegentlichem Stöhnen oder Ächzen wird 1 Punkt vergeben. 2 Punkte werden bei Weinen, lautem Stöhnen oder Ächzen und bei wiederholt beunruhigtem Rufen vergeben.

Das dritte Kriterium befasst sich mit dem *Gesichtsausdruck*. Bei einem lächelnden oder neutralen Gesichtsausdruck werden 0 Punkte vergeben. Bei traurigem oder ängstlichem Gesichtsausdruck und sorgenvollem Blick wird 1 Punkt hinzuaddiert. 2 Punkte werden beim Grimassieren vergeben. Da unter dem Begriff Grimassieren offenbar häufig unterschiedliche Gesichtsausdrücke verstanden werden, wird von einigen Dokumentationsanbietern dazu eine Zeichnung beigefügt.

Die *Körpersprache* ist das vierte Kriterium, das in diesem Zusammenhang betrachtet wird. Eine entspannte Körpersprache wird mit 0 Punkten bewertet, bei einer angespannten Körperhaltung, nervösem Hin- und Hergehen oder Nesteln wird 1 Punkt vergeben. 2 Punkte werden bei starrer Körpersprache, geballten Fäusten, angezogenen Knien, bei Sich-Entziehen oder Wegstoßen und Schlagen vergeben.

Zum Abschluss der BESD-Skala wird bewertet, ob durch das Zusprechen von Trost etwas an den Verhaltensauffälligkeiten geändert werden kann. Wenn kein Trost notwendig ist, gibt es 0 Punkte, wenn Trost durch Ablenken oder Beruhigen mit Stimme oder Berührung möglich ist, wird 1 Punkt vergeben. Ist es nicht möglich, Trost zu spenden, werden 2 Punkte vergeben.

Insgesamt können also bei der BESD-Skala 10 Punkte vergeben werden. Der Bereich, ab dem wahrscheinlich Schmerzen vorhanden sind, variiert je nach Studie zwischen 2 und 6 Punkten (Basler et al. 2006; Osterbrink et al. 2012). Die Deutsche Schmerzgesellschaft e. V. (2019) empfiehlt schon bei einem Ergebnis von 0 Punkten, Schmerzen nicht generell auszuschließen, auch wenn momentan keine Schmerzanzeichen erkennbar sind. Bei 1 Punkt ist eine erhöhte Wachsamkeit für weitere Schmerzanzeichen und mögliche Schmerzursachen zu lenken, ab 2 Punkten ist dann bereits von Schmerzen auszugehen. In einer Studie von Jürgen Osterbrink zeigten bei einem Grenzwert von mindestens 2 Punkten bereits 69 % der Menschen mit Demenz Anzeichen für Schmerzen (Osterbrink et al. 2012).

7.4.2 DoloPlus-Skala

Die DoloPlus-2-Skala wurde erstmals 1999 von Lefebre-Chapiro in Frankreich publiziert. Sie wurde in einer multizentrischen Studie mit insgesamt 510 Probanden und über 1000 Assessments zwischen 1995 und 1999 entwickelt. Seitdem ist sie mehrfach modifiziert worden. In der aktuell vorliegenden Version werden zehn Items betrachtet. Die Dauer einer Einschätzung variiert zwischen 2 und 5 min.

Bei jedem Item sind zwischen 0 und 3 Punkten zu vergeben, sodass maximal 30 Punkte erreicht werden können. Nach Stromer und Grögl-Aringer (2018) ist ab einem Grenzwert von 5 Punkten eine Intervention angezeigt. Die DoloPlus-Skala misst nicht einen absoluten Schmerzwert zum aktuellen Zeitpunkt, sondern immer eine *Veränderung relativ zu vorhergehenden Zuständen*.

Bei der Beurteilung der Schmerzsituation ist es unerlässlich, dass Beobachtende den Menschen mit Demenz kennen. Sowohl dessen übliche Verhaltensweisen als auch die übliche Mimik müssen bekannt sein. Beobachtende müssen in der Nutzung der Skala vorab intensiv geschult werden, um vergleichbare Ergebnisse erzielen zu können. Likar (2015) stellte in einer vergleichenden Studie fest, dass die Anwendung der DoloPlus-Skala verwertbare Ergebnisse zur Schmerzsituation liefert und die Handhabung schnell erlernt werden kann.

▶ **Praxistipp** Die aktuelle Version der DoloPlus-2-Skala kann im Internet heruntergeladen werden. Beispielsweise bei der Österreichischen Schmerzgesellschaft (2019).

Die DoloPlus-Skala ist in drei Bereiche aufgeteilt: die Beobachtung der somatischen, der psychomotorischen und der psychosozialen Auswirkungen.

Bei den *somatischen Auswirkungen* werden verbaler Schmerzausdruck, Schonhaltung in Ruhe, Schutz von schmerzhaften Körperzonen, Mimik und Schlaf in jeweils vier Ausprägungen beurteilt.

Die *psychomotorischen Auswirkungen* werden in den Bereichen Waschen und/oder Ankleiden sowie Bewegungen/Mobilität beobachtet. Beispielhaft sind die vier Ausprägungen bei der Beobachtung der Bewegungen/Mobilität: „Unveränderte gewohnte Fähigkeiten", „Aktiv wenig vermindert (vorsichtiger, vermeidet gewisse Bewegungen)", „Aktiv und passiv eingeschränkt (auch bei Hilfe)" und „Mobilisationsversuch wird abgewehrt".

Im Bereich der *psychosozialen Auswirkungen* werden die Kommunikation (verbal/nonverbal), die sozialen Aktivitäten und Verhaltensstörungen beobachtet. Sandra Zwakhalen stellte 2006 in einer Metaanalyse fest, dass die DoloPlus-2-Skala eine der zwei geeignetsten Skalen zur Erfassung von Schmerzen bei Menschen mit Demenz ist.

7.4.3 Die Skala Pain „Assessment in Impaired Cognition" (PAIC15 Scale)

In einem internationalen Projekt unter Beteiligung von Forschern aus elf Ländern wurde mit dem geförderten Forschungsprojekt COST TD1005 ein optimiertes Beobachtungsinstrument entwickelt. Die Gruppe wurde von Stefan Lautenbacher von der Universität Bamberg koordiniert. Insgesamt wurden zwölf bereits vorhandene Instrumente zur Fremdeinschätzung von Schmerzen bei kognitiv eingeschränkten Menschen gesichtet und in ihrer Handhabbarkeit beurteilt. In mehreren Schritten wurden die gefundenen Kriterien zur Beurteilung von Schmerzen auf 15 Items reduziert und zu einem handhabbaren Instrument, dem „Pain Assessment in Impaired Cognition (PAIC15)", entwickelt.

▶ **Praxistipp** Unter https://paic15.com/ finden sich alle Informationen zu PAIC15. Neben der Skala zur Fremdeinschätzung ist auch ein E-Training eingerichtet worden, in dem der Umgang erlernt werden kann.

Momentan ist noch kein Grenzwert ermittelt worden, ab dem relativ sicher mit Schmerzen gerechnet werden kann. Im persönlichen Gespräch mit Stefan Lautenbacher hat er dazu weitere Forschungsinitiativen angekündigt.

Die Beobachtung des Menschen mit Demenz sollte mindestens 3 min lang erfolgen und so zeitnah wie möglich, am besten während der Beobachtung, dokumentiert werden.

Die Skala fokussiert auf drei relevante Beobachtungsbereiche: Gesichtsausdruck, Körperbewegungen und Vokalisation. In jedem Bereich werden fünf Aspekte betrachtet und mit den vier Kategorien „Überhaupt nicht", „Geringfügig", „Mäßig" oder „Stark" beurteilt. Ist ein Punkt nicht anwendbar, kann auch das in der Skala vermerkt werden. Den vier Kategorien sind Punktwerte von 0 bis 4 zugeordnet, sodass eine Gesamtsumme von 45 Punkten erreicht werden kann. Auf der Skala soll ebenfalls beschrieben werden, ob die Beobachtung in Ruhe, bei einer Alltagsaktivität oder geführten Bewegung stattgefunden hat. Wie bei den anderen Skalen ist es auch hier sinnvoll, aufeinanderfolgende Beobachtungen immer in gleichen Situationen durchzuführen, um eine Vergleichbarkeit zu gewährleisten.

Zu den jeweiligen Aspekten der Beobachtung ist eine kurze Erklärung in der Skala beigefügt, um die Handhabung zu erleichtern.

Die fünf Aspekte des *Gesichtsausdrucks* sind Zusammenziehen der Augenbrauen, Zusammenkneifen der Augen, Hochziehen der Oberlippe, Öffnen des Mundes und angespanntes Aussehen. Die kurze Erklärung zum Hochziehen der Oberlippe lautet „Oberlippe ist angehoben (bis hin zum Naserümpfen)". So findet sich zu jedem Aspekt eine Erläuterung, die den Aspekt klarer formuliert.

Die fünf Aspekte der *Körperbewegungen* sind Erstarren, Schutzhaltung einnehmen/schützende Bewegungen machen, Pflegemaßnahmen abwehren, Reiben und Unruhe. Gerade der Begriff der Unruhe wird durch die Erklärung „Zappeln, Händeringen, Oberkörper vor- und zurückschaukeln" klarer.

Bei den *Lautäußerungen* werden die fünf Aspekte „Verwendung von Wörtern, die Schmerz ausdrücken", „Schreien", „Stöhnen", „Murmeln/Nuscheln" und „Klagen" beurteilt.

Abschließend kann eine Gesamtsumme gebildet werden. Die Entscheidung, ob also Schmerzen vorhanden sind, muss immer einer pflegefachlichen Abwägung unterworfen werden (Kunz et al. 2019).

> **Beispiel**
> Drei Anwenderinnen des PAIC-Instruments, die mit ihren Daten zur Erstellung der klinischen Version PAIC15 beigetragen haben, berichten von ihren Anwendungserfahrungen:
>
> „Das Instrument ist gut und einfach in der Handhabung. Durch die Erklärungen ist es leicht verständlich und kann schnell erlernt werden. Allerdings sollte man sich bewusst machen, dass die Erfassung subjektiv erfolgt. Es ist gut, wenn man Menschen beobachtet, die man nicht so gut kennt, sonst stellt sich schnell das übliche Vorurteil ein: Der ist ja immer so, Schmerzen können das nicht sein. Am günstigsten ist es, wenn man den Bogen schon während der Beobachtung ausfüllt, die feinen Nuancen gehen sonst schnell verloren. Es hat sich auch als sinnvoll erwiesen, den Bogen in derselben Situation an mehreren Tagen hintereinander anzuwenden. Dann hat man eine schöne Verlaufsdokumentation."
>
> „Die Nutzung ist für mich sehr klar und einfach. Ja, damit kann man den Schmerz feststellen.
>
> Während der Beobachtung den Bogen auszufüllen ist mir nur einmal gelungen. Aus verschiedenen Gründen ist das gleichzeitig schwierig: wenn ich mit der Person allein bin oder meine zusätzliche Anwesenheit irritierend wirkt.
>
> Es direkt nach der Beobachtung auszufüllen, ist realistischer zu schaffen.
>
> Was man ankreuzt ist sehr verschieden. So ziemlich alle Möglichkeiten habe ich schon genutzt. In Ruhe sagt die Beobachtung fast nie etwas aus. Bei Bewegung oder bei einer Aktivität ist die Reaktion deutlicher ausgeprägt. Manchmal habe ich die Menschen extra animiert, sich intensiver zu bewegen, um ein realistisches Bild zu bekommen. Die zusätzlichen Beschreibungen zu jeder Beobachtungskategorie sind sehr nützlich und machen manchmal erst klar, was gemeint ist. Beispielsweise beim „Reiben": Viele Menschen mit Demenz reiben irgendwo oder irgendwas, aber wenn es immer wieder eine bestimmte Körperstelle ist, kann das schon auf Schmerzen hindeuten."

"Im Grunde genommen habe ich es immer direkt im Anschluss im Dienstzimmer gemacht. Also ich denke, mir hat es was gebracht. Der Arzt hat es leider nicht umgesetzt und die Notwendigkeit nicht erkannt. Wenn Menschen mit Demenz nicht sagen, dass ihnen etwas wehtut, dann gibt es für ihn auch keinen Schmerz! Manchmal konnte ich mich nicht richtig entscheiden, aber notfalls kreuzt man ‚Nicht anwendbar' an. Es war aber nicht kompliziert mit dem Ausfüllen. Es ist gut damit zu arbeiten, da viele Menschen mit Demenz sich gar nicht äußern. Für die Menschen mit Demenz ist es schon hilfreich, weil man selbst sehr viel sensibler geworden ist. Sehr gut war auch der Austausch mit einer Kollegin, die bereits Erfahrungen mit anderen Schmerzskalen gesammelt hatte. Die fand die Erhebung richtig gut und viel einfacher. Sie sagte immer zu mir, gib mir auch einen Zettel, das geht ja in einer Minute!"

Literatur

Barillet, V. (2017) http://www.doloplus.fr/en/the-doloplus-scale/. Zugegriffen: 10. Apr. 2019.

Basler, H. D., et al. (2006). Beurteilung von Schmerz bei Demenz (BESD) Untersuchung zur Validität eines Verfahrens zur Beobachtung des Schmerzverhaltens. *Der Schmerz, 20*(6), 519–526.

Breuer, B. (2009). *Visuelle Kommunikation für Menschen mit Demenz*. Bern: Huber.

Buchholz, T., & Schürenberg, A. (2008). *Basale Stimulation in der Pflege alter Menschen. Anregungen zur Lebensbegleitung*. Bern: Huber.

Buchholz, T., et al. (1998). Der Körper: eine unförmige Masse – Wege zur Habituationsprophylaxe. *Die Schwester Der Pfleger, 37*(7), 293–299.

Cole, L. J., et al. (2010). Age-related differences in pain sensitivity and regional brain activity evoked by noxious pressure. *Neurobiology of Aging, 31*(3), 494–503.

Deutsches Netzwerk für Qualitätsentwicklung in der Pflege (Hrsg.). (2014a). *Expertenstandard „Schmerzmanagement in der Pflege bei chronischen Schmerzen"*. Osnabrück: DNQP.

Deutsches Netzwerk für Qualitätsentwicklung in der Pflege (Hrsg.). (2014b). *Expertenstandard „Förderung der Harnkontinenz in der Pflege – 1. Aktualisierung 2014"*. Osnabrück: DNQP.

Deutsches Netzwerk für Qualitätsentwicklung in der Pflege (Hrsg.). (2017). *Expertenstandard „Ernährungsmanagement zur Sicherung und Förderung der oralen Ernährung in der Pflege"* 1. Aktualisierung 2017. Osnabrück: DNQP.

Deutsche Schmerzgesellschaft. https://www.dgss.org/die-gesellschaft/arbeitskreise/schmerz-und-alter/downloads/. Zugegriffen: 10. Apr. 2019.

Fischer, T. (2007). Instrumente für die Schmerzeinschätzung bei Personen mit schwerer Demenz: Hilfsmittel für die Beobachtung, aber kein Ersatz der Fachlichkeit. *Pflegezeitschrift, 60*(6), 308–311.

Gürtler, K. (2010). Kommunikation mit Demenzkranken. *Psych. Pflege, 16*(2), 88–93.

Holle, D., & Holtorf, R. (2017). Bedürfnis- und bedarfsgerechte Ernährung für Menschen mit Demenz. *GGP Geriatrische und Gerontologische Pflege, 1*(3), 125–130.

Holroy-Leduc, J. M., & Straus, S. E. (2004). Management of urinary incontinence in women. *Journal of the American Medical Association, 291*(8), 986–995.

https://paic15.com/. Zugegriffen: 10. Apr. 2019.

Jeß, O., & Nydahl, P. (2010). Umgrenzende Positionierung. *intensiv, 18*(5), 253–260.

Jünemann, K.-P. (2002). Inkontinenz im Alter. *Der Urologe, 41*(4), 338–341.

Kunz, M. et al. (2019). The Pain Assessment in Impaired Cognition scale (PAIC-15): A multidisciplinary and international approach to develop and test a meta-tool for pain assessment in impaired cognition, especially dementia. Manuskript eingereicht.

Lagger, V., et al. (2008). Schmerzmanagement bei Patienten mit kognitiven Beeinträchtigungen: ein Forschungsanwendungsprojekt. *Pflege, 21*(3), 149–156.

Likar, R., et al. (2015). Pain measurement in cognitively impaired patients with the Doloshort scale. *Der Schmerz, 29*(4), 440–444.

Mäntyselkä, P., et al. (2004). Effects of dementia on perceived daily pain in home-dwelling elderly people: A population-based study. *Age and Ageing, 33*(5), 496–499.

Milsom, I. et al. (2009). Epidemiology of Urinary (UI) an Faecal (FI) Incontinence and Pelvic Organ Prolapse (POP). In P. Abrams et al. Incontinence. 4th International Consultation on Incontinence. Paris EDITIONS 21.

Müller, T. (2017). *Schmerzskala für Demenzkranke vorgestellt. Geriatrie-Report, 12*(4), 25.

Neller, D. (2010). Veränderung der gustatorischen und olfaktorischen Wahrnehmung im Alter. Diplomarbeit Universität Wien.

Niederstadt, C., & Gaber, E. (2007). Gesundheitsberichterstattung des Bundes Heft 39 Harninkontinenz. Robert-Koch-Institut Statistisches Bundesamt.

Osterbrink, J., et al. (2012). Die Schmerzsituation von Bewohnern in der stationären Altenhilfe. *Der Schmerz, 26*(1), 27–35.

Österreichische Schmerzgesellschaft. https://www.oesg.at/index.php?eID=dumpFile&t=f&f=649&token=c0fe0daa096d15ba994f146b8937d617ba02f2c4. Zugegriffen: 10. Apr. 2019.

Palm, R., et al. (2017). Die standardisierte Schmerzerfassung bei Menschen mit kognitiven Einschränkungen – Ein Vergleich der Nutzung von Assessmentinstrumenten in Demenzwohnbereichen und integrativen Wohnbereichen in stationären Pflegeeinrichtungen. *Zeitschrift für Evidenz, Fortbildung und Qualität im Gesundheitswesen, 122*(5), 32–40.

Resnick, N. M. (1995). Urinary incontinence. *The Lancet, 346*(8967), 94–99.

Schuler, M. (2014). Kognitive Defizite Wie man Schmerzen auch bei Demenz erkennen kann. *Deutsches Ärzteblatt, 111*(41), 4–8.

Schultz-Lampel, D. (2003). Blasendysfunktion bei Demenz und M. Alzheimer. *Der Urologe, 42*(12), 1579–1587.

Stromer, W., & Grögl-Aringer, G. (2018). Schmerztherapie für die Praxis Ein Wegweiser. *Facultas*.

Warden, V., et al. (2003). Development and Psychometric Evaluation of the Pain Assessment in Advanced Dementia (PAINAD) scale. *Journal of the American Medical Directors Association, 4*(1), 9–15.

Werner, S. (2016). Deprivationsprophylaxe bei Menschen mit Demenz. *NOVAcura, 47*(6), 49–50.

Wiedemann, A. (2010). Expertenstandard Inkontinenz Oben licht und unten dicht. (Interview) Spätschicht Juni/2010 Diakonie Ruhr.

Zwakhalen, S. M., et al. (2006). Pain in elderly people with severe dementia: A systematic review of behavioural pain assessment tools. *BMC Geriatrics, 27*(3), 1–15.

Ideen für eine nachhaltige Umsetzung

8

Ich habe keine Vorstellung davon.
Ob man es überhaupt selbst bemerkt?
Vielleicht ist es ja wie im Traum,
alles ganz irreal.

Inhaltsverzeichnis

8.1	Audit	140
8.2	Fortbildungen	142
8.3	Mitarbeitervisiten	143
8.4	Fallbesprechungen	143
8.5	Vorleben	144
8.6	Reflexionsrunden	144
	Literatur	145

Veränderungen in Gang zu setzen ist immer schwer. Der Mensch ist ein Gewohnheitstier und behält gerne seine erprobten und eingeübten Verhaltensweisen bei. Besonders ausgeprägt kommt im Pflegebereich noch hinzu, dass es viele Top-down-Entscheidungen gibt und sich die Mitarbeitenden von Entwicklungen der Rahmenbedingungen und Trägerentscheidungen überrannt fühlen. Nach Zegelin (2017) ist es eine zusätzliche Herausforderung, dass sich Pflegekräfte gerne in ihrer Situation einrichten und sich über vieles beschweren, selbst aber keine Veränderungen anstoßen und mittragen wollen.

In allen Settings sind in den vergangenen Jahren große Veränderungen der Rahmenbedingungen vonstatten gegangen. Mit der schrittweisen Einführung der Pflegepersonaluntergrenzen im Krankenhaus und den Anforderungen der neuen Qualitätsprüfungsrichtlinie im Altenpflegebereich werden die Herausforderungen nicht kleiner. Und jetzt auch noch eine neue/andere/vergessene Haltung und eine Veränderung im Umgang mit Klienten?

Für Veränderungen muss ein günstiger Zeitpunkt gewählt werden, sonst sind sie zum Scheitern verurteilt. Dieser Zeitpunkt sollte idealerweise nicht durch die Leitung allein, sondern im Dialog mit den Mitarbeitenden gesucht werden. Ein gängiges Modell für nachhaltige Veränderungsprozesse ist das von Lewin bereits 1947 formulierte Dreiphasenmodell, bestehend aus den Phasen Auftauen – Bewegung – Einfrieren (Lewin 1963):

In der ersten *Phase des Auftauens* werden vorbereitende Aufgaben in der Gruppe durchgeführt. Dazu zählen in erster Linie die umfassende Information aller Gruppenmitglieder und die Diskussion über die anstehende Veränderung. Eine Gegenüberstellung der momentanen Situation mit der zu erwartenden Situation nach der Veränderung kann dabei sinnvoll sein. Bereits zu diesem Zeitpunkt messbare Ziele für die Zeit nach der Veränderung zu formulieren hilft dabei, Mitstreiter für die Veränderung zu gewinnen. In dieser Phase ist es sinnvoll, neben der Festlegung einer verantwortlichen Person auch Unterstützer zu sammeln.

In Gruppen gibt es unterschiedliche Einstellungen zu Veränderungen: Wenige Menschen stehen Veränderungen grundsätzlich offen gegenüber, diese sollten von Anfang an mit eingebunden werden. Dann gibt es die, die der Sache grundsätzlich skeptisch gegenüberstehen, und diejenigen, die sachliche Einwände vorbringen. Diese beiden Gruppen sollen zum Ende der „Phase des Auftauens" einbezogen worden sein. Die sich klar positionierenden Gegner der Veränderung sind zu diesem Zeitpunkt nicht zu überzeugen, und darauf sollte deshalb auch keine Energie verwendet werden. Auf den Expertenstandard bezogen, sollten in dieser Phase die Bildung der Projektgruppe, die Kick-off-Veranstaltung, entsprechende vorbereitende Fortbildungen, die Erstellung des Konzepts und der Verfahrensanweisungen erfolgen.

In der *Phase der Bewegung* geht die Leistung der Organisation in der Regel hinter die Ausgangssituation zurück. Alles ist im Umbruch, jeder muss sich in die neuen Gegebenheiten hineinfinden. Gewohnte Abläufe stehen auf dem Prüfstand, alles ist unsicherer geworden. Der Bewusstseinswandel findet in dieser Phase statt. Auch wenn Projektbeauftragte daran fast verzweifeln, ist es vollkommen normal und gehört sogar dazu, dass in dieser Phase manches drunter und drüber geht, im Rahmen der Einführung des Expertenstandards vielleicht sogar die Versorgung der Menschen mit Demenz gefühlt schlechter läuft als jemals zuvor. Jeder Beteiligte muss sich in die neuen Gegebenheiten hineinfinden, die Skeptiker finden wieder neue Nahrung und müssen weiter intensiv mitgenommen werden. In dieser Phase ist es sehr hilfreich, auch kleine Fortschritte immer zu kommunizieren und das Thema am Leben zu halten.

Nach der unterschiedlich langen Phase der Bewegung erfolgt dann der dritte Schritt, die *Phase des Einfrierens*. Die neuen Verfahren sind etabliert, die meisten Mitarbeitenden sind überzeugt, und die Versorgung der Menschen mit Demenz hat ein höheres Qualitätsniveau erreicht als vor der Umsetzung des Expertenstandards. Damit ist das Implementierungsprojekt an sein Ende gelangt.

Doch auch wenn erstmal alles wie geplant umgesetzt wird und erwünschte Ergebnisse erzielt werden, drohen dauerhaft Gefahren, die selbst ein etabliertes Projekt wieder zunichte machen können. Die offenen Gegner sind im Zweifelsfall immer noch vorhanden und torpedieren womöglich die kontinuierliche Umsetzung. Außerdem können sich relativ schnell wieder andere Verhaltensweisen zeigen, die zwar nicht diametral entgegengesetzt sind, aber auch nicht der Intention der Veränderung entsprechen. Deshalb ist es für eine nachhaltige Umsetzung erforderlich, dauerhaft am Thema zu bleiben. Ideen, wie dies beim Expertenstandard „Beziehungsgestaltung in der Pflege von Menschen mit Demenz" gelingen kann, werden im Folgenden vorgestellt.

8.1 Audit

Wie bei jedem Expertenstandard wurde für den Expertenstandard „Beziehungsgestaltung in der Pflege von Menschen mit Demenz" ein Audit entwickelt und im Rahmen der modellhaften Implementierung erprobt. Der Expertenstandard gibt per Definition das anzustrebende Qualitätsniveau für die „Beziehungsgestaltung in der Pflege von Menschen mit Demenz" vor. Durch das Audit erhält die Einrichtung einen Überblick über den Zielerreichungsgrad des Qualitätsniveaus.

Die regelmäßige Nutzung des Audits kann dabei unterstützen, die planmäßige Umsetzung der festgelegten Kriterien zu unterstützen. Dazu ist nicht immer eine Vollerhebung notwendig, die viel Zeit und Ressourcen bindet. Ein Audit eines Menschen mit Demenz erfordert etwa 45 min. Je nach Art der Dokumentation und Dauer der Befragungen kann der Wert schwanken. Es kann auch sinnvoll sein, punktuell zu schauen, beispielsweise bei einer neu eingestellten Bezugspflegefachkraft, ob die Umsetzung wie geplant gelingt.

In welchem Umfang das Audit auch durchgeführt wird – die Aufbereitung der Ergebnisse sollte in verständlicher und ansprechender Form erfolgen. Eine gute Kommunikation der Auditergebnisse, und das ist mehr als das Hereinreichen des Auditberichts, führt zu deutlich mehr Akzeptanz.

Der *1. Teil* des Audits beim Menschen mit Demenz gliedert sich in drei Bereiche: Im ersten Bereich erfolgt eine *Dokumentationsanalyse*, bei der die Ergebniskriterien aus dem Expertenstandard abgefragt werden, beispielsweise ob die Dokumentation ausreichend Informationen aus der Biografie enthält und ob handlungsleitend dokumentiert ist, wie der Unterstützungsbedarf im Bereich Beziehungsgestaltung aussieht. Dabei wird auch das Zielkriterium des Expertenstandards erfragt, ob Anzeichen dafür dokumentiert sind, dass sich der Mensch mit Demenz gehört, verstanden, angenommen und mit anderen verbunden fühlt. Aus Sicht des Audits ist es unerheblich, wo und in welcher Weise diese Informationen dokumentiert sind: ob als Ergebnis einer Fallbesprechung, als Evaluationsergebnis oder im Berichteblatt. Sollten dazu interne Festlegungen existieren, wie genau diese Anzeichen zu dokumentieren sind, kann das im Audit mit überprüft werden.

Der zweite Bereich ist die *Befragung der zuständigen Pflegefachkraft*. Dabei geht es um die Erstellung einer Verstehenshypothese, Information, Anleitung und Beratung, fluktuierende Zustände und die Reflektion der Beziehung. Im dritten Bereich folgt die *Befragung des Menschen mit Demenz oder seiner Angehörigen*. Dabei richtet sich die Frage nach hilfreicher Information, Anleitung oder Beratung nur an die Angehörigen. Ob die Einbeziehung in die Maßnahmenplanung den eigenen Vorstellungen entspricht und ob die Wünsche des Menschen mit Demenz zur Beziehungsgestaltung berücksichtigt wurden, kann von Angehörigen und/oder vom Menschen mit Demenz selbst beantwortet werden.

Der *2. Teil* des Audits ist ein Fragebogen für die Mitarbeitenden. Dabei wird der Kenntnisstand der Pflegefachkräfte in einer Selbsteinschätzung zu verschiedenen Bereichen des Expertenstandards erfragt. Die Antwortmöglichkeiten gliedern sich in fünf Abstufungen von „Sehr gut" bis „Mangelhaft". Da der Expertenstandard an die Pflegefachkräfte adressiert ist, richtet sich der Fragebogen an sie. Sollen mehrere oder gar alle an der Versorgung beteiligten Berufsgruppen befragt werden, empfiehlt es sich, den Auditfragebogen um die Nennung der Berufsgruppe zu ergänzen. Da es sich bei dem Audit für die Mitarbeitenden um eine Mitarbeiterbefragung handelt, sollten Mitarbeitervertretung/Betriebsrat/Personalrat informiert bzw. um ihr Einverständnis gebeten werden. Dass die Leitungskräfte über das Audit informiert und damit einverstanden sind, wird vorausgesetzt.

Die Auditfragen orientieren sich an den Strukturkriterien für die Pflegefachkräfte. Der abgefragte Wissensstand stellt also das geforderte Wissen der Pflegefachkräfte dar, das erforderlich ist, um das angestrebte Qualitätsniveau des Expertenstandards zu erreichen. Die Pflegefachkräfte können in einer Spalte neben den Fragen auch ankreuzen, ob sie für sich selbst weiteren Fortbildungsbedarf in dem jeweiligen Themengebiet sehen.

Im *3. Teil* des Audits findet eine Befragung der verantwortlichen Pflegefachkraft zu den einrichtungsbezogenen Strukturkriterien des Expertenstandards statt. Die Befragung kann in Form eines Interviews oder schriftlich erfolgen. Wird die Befragung durch die/den Projektverantwortlichen durchgeführt, bietet sich die Interviewform an, da Schwierigkeiten bei der Umsetzung oder unterschiedliche Sichtweisen zu einem Kriterium direkt besprochen werden können. Im Rahmen des Interviews können sich direkt ergebende Maßnahmen zur weiteren Umsetzung geplant werden.

▶ **Praxistipp**
Präambel, Struktur-, Prozess- und Ergebniskriterien des Expertenstandards sowie das Auditinstrument zum Expertenstandard „Beziehungsgestaltung in der Pflege von Menschen mit Demenz" finden Sie zum kostenlosen Download auf der Homepage des DNQP auf https://www.dnqp.de/.

Die gedruckte Version einschließlich der Kommentierungen der Standardkriterien und der Literaturanalyse können dort kostenpflichtig bestellt werden, ebenso ist dort ein ausführlicher Ergebnisbericht zur modellhaften Implementierung erhältlich.

8.2 Fortbildungen

Das bei Fortbildungen vermittelte Wissen ist unterschiedlich schnellem Vergessen ausgesetzt. Nach Frick-Salzmann (2010) gibt es drei Gründe, warum erlerntes Wissen wieder vergessen wird: Das Wissen kann nicht abgerufen werden, weil die Abrufstrategien mangelhaft sind. Die vorgetragenen Informationen wurden nicht tief genug verankert. Oder wegen mangelnder Aufmerksamkeit fand keine Aufnahme des Wissens statt.

Ein klassischer Grund für fehlende Aufmerksamkeit ist zu wenig Schlaf, der bei vielen Pflegekräften regelmäßig zum Tragen kommt. Sei es aufgrund wechselnder Dienstzeiten oder zusätzlicher privater Belastungen. Ebenfalls kann die Aufnahme von Wissen durch Stress, Druck, Ablenkung, Störungen und Unterbrechungen verhindert werden (Frick-Salzmann 2010). Wird ein durchschnittlicher Arbeitstag einer Pflegefachkraft betrachtet, werden mehrere negative Einflussfaktoren gleichzeitig zum Tragen kommen.

Um das Wissen der Pflegefachkräfte und aller anderen an der Versorgung der Menschen mit Demenz beteiligten Berufsgruppen immer auf dem aktuellen Stand zu halten, sind regelmäßige Fortbildungen erforderlich. Die Fortbildungsplanung ist sinnvoll so vorzunehmen, dass möglichst wenige, bestenfalls keine die Wissensaufnahme behindernden Faktoren vorliegen.

Die bereits in den 1870er-Jahren von Ebbinghaus postulierte Vergessenskurve beschreibt den schleichenden Wissensschwund von gelerntem Wissen (Ebbinghaus 1885). Durch regelmäßige Wiederholungen der Lerneinheiten, anfangs häufiger, dann in immer größeren Zeitabständen, kann Wissen langfristig verankert werden (Frick-Salzmann 2010). Deshalb ist der Nutzen einmaliger Fortbildungsangebote begrenzt. Eine regelmäßige Wiederholung des gleichen Inhalts führt zu einer nachhaltigeren Verankerung des Wissens. Wenn alle Teilnehmenden der Meinung sind, die Inhalte bereits zur Genüge zu kennen, können Dozenten durch Nachfragen und Erklärenlassen aus der Gruppe heraus neue Aspekte hineinbringen und das Wissen zusätzlich vertiefen. Was man selbst erklärt, behält man besser.

Der aus dem Audit resultierende Fortbildungsbedarf kann dann in die Fortbildungsplanung direkt mit einbezogen werden. Neben der Selbsteinschätzung der Mitarbeitenden kann durch Leitungskräfte eruierter Fortbildungsbedarf mit eingeplant werden. Insbesondere dann sollte eine Verpflichtung zur Fortbildung der betroffenen Mitarbeitenden erfolgen, um zu einer Wissensvermehrung an der richtigen Stelle zu führen. Dabei ist zu beachten, dass verpflichtende Fortbildungen mitunter ohne Aufmerksamkeit besucht werden und dadurch kaum Wissenszuwachs stattfindet. Für eine motivierende Einladung sind die Leitungskräfte verantwortlich, für eine motivierende Durchführung die Dozenten.

Neben Fortbildungen zu einzelnen Aspekten des Expertenstandards sind ergänzende Fortbildungen sinnvoll. Je nach Entscheidung der Einrichtung können das Fortbildungen zur Validation, zur Basalen Stimulation, zum Snoezelen, zur Handhabung von Fremdeinschätzungsinstrumenten zur Schmerzerfassung, zur Mahlzeitengestaltung oder zur Selbsterfahrung sein. Diese Aufzählung ist nicht als abschließend zu betrachten, sondern nur eine Anregung für den bunten Blumenstrauß an Möglichkeiten, der sich für Fortbildungen bietet und sicherlich nicht jedes Jahr umfänglich angeboten werden kann.

Außer hausinternen Schulungen können Fortbildungen auch gemeinsam mit befreundeten

Einrichtungen oder trägerübergreifend organisiert werden. Dabei profitieren Mitarbeitende und Einrichtungen zusätzlich gegenseitig von Best-Practice-Beispielen der Umsetzung.

8.3 Mitarbeitervisiten

Die Mitarbeitervisite ist wie das Audit und die Fallbesprechungen ein Instrument der internen Qualitätsentwicklung. Die Durchführung von Mitarbeitervisiten sollte im Team angekündigt werden, Zweck und Aufbau sind zu erläutern. Mitarbeitervisiten dienen der fachlichen Entwicklung der visitierten Mitarbeitenden. Es geht bei der Mitarbeitervisite in erster Linie nicht um ein Aufzeigen der Defizite, sondern um eine gemeinsame Reflexion der Vorgehensweise und um die Suche nach möglichem Verbesserungsbedarf. Es geht um eine kollegiale Begleitung und Stärkung des Mitarbeitenden.

Jährliche Mitarbeitervisiten für nicht 3-jährig examinierte Pflegekräfte sind in der Pflege nach dem SGB XI seit Jahren etabliert, da sie schon lange zum jährlichen Prüfkatalog der MDKen gehören. Mitarbeitervisiten bei Pflegefachkräften finden gelegentlich im Rahmen der Einarbeitung statt, danach eher selten strukturiert und regelmäßig.

Im Rahmen der Mitarbeitervisite werden gewöhnlich die grundpflegerischen Kenntnisse und die Durchführung von Prophylaxen beachtet. Die Einhaltung der Hygienevorschriften ist immer ein Kriterium. Die Übereinstimmung zwischen der schriftlich fixierten Planung und der tatsächlich notwendigen Hilfestellung wird begutachtet. Im Rahmen von Mitarbeitervisiten lässt sich auch die Qualität der Beziehungsaufnahme und -gestaltung beobachten. Die dabei gewonnenen Erkenntnisse können für die kontinuierliche Verbesserung der Maßnahmenplanung genutzt werden.

Werden weitgehende Abweichungen oder ganz neue Bedarfe erkannt, kann dies der Auslöser einer Fallbesprechung sein. Die Mitarbeitervisite wird im Nachhinein mit dem Mitarbeitenden gemeinsam ausgewertet. Es handelt sich immer um eine besondere Situation, in der der Mitarbeitende unter Beobachtung steht und sich deshalb nicht immer so verhält, wie er es sonst vielleicht tut. Deshalb ist zuerst zu erfragen, wie der Mitarbeitende selbst die Situation erlebt hat, was aus seiner Sicht gut gelaufen ist und wo er eventuell Verbesserungsbedarf sieht. Durch diese wertschätzende Herangehensweise wird die Mitarbeitervisite ihren meist abschreckenden Ruf verlieren und als Instrument der Mitarbeiterstärkung wahrgenommen werden können.

8.4 Fallbesprechungen

Fallbesprechungen bilden eine strukturierte Möglichkeit, ein Pflegeproblem im interdisziplinären Team unter Leitung einer Pflegefachkraft zu erörtern. Fallbesprechungen erfordern eine sichere Moderation, um alle Teilnehmenden am Entscheidungsfindungsprozess angemessen zu beteiligen.

Im Rahmen der Fallbesprechungen zur Reflektion der Beziehungsgestaltung mit einem Menschen mit Demenz stehen Anzeichen für das Gefühl bzw. den Eindruck, gehört, verstanden und angenommen zu werden sowie mit anderen Personen verbunden zu sein. Die Fallbesprechungen zum Expertenstandard werden durch die zuständige Pflegefachkraft einberufen und inhaltlich vorbereitet. Teilnehmer sind alle an der Versorgung des Menschen mit Demenz unmittelbar Beteiligten. Das können außer den Pflegefachkräften noch Pflegekräfte, Beschäftigungsassistenten, Hauswirtschaftskräfte, verschiedene Therapeuten und Ärzte sein.

Wenn möglich sollen die Angehörigen in die Fallbesprechungen einbezogen werden. Damit können biografische Informationen über den Menschen mit Demenz direkt eingeholt bzw. bereits erhobene auf Richtigkeit hinterfragt werden. Der Angehörige wird damit auch in den Entwicklungsprozess eingebunden und kann sich an der Lösung von Herausforderungen konstruktiv beteiligen. Bei der Einbeziehung von Angehörigen ist immer die Familienkonstellation zu berücksichtigen. Sind mehrere enge Angehörige vertretungsberechtigt, muss vorher mit allen besprochen werden, wer an den Fallbesprechungen teilnimmt.

Mit weniger als drei Personen kann keine sinnvolle Fallbesprechung durchgeführt werden. Gruppengrößen zwischen fünf und acht Teilnehmenden haben sich als sinnvoll erwiesen (Buscher et al. 2012). Zu Beginn stellt die zuständige Pflegefachkraft den Menschen mit Demenz, bei ihm beobachtete bzw. dokumentierte Anzeichen für das Gefühl bzw. den Eindruck, gehört, verstanden und angenommen zu werden sowie mit anderen Personen verbunden zu sein, dar. Alle anderen Teilnehmenden tragen dann ihre Informationen bei, was im Expertenstandard als Explorationsphase bezeichnet wird (DNQP 2018).

In der folgenden Assoziationsphase versuchen sich alle Beteiligten in den Menschen mit Demenz hineinzuversetzen. Hierdurch können einzelne Verhaltensweisen ggf. einen Sinn erhalten, der zuvor nicht sichtbar war.

In der anschließenden Formulierungsphase wird aufgrund der gewonnenen Erkenntnisse und unter Zuhilfenahme der Verstehenshypothese eine gemeinsame Einschätzung der Gesamtsituation des Menschen mit Demenz vorgenommen (DNQP 2018). Sind Anzeichen vorhanden, dass sich der Mensch mit Demenz den Zielen des Expertenstandards entsprechend angenommen fühlt? Hat es sich als notwendig erwiesen, Anpassungen in der Pflegedokumentation vorzunehmen? Werden die Veränderungen gemeinsam festgelegt, und wird ein neuer Termin für die Überprüfung festgelegt?

Durch regelmäßige Durchführung von Fallbesprechungen kann die Umsetzung des Expertenstandards dauerhaft unterstützt und am Leben gehalten werden.

8.5 Vorleben

Wie immer nehmen die Leitungskräfte auch im Hinblick auf den Expertenstandard eine Vorbildfunktion ein. Für eine nachhaltige Umsetzung ist es deshalb erforderlich, dass alle Leitungskräfte hinter der Einführung des Expertenstandards stehen und das Projekt dauerhaft unterstützen. Sei es durch die Freistellung der Mitarbeitenden, um Fortbildungen zu besuchen oder an Reflexionsrunden teilzunehmen, durch die Teilnahme an Fallbesprechungen oder die Thematisierung des Expertenstandards auf Teamsitzungen.

Teamsitzungen finden in allen Settings statt und können als festen Tagesordnungspunkt eine kurze Mitteilung zum Expertenstandard „Beziehungsgestaltung in der Pflege von Menschen mit Demenz" beinhalten. Das muss keine umfangreiche Information sein. Das Thema präsent zu halten gelingt dadurch aber auf einfache Art und Weise, beispielsweise durch einen kurzen Rückblick auf durchgeführte Fortbildungen und Fallbesprechungen.

Die wesentliche Aufgabe der Leitungskräfte mit dem Ziel, eine dauerhafte Umsetzung zu gewährleisten, besteht darin, den Umgang mit Menschen mit Demenz in geeigneter Form vorzuleben. Das betrifft sowohl die Interaktion mit den Menschen mit Demenz selbst als auch mit deren Angehörigen. Gerade Leitungskräfte sind regelmäßig im Gespräch mit Angehörigen. Dabei die Handlungen der Mitarbeitenden zu erklären stärkt auch die Mitarbeitenden, die dann von den Angehörigen nicht ständig in ihrer Handlungsweise hinterfragt werden, sondern Unterstützung durch die Leitungskräfte erfahren.

8.6 Reflexionsrunden

Fallbesprechungen geben die Möglichkeit, die Beziehungsgestaltung zu einem Menschen mit Demenz zu beleuchten und bei Bedarf neu zu gestalten. Einen anderen Ansatz verfolgt die Einrichtung regelmäßiger Reflexionsrunden zur Beziehungsgestaltung. Teilnehmen können daran wieder alle an der Versorgung der Menschen mit Demenz beteiligten Berufsgruppen. Zusätzlich kann es sinnvoll sein, zu den Reflexionsrunden Psychologen und/oder Seelsorger einzuladen (Abb. 8.1).

Eine Reflexionsrunde kann beispielsweise einmal im Quartal stattfinden. Dazu erfolgt rechtzeitig vorher eine Einladung, sodass alle Interessierten informiert sind und eine Teilnahme planen können. Im Rahmen der Reflexionsrunde können insgesamt die

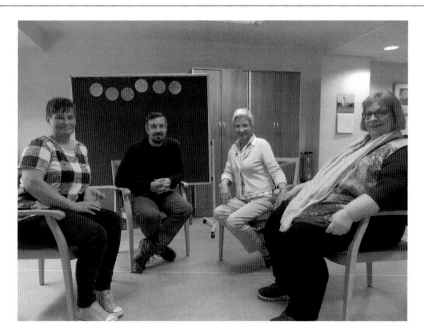

Abb. 8.1 Reflexionsrunde

Erfahrungen mit Beziehungsanbahnung, -förderung und -gestaltung ausgetauscht werden. Die Moderation der Reflexionsrunde kann von der Pflegedienstleitung oder einer anderen geeigneten Leitungskraft übernommen werden.

Zu Beginn der Reflexionsrunde kann die Etablierung eines Rituals hilfreich sein, um zur Ruhe zu kommen und aus der Hektik des Alltags auszubrechen. Alle Teilnehmenden können sich gleichermaßen einbringen und von gelungenen oder misslungenen Situationen berichten. Belastende und erfreuliche Momente können geschildert und in der Runde gemeinsam reflektiert werden. Da es dabei auch zum Ausbruch von Emotionen kommen kann, sind die Seelsorger oder Psychologen zusätzlich für das Auffangen der Mitarbeitenden vor Ort. Sie sind in der Lage, die Aussagen in die richtige Relation zu setzen und die Mitarbeitenden zu stärken.

In einer Reflexionsrunde kann sehr gut eine Rückversicherung erfolgen, ob sich die Einrichtung insgesamt und jeder einzelne Mitarbeitende auf dem richtigen Weg der Umsetzung des Expertenstandards befinden. Unterstützungswünsche der Mitarbeitenden können hier ebenso formuliert werden wie Ideen für die weitere Umsetzung. Gegenseitige Unterstützung in einer emotional bewegenden Schilderung durch die Mitarbeitenden wirkt entlastend und bestätigend. Regelmäßige Reflexionsrunde halten nicht nur die Umsetzung des Expertenstandards lebendig. Sie stärken auch die Mitarbeitenden in ihrer täglichen Arbeit und können als Entlastung erlebt werden.

Literatur

Buscher, I., et al. (2012). *Wittener Modell der Fallbesprechung bei Menschen mit Demenz – Narrative Ansatz. WELCOME-NEO*. Witten: DZNE.

Deutsches Netzwerk für Qualitätsentwicklung in der Pflege (Hrsg.). (2018). *Expertenstandard „Beziehungsgestaltung in der Pflege von Menschen mit Demenz"*. Osnabrück: DNQP.

Ebbinghaus, H. (1885). *Über das Gedächtnis. Untersuchungen zur experimentellen Psychologie*. Leipzig: Duncker & Humblot.

Frick-Salzmann, A. (2010). Vergessen. In Schloffer, H. et al. (Hrsg.), *Gedächtnistraining*. Berlin: Springer.

Lewin, K. (1963). *Feldtheorie in den Sozialwissenschaften. Ausgewählte theoretische Schriften*. Bern: Huber.

Zegelin, A. (2017). Raus aus dem Jammertal. *Die Schwester/Der Pfleger, 56*(5), 40–41.

Dokumentation

*Ich hab mal gehört, dass
es dann nur noch um Gefühle gehen soll.
Das hört sich für mich ganz schön
anstrengend an.*

Inhaltsverzeichnis

9.1   Strukturmodell   148
9.2   ABEDL nach Krohwinkel   149
9.3   ATL nach Juchli   154
Literatur   155

Zum *Ergebniskriterium E1b* heißt es: „Die Pflegedokumentation enthält, der Dauer und dem Anlass des pflegerischen Auftrags entsprechend, systematische und konkretisierende Hinweise auf mit der Demenz einhergehende Unterstützungsbedarfe in der Beziehungsgestaltung."

Zu Beginn des pflegerischen Auftrags wird die bestehende Demenzdiagnose am intern festgelegten Ort dokumentiert. Wird ohne Demenzdiagnose ein Unterstützungsbedarf im Bereich des Beziehungsaufbaus und/oder der Beziehungsgestaltung festgestellt, wird auch dies am festgelegten Ort dokumentiert, und der behandelnde Arzt wird nachvollziehbar darüber informiert, um gegebenenfalls weitere Diagnostik oder Therapie einzuleiten.

Die Dokumentation der geplanten Maßnahmen mit dem Ziel, eine passende Beziehungsanbahnung und eine gute Beziehungsgestaltung zu ermöglichen, muss in jedem Setting durchgeführt werden. Zuerst muss der Bedarf an Beziehungsgestaltung in Erfahrung gebracht werden. Das Gespräch mit den Angehörigen ist dabei in allen Settings ein wichtiger Baustein. Eine Verbesserung der Überleitung zwischen den Settings wäre wünschenswert, um Versorgungsbrüche zu minimieren und die Herausforderungen an Menschen mit Demenz, die mit jedem Wechsel der Versorgung verbunden sind, so gering wie möglich zu halten.

Ermittelt eine Mitarbeiterin eine bisher unbekannte Form, eine Beziehung zum Menschen mit Demenz aufzubauen, ist es wichtig, diese allen Teammitgliedern zugänglich zu machen. Zur schnellen Informationsweitergabe sollte dies in der Dienstübergabe dokumentiert werden. Der dazu Berechtigte kann dann umgehend die Art der Kontaktaufnahme in die Pflegedokumentation übernehmen.

Zum Ergebniskriterium E2 heißt es: „Eine personzentrierte, die identifizierten Unterstützungsbedarfe und mögliche fluktuierende Zustände berücksichtigende Maßnahmenplanung liegt vor und ist allen an der Pflege des Menschen mit Demenz beteiligten Personen bekannt."

Der Unterstützungsbedarf im Beziehungsaufbau sollte dabei sehr genau beschrieben sein. Dies kann gerade bei der ersten Begegnung am Morgen bereits die Weichen für das Gelingen des gesamten Tages stellen. Eine detaillierte Beschreibung, wie der Morgen gelingen kann, ist dabei hilfreich: ob und wann das Zimmer betreten wird, ob Licht gemacht wird oder die Vorhänge geöffnet werden, welche Ansprache gewählt wird, ob eine Berührung zum morgendlichen Ritual gehört.

Auch die Art der Ansprache den Tag über ist wichtig, um eine gelingende Beziehung zu ermöglichen. Im Team wird die Kommunikation dazu sehr unterschiedlich sein, eine Information aller an der Versorgung Beteiligten ist aber immer das Ziel. Das sind außer den Pflegekräften je nach Setting unterschiedliche Berufsgruppen. In welcher Art und Weise die Informationen an die anderen beteiligten Berufsgruppen weitergegeben werden, wird in der jeweiligen Einrichtung festgelegt. Im ambulanten Bereich ist die Information der pflegenden Angehörigen von entscheidender Bedeutung.

Sollte der Zustand des Menschen mit Demenz im Bereich der Beziehungsgestaltung stark schwanken, beispielsweise im Tagesverlauf oder bei bestimmten Vorkommnissen, sind die unterschiedlichen Bedarfe zu dokumentieren. Das kann entweder in ein und derselben Planung erfolgen oder, wenn es die Handhabung erleichtert, für unterschiedliche Zustände in unterschiedlichen Planungen.

Im *Ergebniskriterium E3a* heißt es: „Information, Anleitung oder Beratung des Menschen mit Demenz und seine Reaktionen auf das Angebot sind dokumentiert."

Die in Abschn. 5.8 beschriebene Information, Anleitung und Beratung des Menschen mit Demenz wird dokumentiert. In welcher Art und Weise die Dokumentation erfolgt, ist in einer internen Verfahrensanweisung zu regeln. Konnte der Mensch mit Demenz dem Angebot folgen und eine Entscheidung über Annahme oder Ablehnung treffen? Konnte er das Angebot annehmen und die gemeinsam geplanten Maßnahmen umsetzen? Hatten die geplanten Maßnahmen den gewünschten Erfolg? Gleiches gilt für die Dokumentation des Beratungsprozesses der Angehörigen.

Im Ergebniskriterium 5b heißt es: „Verlaufsbeobachtungen dieser Anzeichen sind nachvollziehbar dokumentiert, und Änderungen im Maßnahmenplan sind bei Bedarf vorgenommen." Hierbei geht es um die Dokumentation von Anzeichen des Menschen mit Demenz für das Gefühl bzw. den Eindruck, gehört, verstanden und angenommen sowie mit anderen Personen verbunden zu sein. Die Dokumentation von Anzeichen kann einerseits im Rahmen der Dienstübergabe dokumentiert werden. Andererseits können längerfristig vorhandene Anzeichen dafür in der Pflegedokumentation an geeigneter Stelle vermerkt werden.

Die vorhandene Dokumentation unterscheidet sich zwischen den Settings wesentlich. Im Krankenhausbereich wird meist auf der Basis der ATL nach Juliane Juchli oder nach den ABEDL gemäß Monika Krohwinkel dokumentiert. In der ambulanten und stationären Langzeitpflege wird häufig nach den ABEDL und zunehmend nach dem Strukturmodell dokumentiert. Alle Dokumentationssysteme eignen sich zur Darstellung der Anforderungen des Expertenstandards.

9.1 Strukturmodell

Die Dokumentation mit dem Strukturmodell erleichtert die praktische Umsetzung des Expertenstandards. Das Strukturmodell stellt einen personenzentrierten Dokumentationsansatz dar.

Der personenzentrierte Ansatz stellt die „Organisation der Pflege aus Sicht der Pflegebedürftigen" dar und korrespondiert eng mit dem Pflegeprozess (DNQP 2018).

Die vier *Kernelemente personenzentrierter Pflege* sind (Collins 2014; Übersetzung nach DNQP 2018):

- Wahrung von Würde und Respekt, abgeleitet aus den Menschenrechten
- Koordination von Pflege oder Behandlung, bezogen auf die settingspezifische und settingübergreifende Organisation von Leistungen
- Individualisierte Angebote, die dem Pflegebedürftigen und seinen Angehörigen wichtig sind
- Förderung, aufbauend auf Kompetenzen der Pflegebedürftigen

Aufbauend auf die personenzentrierte Dokumentation, lässt sich die Person-Zentrierung des Expertenstandards leicht darstellen. Im Rahmen der strukturierten Informationssammlung (SIS) wird ein Gespräch mit dem Menschen mit Demenz und gegebenenfalls mit seinen Angehörigen geführt. Damit wird die Sichtweise des Menschen mit Demenz von Anfang an in die Dokumentation aufgenommen und dort verankert, zuerst als Zitat im „Bereich B" auf die Eröffnungsfragen „Was bewegt Sie im Augenblick? Was brauchen Sie? Was können wir für Sie tun?".

In den einzelnen Themenfeldern kann dann auf die Bedürfnisse und Wünsche des Menschen mit Demenz konkret eingegangen werden. Besondere Vorlieben und Abneigungen werden ebenso dokumentiert wie die Fähigkeiten im Bereich des Beziehungsaufbaus und der -gestaltung. Biografische Daten, die für die Pflege und/oder Beziehungsgestaltung relevant sind, können direkt in die SIS geschrieben werden (Abb. 9.1 und 9.2).

Im Maßnahmenplan können konkrete Maßnahmen zur Beziehungsförderung und -gestaltung detailliert beschrieben werden. Der Maßnahmenplan lässt sich so gestalten, dass ihm eine Grundbotschaft vorangestellt wird. Dort kann die Verstehenshypothese dokumentiert werden. Damit kann jeder Mitarbeitende in kürzester Zeit die wesentlichen Informationen über den Menschen mit Demenz erhalten. Im folgenden Maßnahmenplan kann detailliert dargelegt werden, wie eine Beziehungsanbahnung erfolgen kann. Auch fluktuierende Zustände werden im Maßnahmenplan dokumentiert. Bei stark fluktuierenden Zuständen können zwei oder mehr unterschiedliche Maßnahmenpläne sinnvoll sein, um eine gute Versorgung zu jedem Zeitpunkt sicherzustellen (Abb. 9.3).

▶ **Praxistipp** Sämtliche Schulungsunterlagen und Dokumente zum Strukturmodell können kostenfrei auf den Internetseiten von „EinStep" heruntergeladen und genutzt werden. Vor Beginn der Umsetzung des Strukturmodells empfiehlt sich der Besuch einer der Schulung, die von den Trägerverbänden organisiert werden.

9.2 ABEDL nach Krohwinkel

Die fördernde Prozesspflege nach den AEDL wird als den meisten Lesern bekannt vorausgesetzt. Monika Krohwinkel spricht seit 1999 von der Erweiterung auf die ABEDL. Dies hat nach Kenntnis des Autors bisher wenig Eingang in die Praxis gefunden. Das ABEDL-Modell ergänzt die bekannten „Aktivitäten und existenziellen Erfahrungen des Lebens" (AEDL) um die sozialen Beziehungen (B). Krohwinkels Konzept definiert dabei das Ziel im Bereich der sozialen Beziehungen so: „als Person in einer sicheren und fördernden Umgebung soziale Beziehungen sichern und gestalten können und dabei mit existenziellen Erfahrungen umgehen".

Diese Deinition korrespondiert schon sprachlich eng mit dem Expertenstandard. Kontinuierliche Kontakte mit Qualität lassen nach Krohwinkel Beziehungen entstehen. Mit sich selbst und mit anderen in Kontakt sein zu können bildet die Grundlage für gute Beziehungen. Dabei sieht Krohwinkel zum einen den Kontakt zu anderen Menschen als wichtig an, streicht aber auch heraus, dass der Kontakt zu anderen

Themenfeld 1 kognitive und kommunikative Fähigkeiten
Orientierung in den vier Qualitäten (örtlich, zeitlich, situativ, zur Person)
Kann der Bew. gut sehen und hören? (Hilfsmittel)
Wie ist die Grundstimmung des Bew.? (optimistisch, pessimistisch…..)
Beginnt der Bew. von sich aus ein Gespräch?
Stellt der Bew. Fragen?
Unterhält sich der Bew. gerne?
Ist der Bew. während des Gesprächs die ganze Zeit aufmerksam?
Kann der Bew. Entscheidungen treffen? (wenn eine Frage gestellt wird)
Kann der Bew. in die Zukunft planen? (schildert der Bew. etwas Zukünftiges)
Erinnert sich der Bew. am Ende des Gesprächs an Inhalte? (nachfragen)
Findet der Bew. die passenden Worte und Bezeichnungen?
Kann der Bew. Auge und Hand in Koordination bringen? (z.B. etwas greifen können, was auf dem Tisch liegt)
Wie verhält sich der Bew. während des Gesprächs? (zustimmend nicken, lächeln)
Wie empfindlich reagiert der Bew. auf Lärm, Hitze, Kälte, Gerüche?
Nutzt der Bew. weitere Hilfsmittel der Kommunikation? (schreiben, telefonieren, Laptop, Handy)
Gibt es Anzeichen dafür, dass sich der Bew. gehört, verstanden, angenommen und mit anderen verbunden fühlt?

Themenfeld 2 Mobilität und Beweglichkeit
Geht der Bew. selbstständig zu den Veranstaltungen?
Wie hat der Bew. sich in seinem Leben bewegt? (spazieren gehen, Sport, Fahrrad fahren….)
Ist der Tastsinn vorhanden?
Wie kräftig ist der Händedruck?

Themenfeld 3 krankheitsbezogene Anforderungen und Belastungen
Hat der Bew. Schmerzen und wenn ja, chronisch, akut etc.?
Wie können Schmerzen geäußert werden?
Wie ist der Bew. in seinem Leben mit Schmerzen und Erkrankungen umgegangen?
Besteht eine Krankheitseinsicht?

Themenfeld 4 Selbstversorgung
Was für Gewohnheiten pflegt der Bew. beim Waschen und Duschen, Baden?
Was für Vorlieben hat der Bew. im Bereich Kleidung?
Was für Vorlieben und Abneigungen hat der Bew. bei Getränken und Speisen?
Welche Gewohnheiten pflegt der Bew. im Bereich Mahlzeiten? (z.B. Wein am Sonntag, Stoffserviette, Tischdecke, Tischgebet)
Isst der Bew. gerne in Gemeinschaft?
Fühlt sich der Bew. wohl mit seinem momentanen Gewicht?
Kann der Bew. selbst den Tisch decken oder seine Mahlzeit vom Tresen holen?

Themenfeld 5 Leben in sozialen Beziehungen
Wie sind die Familienverhältnisse des Bew.?
Hat der Bew. Kontakt zu Familienangehörigen, wie häufig und wie?
Möchte der Bew. jemanden nicht sehen?
Hat der Bew. Kontakt zu Freunden, Bekannten, regelmäßige Treffen? (Konzerte, Veranstaltungen außer Haus)
Welchen Beruf hat der Bew. ausgeübt?
An welchen Veranstaltungen im Haus hat der Bew. Interesse?
Benötigt er Unterstützung zur Teilnahme an den Angeboten?
Wie hat der Bew gelebt, zurückgezogen, viel unterwegs?
Was ist dem Bew. wichtig im Kontakt zu anderen Menschen?
Hatte der Bew. ein Haustier? Mag er Tiere?
Welche Hobbys hatte der Bew. (auch singen, tanzen, Hausarbeit, Pflanzen, malen etc.) und worauf hat er jetzt Lust?
Hat der Bew. einen Glauben, wie lebt er diesen?
Beschäftigung den Tag über? (lesen, Tageszeitung, Radio, Fernsehen, Rätseln….)
Wie sieht für den Bew. ein erfüllter Tag aus?

Themenfeld 6 Wohnen/Häuslichkeit
Fühlt der Bew. sich in seinem Zimmer wohl?
Wie und wo hat der Bew. bisher gelebt?
Wie wird sein Zimmer eingerichtet?
Wo hält sich der Bew. gerne auf?
Übernimmt der Bew. einen Teil der Zimmerreinigung, Blumenpflege?
Im Doppelzimmer: Kommt der Bew. mit seinem Zimmernachbarn zurecht?

Abb. 9.1 Denkanstöße zur Erstellung der SIS

9.2 ABEDL nach Krohwinkel

SIS® – stationär –
Strukturierte Informationssammlung

Name der pflegebedürftigen Person	Geburtsdatum	Gespräch am/Handzeichen Pflegefachkraft	pflegebedürftige Person/Angehöriger/Betreuer
Ilse Mueller	22.03.1926	10.12.2018 /	

Was bewegt Sie im Augenblick? Was brauchen Sie? Was können wir für Sie tun?

Normalerweise kann ich alles alleine. Ich hab auch keinen Kummer.

Heute gehts mir prima und wenn du mir jetzt noch dreimal über den Rücken streichelst bin ich ganz gesund.

Themenfeld 1 – kognitive und kommunikative Fähigkeiten

Fr. Mueller spricht leise, die Inhalte ihrer Aussagen sind nicht nachvollziehbar. Fr. Mueller bildet nicht immer sinnergebende Sätze, lautiert immer wieder lalala oder ähnliches. Frau Mueller singt gerne. Fr. Mueller spricht bekannte Pflegekräfte mit "Da bist du ja" an. Kann andere Personen nicht richtig zuordnen, erkennt ihren Sohn. Erkennt bekannte Pflegekräfte, freut sich häufig über kurze Gespräche. Sie weiß nicht, wo sie sich befindet, kennt die Uhrzeit nicht und kann die Situation nicht einordnen. Hat Stimmungsschwankungen die sich durch plötzliche Trauer/ Weinen äußern (dies kann schlagartig erfolgen im Tagesverlauf). Fr. Mueller kann nicht in die Zukunft planen. Kann bei Angebot einer Option zustimmen oder ablehnen. Greift nicht immer zielgerichtet, stößt Becher meist um. Fr. Mueller lehnt ihren Kopf gerne an den Oberarm oder die Brust der Pflegekräfte an.

Themenfeld 2 – Mobilität und Beweglichkeit

Sie kann nicht selbstständig zu Veranstaltungen gehen. Fr. Mueller ist gerne und regelmäßig spazieren gegangen. Sie hat aktiv und intensiv Segelsport betrieben. Fr. Mueller hat einen sanften Händedruck, spürt Wärme und Kälte, sagt beim Hände reichen "ach bist du schön warm" oder "du bist aber kalt".

Themenfeld 3 – krankheitsbezogene Anforderungen und Belastungen

Es liegen bei Fr. Mueller keine Anzeichen von Schmerzen vor. Sie kann durch die Aussage "au" ihre Schmerzen äußern. Zu Schmerzintensität, Verlauf etc. kann sie keine Aussagen machen.
Fr. Mueller war nach Mitteilung der Tochter ihr ganzes Leben gesund, hatte keine schweren Erkrankungen und keine Krankenhausaufenthalte.

Themenfeld 4 – Selbstversorgung

Fr. Mueller hat immer eine Lavendelseife benutzt. Sie möchte gerne in Ruhe ihre Zähne putzen, nimmt Ajonal Zahncreme und Odol Mundwasser. Fr. Mueller hat immer im Esszimmer gegessen, hatte gerne Gäste im Haus. Hat immer Wert auf qualitativ hochwertige Speisen gelegt, hat diese frisch auf dem Wochenmarkt gekauft. Zum Abendessen gab es meist ein Glas Weißwein. Hat immer wenig gegessen und war immer sehr schlank laut Aussage des Sohnes. Kleidergröße 36 trägt sie schon immer. Fr. Mueller legt sehr viel Wert auf ausgezeichnete Kleidung, trägt gerne eine Hose und einen Pullover. Die Pullover werden vom Sohn mitgenommen und selbst gewaschen.

Themenfeld 5 – Leben in sozialen Beziehungen

Fr. Mueller hat eine enge und herzliche Beziehung zu ihrem Sohn, der fast täglich zu Besuch kommt. Ihr Ehemann ist vor 12 Jahren verstorben. Weitere Familienangehörige hat Fr. Mueller nicht mehr. Ihre beste Freundin ist vor zwei Jahren verstorben. Sie hatte zuletzt nur sporadischen Kontakt zu zwei Nachbarinnen. Fr. Mueller ist früher gerne und regelmäßig ins Theater gegangen, die letzten Jahre nicht mehr. Fr. Mueller scheint Freude an der Musikgruppe zu haben und macht bei der Gymnastik gut mit. Fr. Muelle hat immer gerne getanzt und gesungen. In den letzten Jahren hat sie sehr zurückgezogen gelebt, den Tag mit Hausarbeit verbracht und gerne Zeit auf ihrer Bank im Garten verbracht. Radio oder fernsehen machen sie unruhig. Gespräche in kleiner Runde scheinen ihr Freude zu bereiten.

Themenfeld 6 – Wohnen/Häuslichkeit

Fr. Muellers Zimmer wurde vom Sohn mit einer kleinen Vitrine, die sie immer im Wohnzimmer stehen hatte ausgestattet. Darin befinden sich Gläser und Porzellan. An den Wänden hängen zwei Landschaftsbilder und Fotos von ihrem verstorbenen Mann und ihrem Sohn. Fr. Mueller wohnte bisher in ihrem eigenen Haus mit Garten, hier im Kiez. Fr. Mueller verbringt den Vormittag meist im Tagesraum, nach der Mittagsruhe bleibt sie bis zum Abendessen in ihrem Zimmer.

Erste fachliche Einschätzung der für die Pflege und Betreuung relevanten Risiken und Phänomene

	Dekubitus		Sturz		Inkontinenz		Schmerz		Ernährung		Sonstiges	
		weitere Einschätzung notwendig		weitere Einschätzung notwendig		weitere Einschätzung notwendig		weitere Einschätzung notwendig		weitere Einschätzung notwendig		weitere Einschätzung notwendig
	ja / nein	ja / nein	ja / nein	ja / nein	ja / nein	ja / nein	ja / nein	ja / nein	ja / nein	ja / nein	ja / nein	ja / nein
1. kognitive und kommunikative Fähigkeiten												
2. Mobilität und Beweglichkeit												
3. krankheitsbezogene Anforderungen und Belastungen												
4. Selbstversorgung												
5. Leben in sozialen Beziehungen												

Abb. 9.2 Beispielhafte SIS (Auszug der für den Expertenstandard relevanten Kriterien), Konzept Beikirch, Roes, Nutzungsrechte BMG, Version 2.0/2017

Zeitraum/ Uhrzeit	Unterstützungsbedarf	Maßnahme	Standard	Hilfsmittel	Evaluationsdatum	Evaluation
		Frau Mueller nimmt sich mit ihrem Status wahr. Sie hat ein positives Selbstbild. Frau Mueller reagiert positiv auf andere Menschen und freut sich über Kontaktaufnahme. Sie pflegt die Beziehungen, die sie zu Mitarbeitenden und Familienangehörigen hat, kann von sich aus keine Beziehung aufbauen. Sagt bei Kontakt häufig „Da bist du ja". Frau Mueller lebt oft in ihrer maritimen Welt. Spricht von Segelschiffen und dem Segeln.				
ca. 8.00	VÜ Unterkörper, Anleitung Oberkörper und Zähne putzen	Begrüßung mit "Guten Morgen Frau Ilse Mueller", Kontaktaufnahme über Hand geben oder Schulter berühren; Begleitung ins Badezimmer und Toilettengang ungestört ermöglichen, anschließend Unterkörper stehend vor dem Waschbecken waschen, Handlungen verbal ankündigen, Vorlage einlegen und Unterhose anziehen, Vorbereitung der Waschutensilien, Lavendelseife liegt am Waschbecken, Zahnpflegeutensilien vorbereiten, Mundwasser benutzen; kleinschrittige Anleitung mit Wiederholungen, anschließend Gespräch über das Wetter muntert sie auf, ankleiden im Zimmer, einen Pullover zeigen und nachfragen, ob sie diesen anziehen möchte, ebenso bei der Hose, Schuhe anziehen, in den Tagesraum begleiten		gelbe Vorlage		
Mo., Fr. im Tagesraum vor dem Frühstück	VÜ	aufgelöstes Movicol anreichen	BP 12	Plastikbecher		
anschließend	S	Frühstück servieren und detailliert aufzählen, welche Marmelade, welches Brot und welches Obst es heute gibt, immer mit Nennung der Farbe, Kaffee mit Milch servieren, erst daran riechen lassen				

Abb. 9.3 Beispielhafter Maßnahmenplan (Auszug)

Lebewesen, beispielsweise Haustieren, qualitativ hochwertig und wichtig sein kann. Häufig wechselnde Kontakte führen zu Einsamkeit (Krohwinkel 2013).

Weiterhin sind nach Krohwinkel Fähigkeiten wichtig, „um Beziehungen aufbauen zu können, um unterstützende Beziehungen aufrechthalten zu können, um mit Belastungen umgehen zu können und um Beziehungen wiedererlangen zu können". Soziale Beziehungen zu nahestehenden Menschen, die mit emotionaler Anteilnahme einhergehen und körperliche Berührungen beinhalten, sind notwendig, um einer „psychischen, geistigen, körperlichen und sozialen" drohenden Verkümmerung vorzubeugen (Krohwinkel 2013).

Für die Durchführung der professionellen Pflege ist es notwendig, um die Qualität der vorhandenen oder ehemals vorhandenen Beziehungen zu wissen und diese bewusst in den Pflegealltag zu integrieren. Im Kontext chronischer Erkrankungen ist immer im Blick zu behalten, wie sich dadurch die Beziehungen innerhalb der Familie verändern. Dies kann durch die direkte Pflege durch pflegende Angehörige bedingt sein, aber auch durch die unterschiedliche Verarbeitung der Annahme der chronischen Erkrankung durch die verschiedenen Familienmitglieder. Diese sich verändernden Beziehungen haben immer Einfluss auf die Beziehungen zu professionellen Pflegekräften.

Die Erfassung der Fähigkeiten und Ressourcen einer Person im Bereich Beziehung und das fördernde Einbeziehen dieser Informationen in den Pflegeprozess stehen für Krohwinkel im Mittelpunkt. Festgestellt werden soll dabei, ob Kontakt zu sich selbst, zu anderen Menschen oder/und zu Tieren gehalten werden kann.

Auch wichtige Kontakte zu Pflegekräften, Ärzten, Therapeuten usw. sollen dabei erfasst werden. Denn diese können zu den wichtigsten Kontakten und Beziehungen im Rahmen der Pflegebedürftigkeit werden, wenn der eigene Aktionsradius immer kleiner wird und Kontakte nicht mehr selbst gepflegt werden können.

Ebenso ist die Frage wichtig, ob es eine Einbindung in die Nachbarschaft, in einen Verein oder eine Bindung an eine weltanschauliche oder religiöse Gemeinschaft gibt oder gab. Existenzielle Erfahrungen, die im Bereich von Kontakten/Beziehungen gemacht wurden, werden erfragt und dokumentiert. Gerade Verlusterfahrungen, sei es durch den Tod von Angehörigen oder Verlassenwerden in der Kindheit, eine gescheiterte Ehe oder der Kontaktabbruch zu Kindern, sind wichtige Elemente, um aktuelle Verhaltensweisen verstehen zu können.

Krohwinkel geht so weit, auch die Erfassung von sozialen Systemen der Menschen, mit denen die/der Pflegebedürftige in Kontakt steht, mit zu erfassen. Das kann von großer Bedeutung sein, wenn beispielsweise die/der Pflegebedürftige für den nahestehenden Menschen die einzige Person ist, zu der er eine Beziehung pflegt. Gerade im Kontext pflegender Angehöriger kann es dazu kommen, dass diese alle anderen Kontakte im Laufe der Pflege einstellen und nur noch für den Pflegebedürftigen da sind. Professionelle Pflegekräfte dienen dann häufig nicht nur dem Pflegebedürftigen, sondern auch dem Nahestehenden als zusätzliche vertraute Kontaktperson. Bei Einzug in eine Einrichtung der stationären Langzeitpflege ist das ein immer wieder beobachtetes Phänomen. Angehörige, die vorher zu Hause gepflegt haben, verbringen dann viele Stunden ebenfalls in der Einrichtung, versuchen, Kontakte zu Mitarbeitenden und Mitbewohnerinnen zu knüpfen. Durch die Einbindung der Nahestehenden kann der Aufbau des sozialen Stützsystems auch zur Entspannung von Konflikten und zu einem guten Einleben des Pflegebedürftigen beitragen. Dies wird von den Pflegekräften nebenbei geleistet, ohne es zu reflektieren und zu hinterfragen.

Die Dokumentation der wesentlichen Elemente des Expertenstandards erfolgt außer mit dem Konzept der sozialen Beziehungen auch mit dem Konzept, „Als Person in einer sicheren und fördernden Umgebung Aktivitäten des Lebens realisieren zu können und dabei mit existenziellen Erfahrungen umzugehen".

In der Kategorie 1 „Als Person kommunizieren können und dabei mit existenziellen Erfahrungen umgehen", werden wesentliche Fragestellungen des Expertenstandards dokumentiert. Es geht darum, inwieweit die pflegebedürftige Person in der Lage ist, sich selbst und ihrer Umgebung bewusst zu sein. Die Orientierung in den vier Qualitäten räumlich, zeitlich, situativ und zur Person wird dabei ebenso erfasst wie Fähigkeiten des Kurzzeit- und Langzeitgedächtnisses: Kann sich der Pflegebedürftige für einen bestimmten Zeitraum konzentrieren, oder ist der Moment der Aufmerksamkeit kaum wahrnehmbar? Die Wahrnehmung der Umgebung und seiner selbst mit den Sinnen und die Frage, ob diese wirklichkeitsbezogen erfolgt, ist eine weitere Fragestellung. Die Fähigkeit zur verbalen und nonverbalen Kommunikation und der Umfang von Mimik und Gestik sind weitere wichtige Erkenntnisse. Das Ausmaß, in dem die Kommunikation für andere verständlich ist, und die Bedeutung von Wörtern und Gesten werden festgehalten. Im Bereich der Kommunikation ist die Wahrnehmung und Akzeptanz von Berührung der letzte Punkt. Berührt sich der Pflegebedürftige selbst und andere, und lässt er sich von anderen Lebewesen berühren?

In der Kategorie „Als Person ruhen, schlafen und sich entspannen können und dabei mit existenziellen Erfahrungen umgehen" werden alle Bedürfnisse und Bedarfe für einen erholsamen Schlaf und die Unterstützung von Entspannung dokumentiert. Störungen des Schlaf-Wach-Rhythmus können hier festgehalten werden. Wie Entspannung und Zur-Ruhe-Kommen gelingen, sind ein weiterer wichtiger Punkt. Durch ausreichend erholsame Ruhe und Entspannung wird Kraft für Aktivitäten getankt. Auf welche Art und Weise ein Tag gestaltet werden kann, damit Ruhe und Entspannung sowie erholsamer Schlaf in der Nacht ermöglicht werden, wird ebenfalls hier dokumentiert.

In der Kategorie „Sich als Person beschäftigen, lernen und sich entwickeln können und dabei mit existenziellen Erfahrungen umgehen" werden alle selbst genutzten Beschäftigungen des Tages erfasst sowie die präferierten Angebote. Am meisten gelernt wird in und von Beziehungen. Wie diese ermöglicht werden können, wird ebenfalls hier dokumentiert. Die angebotene Beschäftigung soll den Menschen mit Demenz dabei die Möglichkeit bieten, „eigenen Interessen in einer Form nachzugehen, die ihnen und ihrer Biografie sowie ihren geistigen und körperlichen Fähigkeiten entspricht" (Besselmann et al. 2003).

In der Kategorie „Als Person für eine sichere und fördernde Umgebung sorgen können und dabei mit existenziellen Erfahrungen umgehen" wird sowohl die räumliche als auch die personelle Umgebung in den Blick genommen. Gefahren in der Umgebung erkennen zu können ist eine wichtige Voraussetzung für ein sicheres Leben. Auch die Fähigkeit, Wünsche und Bedürfnisse zu äußern, wie die Umgebung gestaltet werden soll, wird festgehalten. Kann der Pflegebedürftige seine eigene Privatsphäre aufrechterhalten, oder benötigt er dabei Unterstützung? Die Fähigkeit, Menschen oder Tieren aus dem Weg zu gehen, die für den Pflegebedürftigen keine fördernde Funktion haben, und Menschen und Tiere aufzusuchen, die eine fördernde Funktion haben, wird ebenfalls dokumentiert.

In weiteren Kategorien können andere Erkenntnisse zum Themenbereich Beziehungsgestaltung verschriftlicht werden (Abb. 9.4).

▶ **Praxistipp** Die Dokumentationsformulare zum ABEDL-Modell von Monika Krohwinkel einschließlich der Dokumentation der sozialen Beziehungen sind momentan ausschließlich bei Godo Systems erhältlich.

9.3 ATL nach Juchli

Liliane Juchli hat die „Aktivitäten des täglichen Lebens" (ATL) herausgearbeitet und 1983 in der weitgehend bis heute gebräuchlichen Form dargestellt. Die Dokumentation orientiert sich ähnlich wie bei Krohwinkel an den verschiedenen Bereichen, die zur Aufrechterhaltung des Lebens und der Integrität als Person notwendig sind. Die Dokumentation der Erkenntnisse in Bezug auf den Expertenstandard wird überwiegend in vier „Aktivitäten des täglichen Lebens" erfolgen:

In Zusammenhang mit der Aktivität „Für Sicherheit sorgen" spricht Juchli von einer personorientierten, ganzheitlichen Einstellung, für die sie sensibilisieren möchte (Juchli 1987). Das Sicherheitsbedürfnis jedes Menschen

---

Die Angehörigen im Blick:

➢ Stützsysteme für Angehörige in Erfahrung bringen
➢ Zwischenmenschliche Beziehungen innerhalb der Familie in den Blick nehmen

Den Menschen mit Demenz im Blick:

Beziehungen zu Pflegekräften

Kontinuierliche und qualitätvolle Kontakte

Fähigkeiten unterstützen, um

➢ Kontakt zu sich selbst halten zu können
➢ Kontakt zu anderen Lebewesen aufbauen und halten zu können
➢ Beziehungen aufbauen zu können
➢ unterstützende Beziehungen aufrechthalten zu können
➢ mit Belastungen umgehen zu können
➢ Beziehungen wiedererlangen zu können

Abb. 9.4 Zusammenstellung der Beziehungsaspekte nach dem ABEDL-Modell (modifiziert nach Monika Krohwinkel)

umfasst dabei sowohl die Sicherheit im Raum als auch gegenüber anderen Personen. Sicherheit bietet dabei die Integrität der Person, dazu zählen beispielsweise Beziehung, Vertrauen und Geborgenheit, aber auch Anerkennung und Wertschätzung. Juchli unterscheidet zwischen der räumlichen Umwelt und der sozialen Mitwelt, meint also alle Beziehungen zu Familienmitgliedern, Freunden und Kollegen sowie die Stellung, die in der Gesellschaft, im Beruf und im Leben eingenommen wird (Juchli 1987). In der Dokumentation wird der Grad der Abhängigkeit von anderen festgehalten. Die Einbindung der Bezugspersonen in den Prozess der Pflege spielt eine wichtige Rolle.

In Zusammenhang mit der Aktivität „Raum und Zeit gestalten – sich beschäftigen oder auch arbeiten und spielen" werden Betrachtungen zum persönlichen Zeitempfinden angestellt. Ist der Tag geprägt von Langeweile, fehlen Aufgaben und Tätigkeiten, können selbst keine erfüllenden Beschäftigungen gefunden werden? Der Wechsel vom Arbeitsleben in den Ruhestand wirft nach Juchli für viele Menschen ein Problem auf, da die Strukturierung des Tages vollkommen verändert wird. Das persönliche Zeitempfinden kann sich dadurch wandeln. Das Erleben von Stresssituationen sowie deren Vermeidung spielen in dieser Aktivität eine wichtige Rolle. Die Gewohnheiten im Tagesablauf, gern ausgeübte Freizeitaktivitäten und Möglichkeiten der Einbeziehung von Angehörigen und Freunden werden erfasst. Auch Tätigkeiten in Haushalt und Garten, die gerne ausgeführt wurden, Mitgliedschaft in Vereinen und ehrenamtliches Engagement, egal wie lange diese zurückliegen, werden dokumentiert.

In Zusammenhang mit der Aktivität „Kommunizieren" werden alle Facetten der Kontaktfähigkeit und Kontaktaufnahme beleuchtet. Nach Juchli ist Kommunikation eine Tätigkeit auf drei Ebenen: Als Ausdruck der Persönlichkeit ist Kommunikation eine Tätigkeit auf der Seele-Geist-Ebene. Verbale und nonverbale Kommunikation sind Ausdruck auf der Ebene des Organismus, und auf der Ebene der Sozialität ermöglicht Kommunikation die Beziehung zu Mitwelt und Umwelt. Isolation ist, in diesem Sinne verstanden, tödlich (Juchli 1987). Als Pflegeziel formuliert Juchli hierbei neben einer Haltung aus Fürsorglichkeit und Respekt die Schaffung einer Atmosphäre, in der ein Sich-Einfühlen möglich ist, und „eine Beziehung, die nicht nur einfühlend und respektierend, sondern auch anerkennend, wissend und daher offen und ehrlich ist" (Juchli 1987). Die Dokumentation bezieht sich auf alle Aspekte der Kommunikation, auch auf die Funktionsfähigkeit der Sinnesorgane.

„Sinn finden" ist die Aktivität, bei der die Frage nach dem Sinn des Lebens gestellt wird. Gibt es weltanschauliche oder religiöse Einstellungen, die den Pflegebedürftigen prägen? Was der ganz persönliche Sinn des Lebens ist, wird sehr unterschiedlich beurteilt. Sinn kann auch in der Familie, in Reisen um die Welt, im Dasein für andere, im Erwerb materieller Güter oder vielem anderen gefunden werden. Es kann sinnvoll sein, Werte und Einstellungen des Pflegebedürftigen in Erfahrung zu bringen und zu dokumentieren. Die etwas banalere Frage nach einer als sinnvoll erlebten Tätigkeit oder Beschäftigung ist ebenfalls zu beleuchten.

Weitere Aspekte des Expertenstandards können in Zusammenhang mit anderen „Aktivitäten des täglichen Lebens" zusätzlich bedacht werden.

Literatur

Besselmann, K., et al. (2003). *Qualitätshandbuch Häusliche Pflege in Balance*. Berlin: Kuratorium Deutsche Altershilfe.

Collins, A. (2014). *Measuring what really matters*. London: The Health Foundation.

Deutsches Netzwerk für Qualitätsentwicklung in der Pflege (Hrsg.). (2018). *Expertenstandard „Beziehungsgestaltung in der Pflege von Menschen mit Demenz"*. Osnabrück: DNQP.

Juchli, L. (1987). *Krankenpflege. Praxis und Theorie der Gesundheitsförderung und Pflege Kranker*. Stuttgart: Thieme.

Krohwinkel, M. (2013). *Fördernde Prozesspflege mit integrierten ABEDLs. Forschung, Theorie und Praxis*. Bern: Huber.

Warum es sich lohnt, in Beziehung zu treten

10

Die Liebe hat er bis zum Schluss gespürt!

Inhaltsverzeichnis

10.1 Vom „Tätigsein" zum „Auf-sich-zukommen-Lassen"! 157
Literatur 161

10.1 Vom „Tätigsein" zum „Auf-sich-zukommen-Lassen"!

Zum Abschluss möchte ich ganz subjektiv berichten, was mich zur Umsetzung des Expertenstandards bewogen hat und wie für mich persönlich ein Erfolg aussähe. Der Expertenstandard „Beziehungsgestaltung in der Pflege von Menschen mit Demenz" stellt einen Paradigmenwechsel in der Betreuung von Menschen mit Demenz dar. Von diesem war auf der Konsensuskonferenz im Oktober 2017 immer wieder die Rede. Der Paradigmenwechsel wird sich nicht von selbst vollziehen. Wie wollen wir Menschen mit Demenz versorgen, behandeln, erleben? Wie wollen wir mit ihnen umgehen? Was sind sie uns wert? (Abb. 10.1)

Schon die Wortwahl ist ein Statement der Einstellung zu Menschen mit Demenz. Der Expertenstandard wählt jetzt durchgehend den Begriff „Mensch mit Demenz". Damit legt er, wie schon in der zweiten Aktualisierung des Expertenstandards „Dekubitusprophylaxe in der Pflege" mit der Abkehr vom Begriff der „Lagerung" ein Augenmerk auf die richtige Wortwahl, die immer etwas von der eigenen Haltung verrät. Früher wurden eher Begriffe wie „der Demente", „der Demenzkranke" oder Ähnliches verwendet. Doch wie schon am Ende der Einführung dieses Buches geschrieben, gilt noch immer: „Der Mensch *mit* Demenz ist der Mensch *ohne* Demenz."

Wie kann ein Miteinander gestaltet werden, in dem es nicht um das Aufzeigen der Defizite oder eine einheitliche Sicht auf die „Wirklichkeit" geht? Denn dass die Wirklichkeit, die ich wahrnehme, echter ist, als die, die der Mensch mit Demenz wahrnimmt, ist nur eine Annahme!

Ich hoffe in den vorangegangenen Kapiteln einige Ideen und Umsetzungsmöglichkeiten beschrieben zu haben, wie ein Miteinander aller Menschen funktionieren kann.

Noch einmal möchte ich den Blick auf das „Tätigsein" richten. Immer noch spukt es in den Köpfen der Pflegekräfte herum. Häufig steht die Versorgung von Menschen mit Demenz im Vordergrund: Nur wenn ich eine Anzahl von Menschen mit Demenz gewaschen, geduscht, angekleidet, ihnen Nahrung angereicht oder sie behandlungspflegerisch versorgt habe, habe ich wirklich gearbeitet? Sicherlich, die Bedarfe des Menschen mit Demenz habe ich damit abgedeckt, aber geht es ihm damit gut oder wenigstens besser?

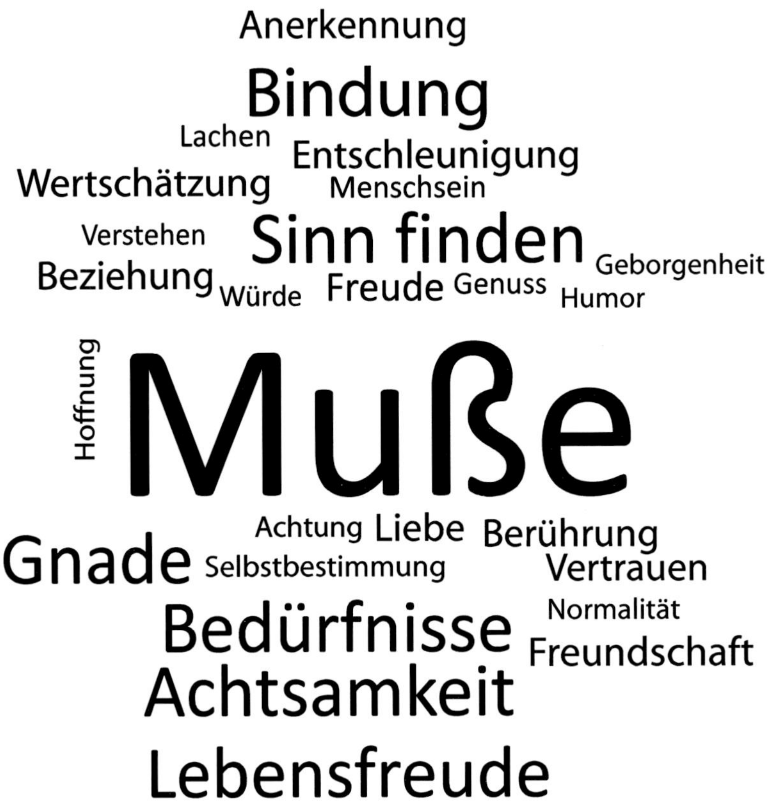

Anerkennung
Bindung
Lachen Entschleunigung
Wertschätzung Menschsein
Verstehen Sinn finden Geborgenheit
Beziehung Würde Freude Genuss Humor
Hoffnung
Muße
Achtung Liebe Berührung
Gnade Selbstbestimmung Vertrauen
Normalität
Bedürfnisse Freundschaft
Achtsamkeit
Lebensfreude

Abb. 10.1 Gedanken zu Menschen mit Demenz

Die Bedürfnisse des Menschen mit Demenz noch mehr in den Vordergrund zu stellen, wäre ein schönes Ergebnis der Umsetzung des Expertenstandards. Insbesondere die Bedürfnisse im Hinblick auf die Beziehung, die ein Mensch mit Demenz, der von sich aus keine Beziehung mehr aufbauen kann, hat.

Die Fallbeispiele, die ich in diesem Buch geschildert habe, weisen durchweg einen positiven Ausgang und eine gelungene Beziehungsgestaltung auf. Doch kennt jede Pflegekraft sicher mindestens genauso viele Beispiele für misslungene Beziehungen und Situationen, in denen alles schieflief. Beziehung kann nicht immer gelingen! Warum sollte ich jedem Menschen mit Demenz sympathisch sein? Das ist ja bei Menschen ohne Demenz auch nicht der Fall, auch da gelingt nicht jede Beziehung gut. Mit jedem Menschen möchte man gar nicht in Beziehung treten. Auch das kann eine klare Willensäußerung sein. Eine solche sowohl bei sich selbst, als auch beim Menschen mit Demenz wahrzunehmen und im Team zu thematisieren ist eine wichtige Entscheidung. Gerade die im Vorbeigehen eher unbedacht geäußerten Gesten oder Blicke, Gespräche mit Kolleginnen und Kollegen vor und über Menschen mit Demenz, aber nicht mit ihnen. Vieles davon bemerken und merken sich Menschen mit Demenz und reagieren bei der nächsten Begegnung entsprechend. Alle Mitarbeitenden dafür immer und immer wieder zu sensibilisieren ist eine wichtige Voraussetzung für die Umsetzung des Expertenstandards. Dabei geht es aber nicht darum, gezeigtes Verhalten zu tadeln oder einen Fehler zu finden. Es geht um eine Haltung, eine gelebte Haltung, und dabei ist klar, dass es nicht immer funktioniert.

Etwas von dem Schwung, der Freude und der Aufbruchsstimmung, die auf der Konsensuskonferenz im Herbst 2017 und auf dem Netzwerkworkshop im März 2019 geherrscht haben, in den Alltag hinüberzuretten, das wäre schon ein toller Erfolg des Expertenstandards. Das würde den Umgang mit Menschen mit Demenz bereits verändern. Es wird sicher nicht in jeder Situation und in jedem Setting möglich sein, immer alle Ziele zu erreichen, die der Expertenstandard formuliert. Wichtiger erscheint der Bewusstseinswandel, der mit einer nachhaltigen Implementierung einsetzt. Nicht in jeder Situation die optimale Handlung zu vollbringen, aber sich immer wieder daran zu erinnern, wohin die Reise gehen soll. Jeder Veränderungsprozess erfordert einen langen Atem, aber inzwischen gibt es wohl keine professionelle Pflege mehr, die einen Dekubitus mit Föhnen und Eisen verhindern oder behandeln möchte. Veränderungen in der Pflege sind also durchaus nachhaltig möglich.

Der Ansatz des Expertenstandards, einen Schwerpunkt auf die Beziehung zu legen, hat mich von Anfang an begeistert. Die Bewerbung für die Teilnahme am Projekt der modellhaften Implementierung war daher fast zwangsläufig. Als uns die Teilnahme dann tatsächlich ermöglicht wurde, kam bei mir schnell die Sorge auf, ob ich uns da nicht zu viel zugemutet hatte, unter den herrschenden Rahmenbedingungen in der stationären Langzeitpflege und den vielen Herausforderungen, die uns gleichzeitig beschäftigen. Die Zusammenstellung der internen Projektgruppe zeigte allerdings schnell, dass die Entscheidung für die modellhafte Implementierung richtig war und meine Befürchtungen unbegründet waren. Alle Mitglieder waren sehr erfreut, daran mitarbeiten zu dürfen. Die Zusammensetzung der Gruppe war multiprofessionell. Außer der Pflegedienstleitung nahmen drei Wohnbereichsleitungen, zwei Praxisanleiter, eine Pflegekraft, eine Betreuungsassistentin und der Qualitätsbeauftragte teil. Die Mischung macht's, muss ich in dem Fall sagen, und so brachte bereits die erste Projektsitzung eine große Erleichterung. Alle sahen in dem Expertenstandard eine Rückbesinnung auf den Kern der Pflege und die Beziehungsgestaltung als wesentliche Aufgabe an. Sicher wurde diese bisher nicht unter einem therapeutischen Ansatz betrachtet und auch nicht so benannt und konsequent umgesetzt. Aber etwas vollkommen Neues oder anderes stellte es auch nicht dar. Die Diskussionen und Gespräche in der Projektgruppe waren für mich persönlich unglaublich bereichernd. Gemeinsam an einem Strang zu ziehen, Dinge gemeinsam auszuprobieren, ohne dass wir wussten, was dabei herauskommen würde, war eine tolle Erfahrung. Mitarbeitende traten aus ihren angestammten und zugeschriebenen Rollen heraus und brachten sich mit innovativen Umsetzungsideen ein. Auch die Rückmeldungen des gesamten Teams waren fast durchweg positiv. Durch diverse Projekte in den vergangenen Jahren waren sie an Neuerungen und Veränderungen bereits gewöhnt und sahen auch dem Expertenstandard „Beziehungsgestaltung in der Pflege von Menschen mit Demenz" gelassen, aber erwartungsvoll entgegen. Die Nutzung des Fragebogens „Approach to Dementia Questionnaire" (ADQ; Kap. 3) im Rahmen der Kick-off-Veranstaltung stellte sich als gewinnbringend heraus. Damit wurde schon zu Beginn des Projekts bei allen Mitarbeitenden ein Denkprozess ausgelöst: Wie steht jeder persönlich zu Menschen mit Demenz? Ist es nur die Schablone, die ich einer Bewohnerin oder einem Bewohner überstülpe? „Der hat Demenz, der weiß sowieso nicht, was er sagt ..." Viele der Fragen ließen die Mitarbeitenden stutzen und regten zu Gesprächen und Diskussionen, sogar oder vor allem im Raucherbereich, an. Die Selbsterfahrung mit dem Demenzparcours „Hands-on Dementia" (Abschn. 4.1) möchte ich ebenfalls nicht missen. Keine, die daran teilgenommen hat, hat die Übung spurlos hinter sich gebracht. Auch 18 Monate später ist der Parcours immer noch Gesprächsthema. Die Praxisanleiter drängen darauf, dass wir den Demenzparcours mit allen Auszubildenden und Praktikanten durchführen. Die Praxisanleiter haben inzwischen ein eigenes Konzept für einen 2-stündigen „Schattentag" für Auszubildende und Praktikanten entwickelt und setzen ihn kontinuierlich um. Die Rückmeldungen der Schülerinnen und Schüler danach fallen unglaublich positiv aus. Insbesondere Auszubildende der Gesundheits- und Krankenpflege, die einen Einsatz im Seniorenheim absolvieren, sind immer wieder erstaunt, was sich im Alltag alles umsetzen lässt. Das Verständnis für unterschiedliche Verhaltensweisen, die mitunter als herausfordernd erlebt werden, hat im gesamten Team deutlich zugenommen. Die Umsetzung des Expertenstandards im Alltag bleibt eine ständige Herausforderung. Innerhalb des 6-monatigen Implementierungsprozesses konnten nicht alle Maßnahmen flächendeckend umgesetzt und nicht alle Ziele erreicht werden. Aber das Haus Malta hat sich auf den Weg gemacht und ist ein Stück in die richtige Richtung gegangen. Die Verstehenshypothesen werden als große Bereicherung empfunden. Gemeinsam, multiprofessionell, inklusive Hauswirtschaftskräften, wird darum gerungen, eine Idee zu entwickeln, warum Bewohnerinnen und Bewohner sich so verhalten, wie sie es tun. Die Verstehenshypothese stellt natürlich immer nur eine Momentaufnahme dar und befindet sich stets im Fluss. Vielleicht hat sich sogar etwas in der Auffassung davon, was „Arbeit" ist, verändert. Zumindest wird die Notwendigkeit von Körperpflege und anderen bedarfsdeckenden Verrichtungen immer wieder infrage gestellt. Betreuung und einfach mit den Bewohnern gemeinsam „nur" Dasitzen wurden zwar schon vorher als wichtige Aufgabe angesehen, doch jetzt wohl noch ein Stückchen mehr. Gelungene Interaktionen sind täglich zu beobachten, wie in anderen Einrichtungen und Diensten auch. Der Plan, gemeinsam darüber zu sprechen und gelungene Beziehungsgestaltungen zu kopieren, nimmt langsam Gestalt an. Ob sich der Expertenstandard etabliert und „in der Fläche ausgerollt" werden kann, bleibt fraglich. Der personzentrierte Ansatz von Tom Kitwood existiert bald 30 Jahre. Viele haben ihn sofort als gut und richtig erkannt, ohne dass von seiner Umsetzung groß etwas zu sehen ist. In Modellprojekten und einzelnen Einrichtungen und Diensten gelingt eine Umsetzung mit meist guten Ergebnissen. Doch der Weg vom Verstehen einer guten Idee bis zu deren Umsetzung ist weit. Allen, die sich auf den Weg machen oder ihren Umgang mit Menschen mit Demenz bereits verbessert haben, um zu einem neuen Miteinander zu gelangen, ist ein langer Atem zu wünschen. Wie bei allen Veränderungsprozessen ist auch bei der Einführung des Expertenstandards mit Widerständen zu rechnen. Menschen, die sich als Verantwortliche auf diesen Weg machen, müssen eine hohe Frustrationstoleranz besitzen. Und wer soll die Umsetzung gewährleisten? Das können nur die Pflegenden jeden Tag vor Ort durchführen, und zwar nicht nur von montags bis freitags von 9 bis 17 Uhr. Nein, die Versorgung ist, wie schon immer, 24 h am Tag und 7 Tage die Woche erforderlich. Viele Pflegende tun das voller Freude und erleben die Arbeit als gewinnbringend. Doch gibt es auch viele, die sich in ihre Nische, in ihre Wohlfühloase zurückgezogen haben, die gerne im Team arbeiten, sich dort sehr wohl fühlen, gerade auch weil Team eher im Sinne von „Toll, ein anderer macht's" verstanden wird. Pflegende neigen gelegentlich dazu, sich selbst kleinzumachen und die Profession zu übersehen. Sie verstecken sich selbst im Jammertal. Und immer sind die anderen schuld. Mit der Entbürokratisierung im Bereich des SGB XI ist die Dokumentationsflut deutlich eingedämmt worden. Trotzdem verbringen viele Pflegekräfte mehr Zeit im Dienstzimmer oder in der Raucherpause als notwendig und angemessen wäre. Denn es gilt, was Michael Schmieder (2018) so treffend sagt: „Im Büro stört kein Bewohner." Natürlich ist das jetzt sehr provokant und überspitzt formuliert, doch sollten wir uns in unserer täglichen Arbeit immer wieder fragen, welches unsere Motivation ist und wofür wir da sind. Ich unterstelle niemandem, aus bösem Willen zu handeln. Vielmehr treibt die Situation mitunter auch die mit den besten Absichten angetretenen Pflegekräfte in die Abwehrhaltung – meist um sich vor den Belastungen und der Überforderung zu schützen. Buchholz und Schürenberg (2015) formulierten es so: „Aus Selbstschutz verfällt man unbedacht in eine Routine, welche zur Abspaltung vom Betroffenen führen kann."

Die Versorgung Pflegebedürftiger bewegt inzwischen die ganze Gesellschaft. Das Spektrum reicht von Verklärung bis zur Skandalisierung.

Wohin wird sich die Versorgung entwickeln? Die professionelle Pflege muss auf jeden Fall dafür einstehen, dass nur sie eine adäquate, ja gute Versorgung gewährleisten kann. Ohne die hervorragende Arbeit so vieler Angehöriger zu schmälern, ist es doch so, dass es viele Bereiche gibt, in denen die professionelle Pflege notwendig ist, um Schaden abzuwenden und Wohlbefinden und Lebensqualität zu sichern. Pflegen kann eben nicht jede/r!

Die gelungene Beziehung besteht ja nicht in einer permanenten Bespaßung oder aus Aktivitäten bis zur Erschöpfung. Gute Beziehung kann sich an winzigen Gesten und Zeichen zeigen, ein Lächeln auf dem Gesicht, und zwar nicht nur auf einem, sondern auf beiden Gesichtern. Denn zur Beziehung gehören immer zwei, wie bereits im ersten Kapitel dargestellt. Die Geste im Vorbeigehen, die Trost spendet, wenn er nötig ist, oder einen kurzen Moment der Freude beschert. Und das alles nicht immer nur geplant und zielgerichtet, um irgendetwas zu erreichen, sondern spontan und natürlich aus der Situation heraus gehandelt. Eine kleine Fallgeschichte noch zum Schluss:

Herr K. lebte mit einer weit fortgeschrittenen Demenz in einem Seniorenheim. Er konnte sich nur noch im Rollstuhl bewegen, fuhr mit diesem aber recht flott durch die Gänge. Er sprach kaum noch und wenn er sprach, dann eher unverständlich. Eines Tages rollte er mit Schwung durch den Wohnbereich und entdeckte einen Mitarbeitenden „in Zivil" mit Hemd und Jeans bekleidet. Er rief ihm fröhlich zu: „Mensch, alter Kumpel, was machst du denn hier?" Der Mitarbeitende erfasste die Situation spontan, ging darauf ein, und es entwickelte sich ein kurzes Gespräch mit viel Hallo. Herr K. lachte dabei so fröhlich wie schon lange nicht mehr. Derartig viele Worte hintereinander klar und verständlich – kaum vorstellbar! Diesen Moment konnten beide genießen, sie konnten die Situation auf sich zukommen lassen.

Die Aufgabe besteht darin, aus dem, was aktuell vorhanden ist, zu agieren und den Menschen mit Demenz wahrzunehmen und wertzuschätzen. Denn nicht nur der Mensch mit Demenz hat von der geschilderten Situation profitiert, auch für den Mitarbeitenden war es ein positives und gewinnbringendes Erlebnis, das seinen Arbeitsalltag für wenige Minuten unterbrochen hat.

Solche Interaktionen sind es, die ich mit der Umsetzung des Expertenstandards vor allem verbinde. Besonders wichtig ist mir das Gegenteil von „Aktion", also das Genießen von Muße. Darauf bin ich in Abschn. 5.10.5 „Muße genießen" näher eingegangen. Bei der Umsetzung des Expertenstandards mithilfe vieler guter Ideen, neuer und alter, wünsche ich allen Leserinnen und Lesern viel Erfolg!

Ich bekomme immer ein mulmiges Gefühl, wenn Politikerinnen und Politiker beginnen, aus der eigenen Betroffenheitsperspektive zu berichten, erst recht, wenn sie damit womöglich auch noch politische Entscheidungen begründen. Trotzdem möchte ich dieses Buch zum Ende hin mit meiner persönlichen Betroffenheit beschließen und meinem Vater widmen.

Die letzten Jahre des Lebens meines Vaters waren von einer vorangaloppierenden Demenz geprägt. Außenreize drangen scheinbar kaum noch an ihn heran. Minimale Reaktionen zeigte er auf vertraute religiöse Rituale. Doch die Liebe hat er bis zuletzt gespürt. Erst nachdem seine Ehefrau und seine sechs Kinder noch einmal bei ihm gewesen waren und er sie gesehen hatte, konnte er seine Augen für immer schließen.

Literatur

Buchholz, T., & Schürenberg, A. (2015). Die Suche nach Individualität. *Die Schwester Der Pfleger, 54*(3), 46–49.

Schmieder, M. (2018). Was ist Pflege? Im Büro stört kein Bewohner. *Sonnweid das Heft, 9*(1), 9–10.

Stichwortverzeichnis

A
Abhängigkeitsverhältnis, 103
Acetylcholinesterase-Hemmer, 50
Affekt, 122
Affekttoleranz, 106
Aktivierungskiste, 85
Alltagshandlung, mehrschrittige, 21
Alltagsparcours, 19
Alltagssituation, 20
Alterssimulationsanzug, 26
Älterwerden erleben, 25
Alzheimer-Demenz, 49
Ambient Assisted Living (AAL), 110
Amyloid, 49
Anerkennung, 107
Angst, neurologische, 106
Approach to Dementia Questionnaire (ADQ), 15
Arbeitsbedingung, 44
Arbeitsblatt Emotionalität, 119
Arbeitsumfeld, 44
Arzneimittelwirkung, unerwünschte, 45
Assessment, innovatives demenzorientiertes (IdA), 58
Assessmentinstrumente, 42
Assoziationsphase, 144
Auditergebnis, 141
Aufmerksamkeit, 142
  komplexe, 35
Aufwerter, personaler, 121
Augen-Hand-Koordination, 40
Augenkontakt, 46
Ausdruck, kreativer, 85
Authentizität, 47
Axiome zur Kommunikation, 45

B
Beckenboden, 129
Behaviour Category Coding (BCC), 122
Berührung, 94
Beschäftigung, 35
Bewegung, sich wiederholende, 101
Bewegungsmuster, 90
Bewegungsradius, 118
Bewerbungsgespräch, 44

Bewusstseinswandel, 159
Bindung, 35
Biografie, 34
biografische Erlebnisse, 83
Blickkontakt suchen, 40
Boston Naming Test, 43
Buurtzorg-Modell, 12

C
CERAD, 42
Charakter, 105
Cheyne-Stokes-Atmung, 134
Choleriker, 105
Consortium to Establish a Registry for Alzheimer´s Disease (CERAD), 42

D
Dehydratation, 131
Dementia Care Mapping (DCM), 17
Demenz
  frontotemporale, 50
  leichte, 49
  medikamenteninduzierte, 51
  mittelschwere, 49
  schwere, 49
  senile, 1
  vaskuläre, 49
Demenz bei Parkinson-Erkrankung, 50
Der blaue Punkt (Projekt), 11
Detraktion, personale, 121
Diagnostic and Statistical Manual of Mental Disorders, 35
Diagnostik, verstehende, 57
Dienstleister, externer, 31
Domäne, neurokognitive, 35
Dreiphasenmodell, 139
DSM-5, 35

E
Eat by walking, 131
Einbeziehung, 35

Einstellung, 15
Emotion, positive, 115
emotionales Bezugssystem, 119
Entscheidungsfindungsprozess, 143
Entspannen, 107
Entwicklung, 99
Erfassungsheft, 117
Erinnerungsarbeit, 83
Erinnerungskoffer, 83
Erkenntnis, lerntheoretische, 101
Erlebensstation „Arthrose der Fingergelenke", 25
Erlebensstation „Hemiparese", 25
Erlebensstation „Morbus Parkinson", 25
Erleichtern, 108
Exekutivfunktion, 37
Explorationsphase, 144

F
Fähigkeit, perzeptuell-motorische, 40
Familie, 93
Feiern, 107
fluktuierender Zustand, 33
Flüssigkeit, verbale, 43
Formulierungsphase, 144
Fortbildungsbedarf, 142
Fotoalbum, 83
Freistellung, 30
Freizeit, 91
Fremdeinschätzung, 133
Frustrationstoleranz, 160
Funktion, exekutive, 37
Fuß, kalter, 132

G
Geben, 108
Geborgenheit, 110
Gemütlichkeit, 117
Geruchssinn, 128
Geschmackssinn, 128
Gesprächsthema, 48
Gesundheitsstatus, 57
Ghettoisierung, 8
Ginkgo biloba, 51
Grimassieren, 134
Gruppengröße, 81

H
Habituation, 129
Halten, 108
Handpuppe, 97
Hands-on Dementia, 19
Hoffnung, 17
Hörvermögen, 128

I
Identität, 35
Infantilisierung, 103
Information, proaktive, 74
Informationsmaterial, 69
Inhibition, 37
Inkontinenz, funktionelle, 129
Instant Aging, 25
integrativer Ansatz, 11
Integrität der Person, 101
Interaktion, misslungene, 108

K
Klangschale, 95
Kognition, soziale, 41
Kommunikation, fünf Axiome, 45
Kommunikationsquadrat, 45
Kompetenzgruppe, 116
Konsistenztheorie, 2
Kontakt, 122
Kontrast, 129
Kontrolle, willentliche, 106
Koordination, 33
körperliche Gesundheit, 34
Krankenbeobachtung, 115
Kurzzeitgedächtnis, 38

L
Leasingkraft, 30
Lebensqualität, 2
Lebensstadium, 100
Lernen und Gedächtnis, 38
Lewy-Körper-Demenz, 50
Lieblingsplatz, 118
Lustgewinn, 4

M
Mangelernährung, 131
Melancholiker, 105
Memantin, 50
Miktionskontrolle, 129
Milieugestaltung, 8, 92
Morbus
    Parkinson, 50
    Pick, 50
Motivation, innere, 56
Museumsbesuch, 87

N
Nachbarschaftshilfe, 12
Nähe und Distanz, 4
Nebenwirkung, schmerzmittelbedingte, 132

Stichwortverzeichnis

Need-driven dementia (NDB)-Modell, 57
Neuerkrankung, 2
Norm, soziale, 108
Normalität, 87
Normen und Werte, 109

O
Ordnung und Kontrolle, 4
Orientierung
    komplexe, 22
    unglückliche, 100

P
Paradigmenwechsel, 157
Patientenfernsehen, 68
Persönlichkeit, 34
personzentrierter Ansatz, 149
Pflege-Charta, 26
Phasenmodell, 52
Phlegmatiker, 105
Plaque, amyloider, 49
Polypharmazie, 51
Praxis, konstruktive, 43
PRISCUS-Liste, 51
Problemlösungsaspekt, 3
Projektteam, 31
Projekt „Schattenmann", 26
Psychotherapie, klientenzentrierte, 33

Q
Qualifikationsniveau, 53
Qualitätsentwicklung, interne, 143

R
Realitätsorientierungstafel, 102
Referenzbogen, 117
Reiz, multisensorischer, 98
Reminiszenzarbeit, 35
Respektsbeweis, 103
Ritual, 89

S
Sanguiniker, 105
Sättigungsgefühl, 131
Schattentage, 26
Schlüsselreiz, 84
Schmerzempfinden, 132
Schmerzsituation, stabile, 132
Schmerzskala, 133
Schöpfertum, 108
Schulung, 68
segregativer Ansatz, 8
Sehvermögen, 128

Selbsteinschätzung, 141
Selbsterfahrungstool, 19
Selbstschutz, 160
Selbstwert, 3
semantisches Gedächtnis, 38
Sicherheitskultur, 110
Silviahemmet, 9
Sinn, vestibulärer, 128
Sitztanz, 96
Sonnweid (Schweiz), 8
Sozialpsychologie
    benigne, 34
    maligne, 34
Spielen, 107
Sprache, 39
Sprachfähigkeit, 47
Sprachverständnis, 39, 46
Stadium
    frühes, 49
    mittleres, 49
Standardparadigma, 33
Status, neurologischer, 57
Stellenausschreibung, 44
Stereotyp, 3
Stimmlage, 47
Stimmung, 105

T
Tagesmappings, 120
Tanztrainingsprogramm, 96
Tastsinn, 128
Tau-Protein, 49
Temperaturwahrnehmung, 132
Timalation, 107
Trost, 35
Tunnelblick, 106

U
Überforderung, 3
Unwohlsein, 124
Ursachenkomplex, 34

V
Variable, psychosoziale, 57
Vegetieren, 100
Veränderungsprozess, 139
Verbalisierung, handlungsbegleitende, 68
Vergessenskurve, 142
Verhandeln, 107
Verlaufsform, 45
Versorgungsbruch, 147
Vier-Ohren-Modell, 45
Vier-Säfte-Lehre, 105
Vorbildfunktion, 144

W
Weiterentwicklung der Gesamteinrichtung, 54
Welt- und Menschenbild, 7
Wirklichkeit, 3
Wohngemeinschaft, 10
Wortschatz, 46
Würdeverlust, 103

Z
Zeitverwirrtheit, 100
Zentrieren, 101
Ziel der Versorgung, 33
Zielerreichungsgrad, 140
Zusammenarbeit, 107
Zusatzausbildung, demenzspezifische, 53
Zustand, fluktuierender, 33